心率变异性

Heart Rate Variability

编　著　[挪威] 赫尔诺特·恩斯特（Gernot Ernst）

主　译　张树龙　林治湖　郭继鸿

科学出版社

北京

图字：01-2019-0983 号

内 容 简 介

本书分为两部分，第一部分阐述心率变异性的理论和病理生理背景，从心率变异性的历史讲起，从自主神经系统、方法论、病理生理学及系统生物学多个角度进行讲解；第二部分为本书重点，详述了心率变异性在心血管疾病、糖尿病、重症疾病、神经系统损伤、疼痛、肿瘤等临床各种疾病中的应用。彩图及参考文献以二维码形式呈现。

本书内容全面、翔实，图表丰富，可供临床各科医师、研究人员学习、参考。

图书在版编目（CIP）数据

心率变异性 /（挪）赫尔诺特·恩斯特（Gernot Ernst）编著；张树龙，林治湖，郭继鸿主译 . —北京：科学出版社，2023.5
书名原文：Heart Rate Variability
ISBN 978-7-03-075429-5

Ⅰ . ①心… Ⅱ . ①赫… ②张… ③林… ④郭… Ⅲ . ①心率－变异性－研究 Ⅳ . ① R54

中国国家版本馆 CIP 数据核字（2023）第 071139 号

责任编辑：于 哲 / 责任校对：张 娟
责任印制：赵 博 / 封面设计：龙 岩

科学出版社出版
北京东黄城根北街 16 号
邮政编码：100717
http://www.sciencep.com

保定市中画美凯印刷有限公司 印刷
科学出版社发行 各地新华书店经销
*
2023 年 5 月第 一 版 开本：787 × 1092 1/16
2023 年 5 月第一次印刷 印张：12 3/4
字数：299 000

定价：128.00 元
（如有印装质量问题，我社负责调换）

译者名单

主　译

张树龙　大连大学附属中山医院心脏中心
林治湖　大连医科大学附属第一医院心脏中心
郭继鸿　北京大学人民医院心脏中心

译者名单（以姓氏笔画为序）

于清华　大连大学附属中山医院心脏中心
王丽丹　大连大学附属中山医院心脏中心
王泽峰　大连大学附属中山医院心脏中心
王莹琦　大连医科大学附属第一医院心脏中心
王棕翰　大连大学附属中山医院心脏中心
石　昕　大连大学附属中山医院心脏中心
兰伟昊　大连大学附属中山医院心脏中心
刘　利　大连大学附属中山医院心脏中心
刘吉义　大连大学附属中山医院心脏中心
江　雪　大连大学附属中山医院心脏中心
张　成　大连大学附属中山医院心脏中心
张　健　大连大学附属中山医院心脏中心
张志鹏　大连大学附属中山医院心脏中心
张树龙　大连大学附属中山医院心脏中心
陆元本　大连大学附属中山医院心脏中心
林治湖　大连医科大学附属第一医院心脏中心
赵昕昊　大连大学附属中山医院心脏中心
赵维龙　大连大学附属中山医院心脏中心
洪　丽　大连医科大学附属第一医院心脏中心
徐　磊　大连大学附属中山医院心脏中心
徐思维　大连大学附属中山医院心脏中心
靳慧君　大连大学附属中山医院心脏中心
潘晓杰　大连医科大学附属第一医院心脏中心

中文版序

初冬乍寒，骤起的北风让人感到阵阵刺骨。冷寒催人静思，黄卷青灯下，为即将出版的《心率变异性》一书作序。

心率变异性就是心率的变化性，简单地说就是人体心脏窦性心律时 RR 间期（心动周期）的长短变化。窦律的 RR 间期的变化主要受窦房结自律性和变时性的影响，其次受人体自主神经的影响。迷走神经可使 RR 间期加大，使 RR 间期的变化性加大，而交感神经的作用相反，其使 RR 间期变短（心率加快），同时使心率变异性减少。自主神经对窦性心律及其变化的调节被视为最后的公路，各种影响心率的因素都要通过最后公路而对心率施加影响。因此，心率变异性的测定就是对自主神经功能，尤其是交感神经张力的测定。当测定值低于正常时，提示其体内交感神经的兴奋性增强，再加上其伴有心血管病（心肌梗死、心力衰竭）时，将更易发生心脏性猝死。所以心率变异性的测定是一种筛选和检测，是心脏性猝死高危患者的一种无创检测手段。

追溯对脉搏与心率的人类研究史，世人均推崇远古华夏和古代中国的医生。正如本书所述："春秋战国的扁鹊是世界上最早应用和记述脉诊的中国医生。其比古希腊的希波克拉底整整早了一代，是扁鹊最早总结和记述了传统中医的脉诊、舌诊等四大诊断方法。"扁鹊之后，受西方推崇的另一位中国脉象学家为两晋时期的王叔和，他是当朝一位负责医学、医典的高级官员，这使他有充足的时间阐述与总结脉诊学的理论与实践，他先后撰写了 10 部关于脉学、脉经方面的专著，是该领域目前可查询的最早、最权威的文献。

心率变异性（HRV）是研究心率的现代方法，最早应用 HRV 概念与方法的是一位妇产科医师。1965 年，Hon 和 Lee 将 HRV 技术用于分娩产程中胎儿的监测，一旦发现胎儿心脏的 HRV 指标降低则预警胎儿已存在宫内窘迫而要迅速实施助产。直到 1978 年，才由 Woll 将 HRV 用在心肌梗死患者死亡风险的预警。1984 年，Ewing 发现：正常人 HRV 的昼夜变化与自主神经张力的昼夜变化相吻合，提示 HRV 受体内自主神经的直接调节。随后，HRV 技术逐渐广泛用于心血管病的评价与心脏性猝死的危险分层中。

中国 HRV 研究高潮出现在 30 年前，那一时期有关 HRV 技术与应用的论文比比皆是，使 HRV 频域和时域指标的研究论文常是心血管学术会议的重头戏。当时主要应用 24 小时的 SDNN 等多项指标，但这些指标的影响因素过多，使指标的科学性、合理性未能得到客观验证，又缺少循证医学结果的支持，使这一热潮很快就潮落浪低、昙花一现。而国外情况却相反，30 年来 HRV 技术的基础与应用热度有增无减，并不断更新理念，拓展应用。随之，HRV 的新技术不断涌现，新技术与新方法的应用机制和价值也不断受到循证医学的验证。至今，国外医学界已将 HRV 技术广泛用于临床。

目前，国外更加推崇 HRV 检查的 5 分钟 SDNN 指标，因 5 分钟 SDNN 指标的影响因素少，结果更可靠，更容易记录和观察相同时间点、相同背景下的短程 SDNN 值，经过对比容易发现人体自主神经的不稳定。而对大病例组的心肌梗死患者长期随访结果表明，急性心肌梗死患者单纯 5 分钟 SDNN 值对死亡风险的预警价值已超过其他几项传统指标的总和。近年，国外又推出三维 HRV 技术并已融入治疗心力衰竭的 CRT-D 装置中。结果显示，置入 CRT-D 的心力衰竭患者，三维 HRV 的变化趋势与患者的病情变化、患者的预后有着惊人的一致，使 HRV 技术对心力衰竭患者远期预后的评估有着重要临床意义。

近年来国外还推出了窦性心率震荡（HRT）技术，因 HRT 与 HRV 技术有着雷同的机制和理论基础，现已将 HRT 技术归属在 HRV 的范畴中。相比之下，中国心血管病学界对 HRV 的研究与应用远远滞后，存在明显的差距。

可以预测，在 HRV 领域的未来几年，中国学术界一定会奋起直追，迅速发展。而《心率变异性》中译本的出版面世一定会对中国 HRV 技术的复兴、发展起到重要的推波助澜的积极作用。本书是当今 HRV 学术领域的唯一专著，全书系统介绍了 HRV 检测的方法和理论基础，并在书的第二部分，详述了 HRV 在临床各种疾病中的应用。纵览通读全书后，你会深感内容全面、翔实，是一本不可多得的专著。

我在 ESC 学术年会上偶见本书，真是一见钟情，当即解囊购书，渴望将其引进国内。回国后就与科学出版社联系，希望出版中译本，并很快就得到出版社的授权。经过商讨与再三考虑，认定大连医科大学的林治湖与张树龙教授是本书最佳的主译人选。一是两位教授的学术水平高，学风严谨，有口皆碑；二是我们此前已有很好的合作，共同翻译并出版的《心电图快速解析》一书得到学界读者的一致好评，使该中译本很是畅销；三是大连医科大学心血管专业的英才辈出，人才济济，而这本理论深、专业性强的专著翻译需要资深专家执印挂帅。电话沟通中，两位教授欣然应诺，同意出山担任本书的主译。

此后，张树龙教授又邀请他现在所在的大连中山医院几位年轻有为的青年医师加盟，最终使本书得以高质量、高水准的翻译，并付梓出版。

因此，这部译著是我们的又一次馨心合作，并为我们的厚重情谊再续新篇。我坚信，本译著是为拓展科学影响及增进友谊而来，使其学术价值和社会影响一定在出版面世后扶摇直上。

最后，我想用拜伦的一句名言作为本序的结束语："世界上没有道路通向真诚，而真诚本身就是一条通路。"

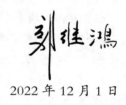

2022 年 12 月 1 日

原著前言

　　生命都有节律,如心脏和呼吸系统节律、内分泌系统网络、大脑回路和睡眠节律等。随着某些因素增加或减少,所有的这些节律都会波动。这些波动可以提示所参与的系统的状态。这种波动已经被证实是心肺循环(Lotric 和 Stefanovska,2000)、外周血流(Bracic 和 Stefanovska,1998a、b)、肾功能(Constantinou 和 Yamaguchi,1981)、免疫系统和细胞代谢(Selkov,1968)及锥体外系(Brown,2003)等的一个组成部分。可建立数个模型来模拟这些系统和子系统。假设存在于动态偶联非线性环境的波动可作为生物系统交流途径。因此,这些波动器官的解偶联是器官功能障碍的原因而不是代表(Godin 和 Buchman,1996)。动态调节的认识已经挑战了稳态的传统观念(Lipsitz,2002),进而引入"血流动力学"这个术语(Yates,1993)。

　　在德国柏林 Humboldt 大学作为麻醉师培训时,我在重症监护病房认识了一位经验丰富的医学顾问。每次查房之前,他都会简单地查看每个患者24小时心脏节律变化。我很好奇他在做什么。有一次他说他在看心率的起伏,若心率变化减少,他会对该患者考虑更多。他没有称这个为心率变异性,但这正是我将在此书中所讨论的概念。在大多数情况下可以将它总结为:有变化是好的,没有变化则是不好的。这可能适用于许多身体节律,但现在有大量的证据表明这尤其适用于心脏节律。

　　心肺循环在许多方面特别重要。呼吸性窦性心律失常(respiratory sinus arrhythmia,RSA)指的是呼吸节律和心脏节律不相吻合(Lotric 和 Stefanovska,2000)。心肺系统因为有不同形式的自我调节而具有很高的复杂性(Stefanovska,2002;Stefanovska 等,2002),随着年龄增长,HRV 复杂性降低(Pikkujämsä 等,1999;Acharya 等,2004)。HRV 的生理学解释是交感迷走神经激活与副交感神经张力的不平衡,β- 肾上腺素能受体数量和功能的改变,压力反射功能的异常,自主调节功能的中枢异常和近年来发现的如 TNF 等介质水平的变化(Malave 等,2003)。

　　早期著作开始更感兴趣的是心率变异性降低与死亡率的相关性,尤其是心脏性猝死(Kleiger 等,1987;Singer 等,1988)。随着置入型体内自动除颤器的发明,人们更加关心这个问题,尤其是那些能因此获益的高危患者。如今,一些医院开始用 HRV 来作为辅助手段。Karemaker 总结"现在,心率变异性降低是已知的危险因素,与心脏病患者远期生存率密切相关"(Karemaker 和 Lie,2000)并且问道"为什么在我们医院心电监护只显示平均心率，而不考虑心率变异性"（Karemaker 和 Lie，2000）。

在过去的几年，关于讨论非线性属性不只作为系统代表，而更多是属性本身的假设开始出现。一个系统（患者）复杂性的降低不是年龄或疾病的结果，相反，一个更有秩序的系统可能是疾病的原因。因此，分形动力学是一个生命或复杂适应系统的基本特点，倘若缺失会引起严重后果（Goldberger 等，2002）。

在这本书中我将以多种方式讲解心率变异性。除此之外，我决定讨论一些具有相同属性或提出共同机制的算法，如心率震荡。我将广泛讨论 HRV 产生的基本功能结构，也将总结有关结构的证据。此外，我们认为在生物系统角度理解 HRV 并呈现基本原则和模型是有必要的。

在临床中，我最感兴趣的是做过相关研究的疾病，如心脏病和重症监护领域。这当然也和我的兴趣相符合。我是名重症监护医师和心脏病专家，在疼痛治疗和姑息治疗方面很有经验。所以，我关注这些疼痛综合征和肿瘤表现并非偶然。

另一方面，我最感兴趣的是那些明确定义的综合征。在某些方面，尤其是慢性疲劳，通常也称为肌痛性脑脊髓炎，与 HRV 方法的报道已经发表。不同于癌症劳累或化学治疗相关的疲惫，我发现这类患者的特点并没有被恰当描述，并且 HRV 在不同组的研究似乎使结果更令人困惑。这也适用于肠易激综合征，我选择讨论它是因为一些证据已经表明肠易激综合征是一种特殊的内脏神经或自主神经躯体疼痛。我将会在最后一章中简单地讨论一些有争论的问题。

对于读者来说，重要的是记住 1996 年发生的事情。在 1996 年之前（历史参见第 1 章），HRV 没有明确的概念。研究得出的结果完全没有可比性，一些使用过的方法之后也消失了（如所谓的频域中带），并且技术、仪器也各有不同。只有在欧洲心脏病学会、北美心脏起搏和电生理学会的指南与其他类似优秀文章（如 Berntson 等，1997）发布之后，才开始使用共同的方法并准确地报道。即使许多研究并没有使用这个标准［甚至他们声称使用这个标准（Nunan 等，2010）］，但这仍然是个重大的突破，并某种程度上推翻了之前的研究价值。

我写这本书的意图是给大家介绍一个可以负担的且不会产生不良反应的诊断方法，在医院、门诊、全科医生及康复医院均可使用。与此同时，我希望明确一些可能性和一些局限性。测量 HRV 的人员通常没有很深地了解背景。我希望我的读者会因为这本书为他们的临床科研成果做出贡献。

全书缩写词

ACh	乙酰胆碱
ACTH	促肾上腺皮质激素
AF	心房颤动
AFR	心房颤动心率
ANS	自主神经系统
AP	最后区
ApEN	近似熵
ASDNN	平均标准偏差的NN间隔
BP	血压
BRS	压力反射敏感性
CABG	冠状动脉旁路移植术
cAMP	环磷酸腺苷
CAN	心脏自主神经功能障碍
CHF	充血性心力衰竭
CNS	中枢神经系统
COPD	慢性阻塞性肺疾病
CRH	促肾上腺皮质素释放激素
CVD	心血管疾病
CVRD	波动相关心脏功能障碍
DAN	糖尿病自主神经病变
DM	糖尿病
DMN	迷走神经运动背核
DN	糖尿病神经病变
DVC	迷走神经复合体
EPSP	兴奋性突触后电位
FFT	快速傅里叶变换
HD	血液透析
Holter monitoring	24小时动态心电图监测
HPA	下丘脑-垂体-肾上腺轴
HRT	心率震荡
HRV	心率变异性

ICF	瞬时中枢频率
IPSP	抑制性突触后电位
LC	蓝斑
LLE	最大李雅普诺夫指数
LVEF	左心室射血分数
MI	心肌梗死
MSNA	肌肉交感神经活性
NN50	24小时记录到NN间期大于50ms的个数
NPY	神经肽Y
NTS	孤束核
OVLT	终板血管器
PAF	阵发性心房颤动
pNN50	24小时记录到NN间期大于50ms的个数占总数的百分比
PTSD	创伤后应激障碍
PVH	下丘脑室旁核
PVN	室旁核
QoL	生活质量
QST	定性测试
RMSSD	连续均方根的差异
RR	相对风险
RVLM	延髓头端腹外侧区
RVMM	延髓头端腹内侧区
SCD	心脏性猝死
SDANN	平均NN间期标准差
SDNN	NN间期标准差
SFO	穹窿下器官
SNA	交感神经活性
SNS	交感神经系统
SPWVT	伪维格纳-威利变换
SVES	室上性期前收缩
VES	室性期前收缩
VF	心室颤动
VIP	血管活性肠肽
VMA	香草基扁桃酸
VT	室性心动过速
WBC	白细胞计数

目　录

第一部分
理论和病理生理学背景

第1章
心率变异性的历史

心率变异性（heart rate variability，HRV）是非常古老的概念。早期的医生已经观察到心脏的频率变化，但仅在最近的150年，才出现关于心率变异性更具体的方法和观点。本章不进行全面回顾，仅概述HRV的历史。提到心率变异性的概念，将像HRV这样复杂的概念与一个科学家联系起来是完全错误的。在1935年，Ludwik Fleck可能是第一个将科学进步描述为集体工作，认为将科学结果归功于单一科学家是不合适的（Fleck，2012）。我们确信他的方法和解释可以很容易地用于心率变异性的历史。因此，如果我们使用某些特定的名字，这并不是强调将这个特定的人从具有同样重要性的人中突出出来，诸如，提出新的概念和讨论的学者，许多科学家和医生所做出的努力同样值得赞扬。因此，我们把这一篇章归功于浩瀚历史上聪明和好奇的人，他们在永恒的协作中不断发展心率变异性的概念。

正如Billman（2011）表明，毋庸置疑的是很早之前人类就在胸壁和外周动脉发现了搏动。最早的关于心律的书面记载可追溯到公元前335—公元前280年的Herophilus，他不仅发现了动脉和静脉及它们的区别，而且记载了动脉可以有节律地搏动。Billman认为，这表明Herophilus可能是第一个测量心率的人。Herophilus的结论被Galen引用，同时Galen也引用了Archigenes的脉搏的8个特点的结论。Galen致力于研究脉搏并著有至少18本书和8篇论文，论述脉搏测量在疾病预后中的应用（Billman，2011）。

西方医学历史学家最常引用Galen关于脉搏的定义，但脉诊在印度和中国的医学中很早被使用。在中国，脉诊在公元前800年至公元前200年已经开展。扁鹊是记载中第一个使用和描述脉诊的中医，比希波克拉底早一代的扁鹊也是第一个描述传统中医四步诊断法的人，包括脉搏和舌诊（图1-1）。

生理学的黄金时代开始于18世纪，在这个时代，生理学家和物理学家并无区别，这在目的和方法上都得到了体现。早在1733年，

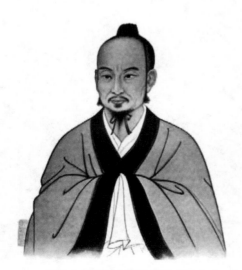

图1-1　扁鹊（约公元前500年）

Stephen Hales 首先发现脉搏和动脉血压的持久变化，他同时观察到了这种变化与呼吸周期的关系。1847年，Ludwig 首次提出自主呼吸相关的心动周期波动（Ludwig，1847），这最终被称为呼吸性窦性心律失常，且在如今被认为是广泛的心率变异性现象的一部分，他研发了特殊的工具（"波动曲线记录仪"），并应用此工具检测犬的脉搏的频率和振幅。另一个发现这个现象的是实验心理学的创始人之一——Wilhelm Wundt。1868年，Donders 描述了呼吸依赖的迷走神经激活并且讨论了其与窦性心律失常的关系。此后，数例研究发现了迷走神经的调节。

Claude Bernard（1813年7月12日 —1878年2月10日）是一位法国生理学家（图1-2）。他是第一个定义术语"milieu intérieur"（现被称为稳态，由 Walter Bradford Cannon 提出）的人。他曾发表"内环境的稳定是生命的基础"。

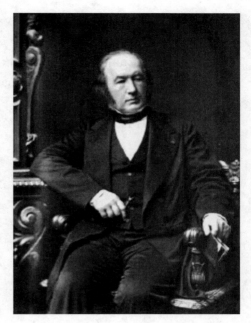

图1-2　Claude Bernard

至今这仍是内稳态的基本原理。他还认为，一个生命尽管离不开其周围的生活环境，然而还是相对独立的。这种独立来源于生命本身。有机体的独立性表现为机体组织脱离外部环境的直接影响，而受真正的内部环境如体液循环的保护。

Walter Bradford Cannon（1871—1945）是美国生理学家，哈佛大学医学院生理学系的主席和教授。Cannon 阐述了 Claude Bernard 的内稳态概念并提出了4个论点，其中最后两个论点认为决定内稳态的调节系统是由许多协同机制同时或相继组成的，并且内稳态不是偶然发生，而是机体自我组织的结果。Dittmar 提出了延髓腹外侧的髓质存在血管舒缩中枢（Dittmar，1873）。

正如 Cannon 所提出的，自主神经控制的经典模型由交感神经激活和副交感神经激活双重交配（Cannon，1915）。基于它们从脊髓的起源，Langley 将对心血管和内脏组织的自主神经调节分为交感神经和副交感神经（Langley，1921）。他认为，与交感神经相比，副交感神经作用于靶器官更精确。这个结论超出了 Eppinger 和 Hess 的理论，后者主要研究自主功能调节异常。他们认为呼吸性心律失常、习惯性心动过缓等临床现象的本质就是迷走神经系统张力的变化（Eppinger 和 Hess，1915）。Bainbridge 的一份早期生理研究报告致力于解释 HRV 根据压力感受器和容量感受器反应发生的变化与呼吸性胸腔内压的改变相关（Bainbridge 1920）。

Adrian 对自主神经系统进行进一步的研究，第一个发表了麻醉状态下猫和兔子的交感神经活动记录（Adrian 等，1932）。在同一时期，Malzberg 率先描述了抑郁症和心脏疾病的联系，展开了一个新的研究领域（Malzberg，1937）。

Hon 和 Lee 在1965年第一次发现胎儿心电图心率变异性，心率变异性开始成为一个临床课题。他们提出，胎儿心率变异降低通常与胎儿窘迫有关（Hon 和 Lee，1965），这一结论至今仍应用于产科。1965年，Valbona发现脑损伤的患者心率变异性有改变，不久之后，Wolf便率先发现心率变异性与神经系统之间的关系（Wolf，1967）。

1967年，Green和Heffron提出不依赖呼吸的交感神经节律，进一步改善了呼吸性窦性心律失常的概念。在1970年，Katona通过对麻醉状态下犬的研究发现，心脏传出神经活动及它对血流动力学的影响。不久之后Jose和Collison做了一项里程碑研究，通过普萘洛尔和阿托品同时阻断交感神经和副交感神经系统来观察心率（Jose和Collison，1970）。

1975年，Katona和Jih介绍了一种无创方法来评估麻醉后犬的心脏副交感神经的支配，他们提出窦性心律失常幅度的变化意味着迷走神经张力呈比例的改变。在那时，这个结论基于3个假设：①心脏周期的改变和迷走神经活动呈线性关系；②吸气时心脏迷走神经活动停止；③呼吸的模式和频率是恒定的（在测试时给予麻醉保障）。

HRV研究在20世纪80年取得了重大突破。Axelrod等开始分析HRV频域，他们使用短时程（10min）或更短时程HRV（Axelrod等，1987）。重要的是，基于不同的研究方向，他对非线性现象的兴趣越来越浓厚。尤其是PhysioNet网站的创始人Goldberger，其对非线性算法更加感兴趣（Goldberger等，1984、1986；Goldberger和West，1987）。Goldberger的一篇文章有重要影响，在文章中他引用了一些有影响力的欧洲研究人员，如Hermann Haken的著作和Shaw的关于混沌理论及奇异吸引子的文章。

1987年，Kleiger证明SDNN可用作预测急性心肌梗死死亡率，这可能是HRV在心脏病学应用的重大突破（Kleiger等，1987）。这是许多重要心脏病研究的起点。结合Bigger短程测量的介绍，Kleiger的研究在HRV近期历史中引领了关键性的发展，研究小组是欧洲心脏病学会、北美心脏起搏和电生理学会联合的工作小组成员。研究小组确定了最低技术要求、定义、频域的功率谱范围以及有关借助HRV如何实施临床研究和检查的介绍，这篇文章是最常被引用的与HRV相关的文章。事实上，现代HRV研究仍与这个标准息息相关，至今未进行必要的重大修订，这是因为目前被接受的"线性方法"被全面展示，以及大量的非线性算法仍缺乏充分一致的结果。

现在，HRV正处于中间地带。令人震惊的是，至今已有超过10 000篇相关论文被发表。人们因对它的认识程度不同，使用度也不尽相同。我们将在最后一章讨论HRV的现状和未来。

（赵昕昊　刘　利　译）

第2章
线性系统、非线性系统和复杂系统

在这一章将介绍基本概念和定义，如系统理论、非线性特征、非线性确定性系统和复杂性。其中包括一些统计和几何方法的例子和提示。这章对于临床工作不是必需的，但它可以帮助深入理解时间序列分析的概念，尤其是非线性方法。因此，我们推荐阅读本章。

一、线性系统

线性系统可以简单地定义为一个或多个线性方程。在表2-1中我们总结了系统的一些定义。例如，想象往一个水桶中倒水。如果单位时间内水量是一定的，那么水桶中的水量可以借助一个线性公式算出。这个公式可以分析出来。如果你知道起始水量（$t = 0$时水桶水量），就可以计算任意时间总水量。

表2-1 定义

系统是变量的集合，它们相互作用以完成某些目标（McGillem和Cooper，1974）
动态系统是一种随着时间推移演变而发展的系统，通过接收原始信号并对其进行操作来产生新信号集（Strogatz，1994）
信号代表一些方法，通过这些方法能量可以通过系统传播，并可以在系统中描述任何变量（McGillem和Cooper，1974）
时间序列数据集是随时间顺序进行观测（数据点）的集合（Chatfield，1989）

如果你借助在不同时间间隔取到的数值描述一个系统，你会得到一个时间序列。时间序列由一组数据组成并且是离散的（不连续）。时间序列数据的线性数量描述由一次方程组成。这个方程没有指数并可以由笛卡尔二维图形系统描述：

$$f(x) = a + bx \qquad （式2-1）$$

给予特定的变量x会得出对应的结果y。变量得出的结果不依赖于初始环境。描述一个线性系统，变量是独立的，结果依赖于变量（Schumacher，2004）。

公式2-1实际上是一个微分方程的简化形式。然而，时间序列也可以描述为一个或多个差分方程。差分方程描述一个系统递推化。如果你将一个初始数值代入差分方程，你会得到一个数值解，并根据方程计算它，得到结果 r_1。如果将这个结果再代入方程，会得到结果 r_2。这个结果可以无限重复，被称为迭代。

$$f(x_{n+1}) = a + bx_n \qquad \text{（式2-2）}$$

差分方程对于数学混沌系统的发现具有重要作用，这将会在本章后面提到。

线性功率谱技术是将时间序列转换成频域数据，也视为线性信号分析。所有功率谱分析技术（如快速傅里叶变换或自回归建模）通过将原始信号分解为一系列正弦波形，将时间序列数据集转换成频率成分，类似于棱镜光分离到其相应的颜色。

二、非线性系统

非线性系统在数学上定义为2阶或高阶系统，即数学方程式中的自变量包含一个指数。在线性系统中，变量产生输出反应；而在非线性系统中，变量会影响输出反应。虽然线性系统可以分解成它的组成部分，但在一个非线性系统中各部分互相合作、干扰或竞争。因为所有变量的初始条件与输入刺激都会影响输出反应，一个小的变化可以极大地改变非线性系统（Strogatz，1994）。非线性动态系统理论允许一个已知变量对整个系统进行数学重建，因为重建的动力学在几何上类似于原始动力学。

最简单的非线性公式可能为

$$f(x) = x^2 \qquad \text{（式2-3）}$$

如果用图形表现线性系统，你会看见一条（直）线。任何非线性系统都会表现为一条（或多或少复杂的）曲线。一条直线在任何一点都有相同的斜率，然而一条曲线有不同的斜率、最大值和最小值。

理论上这类方程可以解析求解。我们可以计算出任意一点的 $f(x)$ 值和斜率。但在大多数情况下，非线性系统无法解析求解。为何非线性系统比线性系统更难分析呢？本质区别在于，线性系统可以分解为多个部分，然后每个部分都可以单独求解，最后重组得到答案（Strogatz，1994）。问题在于在现实世界中我们无法找到变量独立作用的系统。如果呼吸不会影响前负荷、血压不影响后负荷及每搏输出量不影响心率等，那么描述心率的特性便成为可能。在现实生活中，大多数系统中各个部分都在一定程度上相互作用，那么有必要用非线性方式对这些系统进行数学描述。

三、混沌理论

"混沌理论"描述了非线性确定性系统的特性，这个理论具有误导性。这是非线性系统的一个专门的亚理论，它描述了一个系统中一些变量随时间推移第 $n+1$ 步的变量依赖于第 n 步的变量（对比公式2-2）。把每一步的结果代入下一步自变量的过程称为迭代。与混沌相关的变量关系相矛盾的是，混沌系统直接取决于其初始条件，但系统的最终结果会因为无限时间步骤相差巨大。通过混沌理论的方法和算法，区分随机性（无规则的真正独立的变量）和混沌（变量依靠条件）成为可能。事实上，大多数生物时间序列是以两者结合为基础的。混沌系统的稳健性经常取决于随机性（通常也被称为"干扰"）。这意味着对于稳定的生理系统，只有在某些真正的随机波动参与的情况下，它才可能保持稳定。

在众多的建立现代数学混沌理论的研究者和先驱者中有气象学家 E. Lorenz 和行为学家 R. May。Lorenz 根据 3 个微分方程模拟大气对流，并发现它们对起始值极为敏感。May 证实即使简单系统（本例为交互人群）也可表现出非常"复杂和无序"的特点。其他先驱者还有 D. Ruelle 和 F. Takens。他们将液体的湍流和混沌理论相联系并第一个使用"吸引子"这个名称。不久之后，M. Feigenbaum 通过使用周期倍增展示二维投射如何从一种状态切换到另一种状态，揭示了混沌行为的模式。"混沌"一词已经由 T.-Y. Li 和 J. Yorke 介绍过了。几个俄罗斯数学家如 A. Kolmogorov 和 Y. G. Sinai 也对混沌的描述、其与概率法及信息论的关系做了贡献（Faure 和 Korn，2001）。

混沌现象没有简单、有力和全面的理论，而是一系列理论模型、数学工具和实验技术。混沌理论是动态系统理论专门的应用。这些系统的方程中非线性项可以涉及代数或更复杂的函数和变量，这些项可能在物理上有对应物，如阻尼摆锤振荡的惯性力、液体黏度、非线性电子电路或生物种群增长的极限等。由于非线性方程不可能是一个封闭的形式，因此对混沌现象的研究试图找到定性和定量的非线性微动力系统的定性和定量解释。定性研究方法包括使用状态空间或相空间描述系统的长期行为或描述自相似模式分形。

相空间是一个有正交坐标方向的数学和抽象构造，它代表每个变量需要指定一个系统的瞬时状态，如速度和位置（如钟摆）或压强和体积变化（如连接呼吸机的肺）。常见的变量与时间有关。时间本身并不表示为坐标，而是表示在相空间曲线本身上。通常，相空间系统从某一点开始，经过有限或无限的时间长度。系统可能在某个点上存在，这个点通常被称为吸引子或极限点。例如，极限点是钟摆最终结束的点。然而在没有摩擦力的情况下，钟摆在无限长的时间内以相同方式运动，导致极限循环，它描述一种稳定的振荡。一个正常的吸引子显示一种平衡，无论系统是否运动。一个系统可能永远不会达到平衡。但除了吸引子或极限环，混沌系统也可以不在同一个轨道上达到一种平衡。这是用术语"奇异吸引子"来描述的，它由状态空间中从不重复但彼此相似的曲线表示。极限点在局部和稳定性方面也有所区别。当扰动随着时间的推移而衰减时，吸引子被认为是局部稳定的。如果扰动随着时间的推移而增加，则认为吸引子是不稳定的。局部不稳定的吸引子称为排斥子，第三类平衡点是鞍点，它们是某些区域的吸引子，而对于其他区域则是排斥子。

如果某些参数改变，那么物理系统可能会转变。扰动会引起系统振荡，直到它最终返回和结束在同一终点。考虑机体的应激反应，机体释放的肾上腺素和突触释放的去甲肾上腺素导致心率增加。系统最终会适应，儿茶酚胺将被清除，并且（如果应激转为慢性）受体将内化。最后，系统将恢复到一种平衡状态。

在不转换到另一个状态的情况下，一个系统能承受的干扰总量与系统的稳定性有关。大多数系统往往很稳定，能承受大部分干扰。心脏系统可以在许多方面被影响。血容量增加或减少，电解质的浓度改变可以改变频率和节律模式，节律本身可以被自主神经系统干扰，但在大多数情况下心率可以返回最初的数值，系统仍然稳定。但是，一些非常小的干扰可以显著改变系统，这可能会导致心房颤动或心搏停止。系统通常是稳定的，但又对一些小干扰很敏感。

转换可以在logistic（逻辑斯谛）映射中显示。通常，这些二维映射图显示通过控制参数的有限或无限迭代来测量或观察到的参数最终值。经典的logistic映射来源于已经命名的人群研究。logistic方程是一阶差分方程，形式为：

$$x_{n+1} = kx_n(1-x_n) \qquad \text{（式2-4）}$$

其中x是因变量，k是独立因素。在种群生物学，x是一个介于0和1之间的数值，1代表了该区域最大可能的人口，0代表灭绝。k代表生长因素：k值越高，人口增长越快。k值较低，初始种群稳定下来之后将每年繁殖。随着k增加，第一个不稳定修复点出现。种群x的连续值在两个交替的数量之间以2年的周期振荡。随着k值的增加，以每4年或每8年一个周期重复。这就是所谓的周期倍增或级联放大。最后行为变得混乱；在这一阶段，剧烈的波动非常有效地隐藏了潜在规则的简单性（图2-1）。

心动周期是一个确定性系统，它的RR间期多依赖于最近的几个心跳的RR间期。但只有少数几个确定性系统。通常如前所述，系统都有确定的和随机的因素。随机因素代表了其他部分确定（伪随机性）的复杂系统或代表逐渐真实的随机系统（变量波动的结果）。这类随机因素通常被称为"噪声"，非常重要。已经表明，噪声对于人工神经系统的稳定性至关重要。减少"噪声"会造成系统的崩溃，而一定程度的随机性可导致稳定性和节奏性。噪声在神经元沟通中增加信号识别的有效性。

噪声（随机性）可分为白噪声、棕噪声（布朗噪声）及粉红噪声。白噪声是一种功率频谱密度为常数的随机信号。换句话说，此信号在各个频段上的功率是一样的。白噪声被认为类似于白光，包含所有频率。布朗噪声（也称为红色噪声），是由随机布朗运动产生的噪声（注：它不是以颜色命名的，而是为了纪念罗伯特·布朗——布朗运动的发现者）。它的谱密度是$1/f^2$，表示频率越低能量越高。粉红噪声被定义为具有与频率倒数成正比的频谱的信号。它被称为粉红噪声，是因为它是介于白噪声和布朗噪声的中间噪声（图2-2～图2-4）。

用于检查时间序列的时间较长的线性工具是傅里叶分析，尤其是快速傅里叶变换

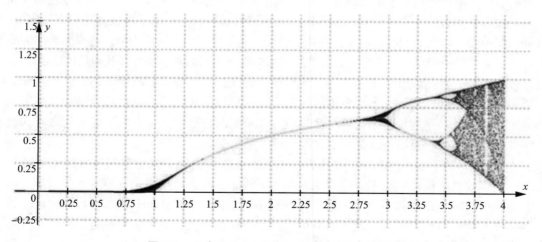

图2-1 公式$x_{n+1} = kx_n(1-x_n)$的logistic映射

（FFT）。快速傅里叶变换将时域变为频域并检查序列的周期性。傅里叶分析产生一个功率谱，即每个频率对序列的贡献的程度。如果系列是周期性的，那么由此产生的功率谱在驱动频率显示峰值功率。功率参数对比频率参数：①白噪声（和许多混沌系统）斜率

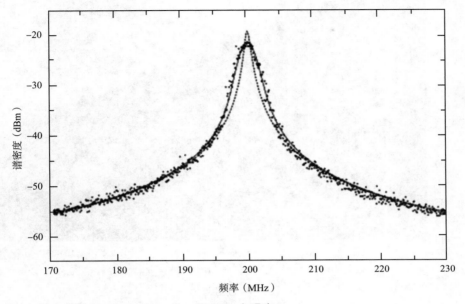

图2-2 白噪声

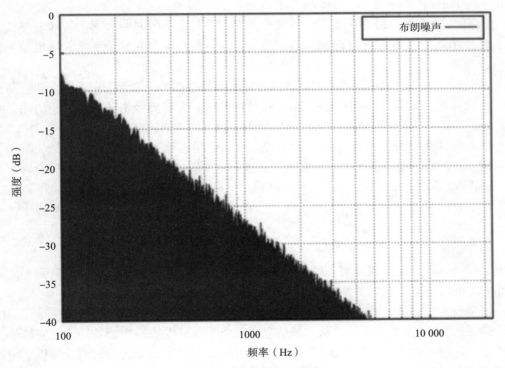

图2-3 布朗（红）噪声

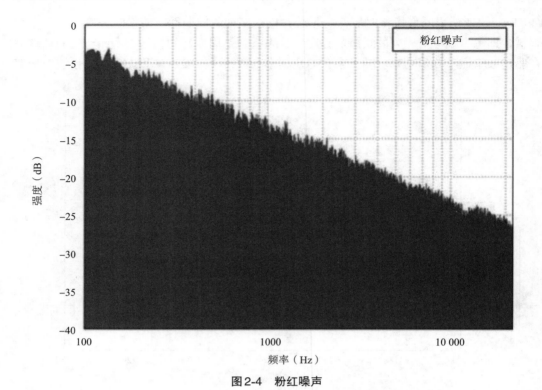

图2-4　粉红噪声

为0；②布朗噪声斜率为-2；③$1/f$（粉红）噪声斜率为-1。

$1/f$噪声很有趣，因为在本质上其无处不在，并且是一种时间分形。如同分形在空间上有自相似性，$1/f$噪声在时间上具有自相似性。粉红噪声在复杂系统领域也是主要参与者。

已经进行了几次量化混沌的尝试（这意味着如果有类似于奇异吸引子的东西，则描述确定性行为的数量），其中一些是基于这样的假设，即奇异吸引子满足"遍历性"假设，该假设提出轨迹花费大量的时间访问吸引子附近的相同区域。

李雅普诺夫指数经常被使用。它是状态空间中附近轨迹指数发散的衡量。除非另有说明，在没有干扰的情况下，它取决于轨迹和它所遵循路径之间的差异。假设两个点x_1和x_2最初间隔一小段距离δ_0，并且在时间t上间隔δ_t，则李雅普诺夫指数λ由下列公式决定

$$\delta_{x(t)} = \delta_{x(0)}{}^{e\lambda t} \qquad （式2\text{-}5）$$

其中，如果运动是混沌的，则λ为正；如果两个轨迹以恒定量分开，例如，它们是呈周期性的（极限循环），则λ为零。

熵是一个最初来自于热力学的量。它描述特定系统中无序的总量（这是一个相当简单的描述量）。混沌系统可以被认为是信息源。由于敏感性依赖初始条件，它使得预测不确定。任何不精确的知识状态都随着时间的推移而放大。以后进行的测量提供了额外的初始状态的信息。从宏观的角度来看，热力学第二定律告诉我们，一个系统倾向于朝

着有最多可触及的与宏观条件兼容的状态条件发展。在相空间，系统的熵可以写成

$$H = -\sum_{i=1}^{n} p(i)\log p(i) \qquad （式2-6）$$

系统处于状态i，p代表概率。实际上，必须将含有吸引子的区域划分为n个单元，并计算每个单元相对频率（或概率p）。熵在时间序列具有特殊意义，我们将在第4章重新讨论。这个原型是Kolmogorov-Sinai熵或香农（Shannon）熵，在心率变异中，使用了近似熵和最近使用的样本熵。

李雅普诺夫指数和熵集中研究相空间中的轨迹动态，维度强调吸引子的几何特性。传统上，维度是以经典笛卡尔的方式出现。维度是一个参数（或测量），用来定义一个对象的特点。通常在数学上，维度是用来描述概念空间中物体的位置和相关特点的参数，在这个空间中维度的总数是模型中不同物体的不同参数。

概括维度概念更抽象的角度是比例定律角度。所谓的豪斯多夫维数是一个扩展的与度量空间相关的非负实数。定义一个给定空间X的豪斯多夫维数，我们首先考虑半径为r的圆的数量$N(r)$，这些圆需要完全覆盖X。显然r越小，$N(r)$越大。粗略地说，如果$N(r)$同$1/r^d$一样增加且r趋近于零，那么我们说X维度为d。相关方法包括计盒维数，也称为Minkowski-Bouligand维度。

分形是不规则的几何对象。分形的一个重要（最典型的）特点是自相似性，即在所有尺度上的无限嵌套结构。严格的自相似性是指一个下部结构类似于相同形式的上部结构时表现出的形式特征。频域上的心率（见时域分析）本质上是分形的，呈不规则碎片形的措施被用来描述非线性的数量（见分形分析）。

非线性统计工具已引进几十年了。回归映射，又称庞卡莱图，被用来区分随机系统或确定性系统（Clayton，1997）。简单地说，回归映射描绘了笛卡尔系统中的一个点，其中x是当前时间序列中的值，而y是下一个时间序列的值。下一对数值也是如此重复。随机时间序列分布如图2-1和图2-5。

如果我们观察一个由已知logistic方程$x_{n+1}=kx_n(1-x_n)$（k为3.99）产生的时间序列，则这个时间序列从图形上看起来高度随机（图2-6）。

然而，回归映射揭示了这个时间序列的确定性特征（图2-7）。

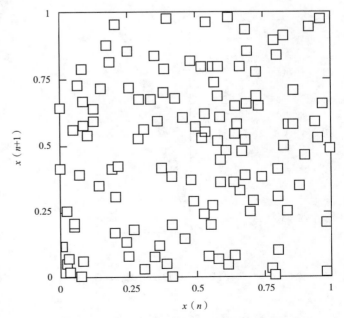

图2-5 随机时间序列的回归映射
（Clayton，1997）

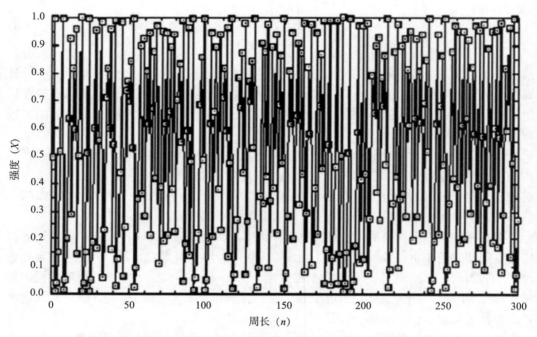

图2-6 时间序列 $x_{n+1} = 3.99x_n (1 - x_n)$（Clayton，1997）

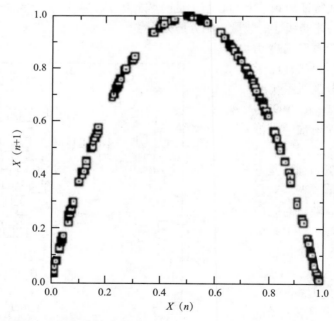

图2-7 回归映射 $x_{n+1} = 3.99x_n (1 - x_n)$（Clayton，1997）

四、复杂系统

复杂系统有时定位在简单系统和随机系统之间。一种方法使用了可预测性的概念。一个系统可能是可预测的（我们知道它在一定时间范围将如何发展），也可能是不可预测的（明确知道的是，我们不知道在一定时间范围内系统将如何发展）。高度可预测的系统和高度不可预测的系统是简单的，因为预测的方法太简单（Crutchfield，2002）。但是，最有趣的系统是介于这两者之间。对它们产生兴趣是因为复杂系统似乎对某些小干扰很敏感，但与此同时，复杂系统可以抵抗其他扰动，这使得它们稳定且适应性强（Holt，2004）。

复杂系统有几种不同的定义。目前复杂系统的概念还没有精确划定。这个想法有点模糊且不同的学者观点不同。主要观点包括：①系统中组件的数量（系统的维度）；②组件之间的连接度；③系统行为的动态特性和规律；④系统生成的数据的信息内容和可压缩性。

相当完整的共识是，那些我们最想了解的"理想"的复杂系统，是生物系统，特别是与人体相关的系统：我们的身体，我们的组织，我们的社会，我们的文化。由于缺乏准确的定义，似乎通过列举最典型的属性，就可以表达复杂的意思。很多这些特性是许多非生物系统共有的。

（一）复杂系统包含许多影响非线性系统的因素

非线性是复杂性的必要条件，几乎所有的非线性系统其相空间都有3个或3个以上维度，至少在该相空间的一部分是混沌的。这并不意味着所有的混沌系统都是复杂的。首先组成成分较少时混沌会出现，而复杂性不会出现。

（二）构成复杂系统的组成部分相互依存

这是一个相互依存的例子。首先考虑一个含有许多成分的非复杂系统，如容器中的气体。去掉其中的10%，也就是它的分子，没有什么戏剧性的事情发生。压强会改变一点，或者体积改变，或者温度改变或全部改变。但总的来说，最后气体的外观和特点就像原始一样。现在用一个复杂系统做同样的实验。以人体为例，去掉10%，相当于去掉一条腿。结果将比气体更壮观。

（三）复杂系统拥有不同规模的结构

以人体为例。规模1：头部、躯干、四肢和宏观尺度；规模2：血管、神经和组织水平；规模3：细胞和单个细胞之间通信；规模4：细胞内、基因组、蛋白组和转化过程；规模5：生物化学、酶处理、物理化学。在每个规模，我们都能找到一个结构。不同规模间相互影响。这是复杂系统的重要而全新的方面，且它会导致复杂系统的第4个属性。

（四）复杂系统能够产生行为

当你把关注的焦点从一个规模转移到它上面的另一个规模时，就会发生层次进化。在一定规模观察到的某种行为，如果单独和逐一研究该规模每个组成部分时无法理解某个行为，则称之为涌现，每个组成部分也可能是由更精细的特点组成的复杂系统。因此，新兴行为是当前规模特有的一种新现象，而且它是规模成分间整体相互作用的结果。结构和涌现的组合导致了自组织，即当新兴行为对改变结构或创建新结构有影响时发生的情况。有一类特殊的复杂系统，专为适应生物产生。它们是复杂自适应系统。正如它们的名字所表明的那样，它们有能力改变自己去适应不断变化的环境。它们还可以改变环境以适应自己。其中甚至有小部分能自我繁殖：它们知道出生、成长和死亡。不用说，我们对这种被认为是理论抽象的系统所知甚少。我们对生物学了解很多，但是我们对其他种类的生活知之甚少。

让我们回到复杂性和混沌之间的关系上来。它们不是一样的概念。当你观察一个基本的数学分形，它看起来可能很"复杂"，但这个复杂的含义和你说的"复杂系统"含义是不一样的。简单的分形是混沌的，不是复杂的。另一个例子是前面提到的简单的气体：它是非常混沌的，但不是现在意义上的复杂。我们已经看到复杂性和混沌的共同点是非线性。因为几乎每一个非线性系统在某些时间都是混沌的，这意味着复杂性暗示着混乱的存在。但反过来是不正确的。混沌是一个非常大的课题，有许多技术论文、许多定理可以证明。但复杂性是非常多的，它包含很多与混沌无关的想法。混沌是纯数学的，到目前为止已经广为人知。复杂性仍几乎是完全未知的，它不是真正的数学，而更像理论物理学。混沌领域是复杂性领域中一个很小的分支。或许两者之间最引人注目的区别是：一个复杂系统总是有几个尺度。虽然混沌可能在规模n上占据主导地位，但上面的更高规模（规模$n-1$）可能是自组织的，这在某种意义上与混沌相反。因此，让我们在复杂系统性质列表中添加第5个特点。

（五）复杂系统包括混沌理论和非混沌理论的相互作用

许多人认为复杂性发生在"混沌的边缘"（Kauffman，2002），但这一点并不完全清楚。大概意思是：想象运动方程包含一些"控制"参数，这些参数是依赖于环境而改变的（如温度、浓度、一些外部因素强度如阳光）。我们知道大多数非线性系统都不是100%混沌的：在一些控制参数下它们是混沌的，而对于其他参数值，它们不是混沌的。然后是混沌的边缘，即动态特性切换到精确控制值。它就像相变中的一个临界点，这是远程相关性最重要的点。也许复杂系统，如生物系统，改变它们的环境以尽可能达到混沌的边缘，这也是最可能发生自组织的地方。当存在强的长期相关性时期待自组织的发生很有意义。最后，复杂系统还有一个特点让我们非常关注，这使得它特别有趣。事实上它涉及所有的社会系统，所有生物进化的规律。例子可能是植物种群、动物种群、其他生态群，我们自己的免疫系统和各种规模的群体如家庭、部落、城邦、社会或经济阶层、运动队、硅谷网络公司，当然还有现代国家和跨国公司。为了发展和生存，为了保持复杂性，上述所有需要遵守以下规则。

（六）复杂系统包括合作和竞争的相互作用

这又是一次不同规模之间的相互作用。通常的情况是在规模n级的竞争，是在其次一级规模（规模$n+1$）合作下形成的。蚂蚁、蜜蜂或白蚁等昆虫群落提供了一个著名的例子。对于社会学示例，举例19世纪简·奥斯丁或巴尔扎克所描述的资产阶级家庭，他们为了经济上的成功和寻找最合适的配偶互相竞争。如果他们对所有成员都有坚定的奉献精神，并且所有成员都有机会参与决策，那么他们在这方面会取得更大的成功。当然，有国家之间的战争和潜在的爱国主义支持它。一旦我们理解这个竞争-合作二分法，我们就已经脱离了"适者生存"这个陈词滥调，后者已经对理解进化的含义造成了很大影响（Baranger）。

五、监控、预测和管理复杂系统

想要监视复杂系统有几个原因。复杂系统的条件可能反映了它们的稳定性和脆弱性。这可以反映外部系统干扰对稳定性的影响，也可以反映内部振荡对稳定性的影响。正如所描述的，复杂系统可以移动到另外一个点而发生转变。几种形式的转换理论模型被描述出来，在现实世界中也发现部分系统（Scheffer等，2009）。监控复杂系统必须随着时间的推移完成。代理参数的变化可以描述系统接近可能的阈值——所谓的临界点，即系统从一个阶段突然转移到下一个阶段的所谓转折点。

众所周知，预测任何迭代系统的状态都不可能超越特定的迭代。同时，任何系统都有其可以达到的平衡或准平衡状态。这并不一定矛盾。系统的不可预测性首先认为是不可能预测某些变量。这在气象学中得到了最初的认可，即使是最好的计算机、使用最好的模型也不能提前几天预测天气。但另一方面，节律性是可预测的。通常，即使我们不能准确预测某一天的温度或将要下雨的日子，但我们知道冬天比夏天凉爽，春天会下雨，复杂系统的可预测性意味着可能状态的数量是已知的，但在开始阶段，该系统将走向的吸引子还不知道。

在复杂的系统模式中解释的疾病可以被描述为处于平衡状态（表示吸引子状态是健康的）的系统被外部或内部事件干扰。这种扰动大到足以破坏系统的平衡，最终会回到相同的吸引子基线（健康）或到另一个吸引子基线（慢性疾病或死亡）。这种系统的方向和速度的变化可能比系统本身在某个时间点的状态更重要。系统动态方法可以监控系统，特别是系统改变（使用特殊变量表示系统状态），并根据这些变化快速反应。该理论的一部分是，对于一个已经朝着另一个吸引子的方向发展的系统来说，在开始变化的早期反应可能需要更少的措施甚至是影响最小的措施。

在非线性系统中，大的干扰可能只有很小的影响，但是在恰当的时刻，一个小干扰可能足以导致系统改变（Scheffer等，2009）。如果我们假设后者情况可以定义，用一个适当的方式扰乱系统则有可能使其达到临界点；相反，当系统进化到过渡点时可以用相反方法避免转变。认识到这一点很重要，尽管不仅有一种转变。在模型中，转换的关键阈值对应于分岔（Kuznetsov，1995）不仅仅是一种过渡。特别相关的是，当一个正反馈推动系统向相反状态的改变在度过关键点后发生的灾难性分岔（Scheffer等，2009）。当一种吸引子与另一种吸引子交换时，会发生其他类型的分叉，例如一个终端周期对一个陌生的（混沌）吸引子时。

在模型的帮助下，确定在转折点附近与系统相关的证据成为可能。最重要的线索之一已经讨论为"临界减速"现象（Wissel，1984）。"临界减速"已在不同现象中被观察到，如在细胞信号通路（Bagowski和Frrell，2001）、生态系统（Scheffer等，2009）和气候中（Lenton等，2008）。靠近分岔点，平衡点周围系统的交换率为零。这意味着随着系统接近这些临界点，它从小干扰中恢复的速度越来越缓慢（Scheffer等，2009）。这种减速可能已经开始远离临界点，并且随着接近临界点而加剧（Van Nes和Scheffer，2007）。在现实系统中，这种现象可以通过诱导小干扰来测试，这些小干扰不足以驱动系统的过渡点，然后通过测量变化率测试。否则，就有可能观察到通常存在的自然干扰对交换率的影响。

减缓会导致自相关的波动模式增加。这可以用数学证明（Scheffer 等，2009）。原因是在交换率减少的情况下，b 点系统越来越多地类似过去的 a 点系统，可以说系统有自身的内存。这种自相关现象可以在系统频谱的帮助下进行测量（Livina 和 Lenton，2007）。另一个后果是增加的方差——因为特征值趋于零，冲击的影响不衰减及其累积效应增加状态变量的方差（Scheffer 等，2009）。另一种可能是去观察波动的不对称性（Guttal 和 Jayaprakash，2008）。这未必是临界减速的结果。它有些接近状态空间中的一些不稳定吸引子。如果系统接近系统转变，被吸引子基线交替吸引，也会发生闪烁。

总之，在过去的几年已经提出了几种有趣的方法来预测系统转换。然而，管理复杂系统的先进理念要么缺乏，要么只是理论上的。对于复杂的社会系统，科学家们相当怀疑管理理论（Willke，1999）。

六、总结

求和线性系统只是一种特殊的状况。大多数系统只有简化后才是线性的。大多数生物系统本质上是非线性的。

原则上，系统由随机和确定的元素组成。分析系统以量化确定分形是可能的，但并不容易。确定论是指，一个系统随着时间推移的行为取决于其历史。

非线性确定性（"混沌"）系统展示了部分依赖于随机噪声的稳定性。这种稳定性是对一些类型的干扰。另一方面，非线性确定性系统可以对某些其他干扰高度敏感，导致系统快速分解。

复杂系统是非线性系统，其中部分非线性相互作用并在不同的规模上进行交互。复杂系统表现出紧急行为，它们可以从无序到有序状态改变，反之亦然。

七、扩展阅读

在过去的几年里，已经发表了许多介绍非线性系统和复杂系统的优秀论文。本章的重要思想和材料取自于 Strogatz（1994）、Clayton（1997）、Faure 和 Kor（2001）、Kauffman（2002）和 Baranger 的论文。

（赵昕昊　刘　利　译）

第3章
自主神经系统

在这章我们介绍自主神经系统，介绍和讨论神经科学的基本内容和新的观点。自主神经系统对心血管系统和呼吸系统的作用及相互作用是一个主要的关注点，对理解心率变异性的生理学和病理生理学都有重要作用。

一、引言

自主神经系统（或植物神经系统）支配心脏、平滑肌、内分泌腺和外分泌腺，包含传入部分（感受器）及传出部分。其从几个方面区分于躯体神经系统。自主神经系统的中枢调控位于下丘脑，但其他几个大脑区域，包括杏仁核、前额叶皮质和边缘皮质的关联区对下丘脑本身有影响。自主神经系统的传出神经活动大部分由自主神经反射调节；许多感觉信息首先被传送到自我平衡调控中枢，进而通过一种特殊反应被处理。自主神经系统有它的特殊神经系统递质和受体及连接方式，分为神经节前纤维和神经节后纤维。

自主神经系统的主要作用是在不同状态下维持机体平衡。下丘脑可以调控3种不同的系统。除了自主神经系统外，下丘脑还调节内分泌系统及一种与动机相关的不明确的神经系统（Saper等，2000）。自主神经系统是一种基于反射的内脏感觉和运动系统。这些内脏反射是（几乎）不能自主控制的。它分为3种主要类型：交感神经、副交感神经和肠内神经（最后一种往往是被低估的）。原则上，真正的自主神经系统（如肠道系统）很大程度上是完整的，与神经系统的其他部分连接较少。

传统观点认为交感系统和副交感系统是相反的，前者参与应激反应，而后者介导发生放松状态。实际上所有的内脏反射均是由脑干和脊髓的局部环路所介导的（Iversen等，2000）。但是，最近这种观点受到了挑战。我们将在本章的最后讨论最新观点。一个更现代的观点是交感神经系统是一个"快速响应动员系统"，副交感神经是一个"更缓慢的激活抑制系统"。

有人提出在应激反应中存在的个体形式是高度可靠的，如主要的心迷走神经失活，主要的心交感神经激活，或心迷走神经失活和交感神经激活。高频功率（常和副交感系统相关）和交感神经指数之间的相关性因人而异，且中位数相关性较低（Cacioppo，1994）。我们主要在第5章讨论自主神经系统和心率变异性的关系。

二、解剖结构

（一）脊髓自主神经系统

自主神经系统可以分为交感神经、副交感神经及肠内神经，也可以分为中枢神经和外周神经。中枢神经是一个网络，一个前脑和脑干高度互联的结构，其中最重要的组成成分是孤束核（nucleus of the solitary tract，NTS），它可以接收较多的感觉传入（第Ⅶ对、第Ⅸ对、第Ⅹ对脑神经和迷走神经）。孤束核投射到控制自主神经反应的脊髓和脊髓环路，从孤束核上行投射到前脑部位（包括下丘脑、杏仁核和岛叶皮质），这包括颈动脉窦反射、咽反射、咳嗽反射，压力感受器和化学感受器反射，几种呼吸反射，主动脉反射和调节分泌与蠕动的胃肠系统反射。孤束核另一个重要部分是将自主功能与内分泌和行为等更广泛的反应相结合。下丘脑和孤束核一起在此起着重要的作用。从NTS到前脑的投射主要在臂旁核处理（对行为反应很重要）。然后，再次投射到中脑导水管周围灰质、杏仁核、下丘脑、丘脑和皮质内脏。

神经元之间的突触联系存在于孤束核的神经元和延髓头端腹外侧区（rostral ventrolateral medulla，RVM）的C1神经元，在控制心血管稳态方面起着重要的作用。RVM神经元反过来投射到蓝斑（locus coeruleus，LC），这是去甲肾上腺素能神经支配包括下丘脑和下丘脑的室旁核（paraventricular nucleus，PVN）在内的高级大脑区域主要来源。向上的投射从RVM和LC至脊髓交感节前神经元；同时，也有从PVN至RVM和NTS的向下投射通路。

中脑导水管周围的灰质协调自主神经反应（如应激）。杏仁核和前额叶皮质区在调节行为反应中有重要作用，同时在内脏神经输入、输出和情绪状态之间的连接中也有重要作用。具有典型临床症状的癌症患者，当看到癌症诊所或癌症护理护士时，他们会感到恶心。反复应用emetogene细胞抑制药治疗引起的与临床治疗相关的恶心现象，主要是由杏仁核处理并转发到下丘脑和脑干结构而产生。

臂旁核和丘脑之间的联系传递到岛叶前皮质，这部分代表内脏器官。这一部分的内脏感觉皮质和扣带回皮质部分（下边缘的区域）相互作用，代表了系统的运动部分，可引起血压变化或胃的收缩。

下丘脑是一个小而复杂的大脑区域。就自主神经系统而言，它通过调节5种基本生理需求来发挥整合功能：①通过调节机制控制血压和电解质组成（控制饮酒、盐摄入，维持血液渗透压、血管张力及其他）；②体温的调节（控制代谢或行为升高温度）；③控制能量代谢（调节进食、消化、代谢率）；④控制生育（通过激素调节妊娠、泌乳及母乳喂养）；⑤对应急功能及对应激反应的控制（肌肉血流和组织血流的调节，肾上腺应激激素的释放）（Iversenetal，2000）。

下丘脑能调节这些反应，是基于报告机体内部状态的间接和直接投射；自身内部感觉神经元能够测量局部体温、渗透压、血糖及钠的状态；神经元通过室周器官对循环中的激素如瘦素和血管紧张素Ⅱ进行反应。下丘脑环路集成调定点。例如，下丘脑可作为体温调节器，体温是被设定好的（一般在37℃左右），如果体温调定点和测量的体温不符，下丘脑就会启动制冷（如出汗）或产热（如寒战）机制来调节体温达到调定点温度。如果发热，体温调定点升高（由于循环中的白细胞介素及其他因子），导致在感染开始阶段出现典型的战栗反应。为了完成这种调控功能，下丘脑控制着一个由相互关联的核组成的复杂结构，对它的描述超出了本章的目的。

下丘脑当中的室旁核可以从孤束核接收传入信息。室旁核与促肾上腺皮质激素释放激素（corticotropin-releasing hormone，CRH）的分泌和释放相关，CRH是下丘脑-垂体-肾上腺（HPA）轴中的一种重要物质。室旁核和孤束核之间这种上行的联系提供了调节神经激素抗炎反应的通路。要强调的是，内侧前额叶皮质在调节和协调行为及生理反应中具有重要的作用（Thayer，2006）。

在一个网络状的结构，如大脑，很难找出不影响心率变异性的区域。在进行的研究中，重要的是要区分数量级的影响。上述提到的结构起主要作用，但并不是唯一的：整个系统由多个相互关联的子网相互连接。事实上，这反映了HRV可能作为脊髓网状结构的替代指标的意义（Thayer等，2012）。

（二）脊髓和外周自主神经系统

在躯体运动系统中，运动神经元是中枢神经系统的一部分，它们位于脊髓和脑干并直接投射到骨骼肌。与此相反，交感神经和副交感神经运动系统的运动神经元位于脊髓外的自主神经节。自主运动神经元也称节后神经元，由中枢神经元（又称节前神经元）支配。因此，在中枢控制和靶组织之间存在突触。交感神经系统和副交感神经系统有感受元件，其可以投射到脑干的自主神经中枢，一些分支也可以作为局部反射回路的一部分直接投射到自主神经节。

与躯体运动神经元不同，自主运动神经元没有专门的突触后区域，但它们通过神经末梢一些膨出（曲张）的囊泡来发挥作用，其内有神经递质堆积。突触传递发生在自主神经大的轴突末梢的多个位点。神经递质通过间质液扩散到其受体位于的组织，因此，控制是不准确的，没有目标导向，更发散。另一方面，一些自主神经能够控制大面积的平滑肌或其他靶组织，这是由于间隙连接允许细胞间电活动的传播，因此，一些自主神经纤维对效应器组织放电可能会改变整个区域的活动。

ANS由两种结构和功能不同的部分组成——交感神经系统（SNS）和副交感神经系统（PNS）。它们的功能在所有的时间内都有兴奋作用，这意味着它的每一次动作电位都会形成一些活动，这种功能可以增强或减弱。不是所有的靶组织都由这两种具有相反作用的神经系统共同支配。一般来说，应激时交感神经系统起主要作用，而副交感神经系统往往不起作用。另外，副交感神经系统主要参与机体的基本功能，如消化和排尿。

交感神经节前纤维从脊髓第1胸椎至头侧腰椎段的中间外侧角形成一个柱状（Iversen等，2000）。它们离开脊髓，在位于脊髓两侧的交感神经节中形成突触。节前神经纤维虽然比较细，但有髓鞘，并且传导相对比较缓慢。节后神经纤维恰恰相反，没有髓鞘。节前神经纤维和节后神经纤维比例为1：10～1：20。一个结节上可以有多个突触，因此一些节前神经纤维可以控制许多节后神经纤维。除了头部的节后神经纤维外，节后神经纤维代表约9%的脊神经。这些纤维支配心脏、肺、血管，可能和生理心率变异性有很大的关系。此外，肾上腺髓质由节前SNS神经元和腺组织直接形成突触。髓质处的细胞并非内分泌起源，而是来自胚胎发育过程中的神经线。延髓可以被视为神经节后的SNS神经元聚集，并且将它们的神经递质通过血液循环转移到全身。SNS的一个主要特点是支配血管，主要是小动脉和静脉，它们大部分只接受交感神经纤维而不是副交感神经纤维。因此，血管的张力（和出汗）仅仅只受交感神经的调节。

心血管交感传出神经根据其主要特征大致可分为3类（Lohmeier，2001）：热敏性、血糖敏感性和压力敏感性。①热敏心血管传出神经的主要作用是皮肤血管收缩，可以被低温、情绪刺激及过度换气所激活。②血糖敏感心血管传出神经控制肾上腺素从肾上腺髓质的释放，可在低血糖及体育锻炼状态下被激活。③压力敏感心血管传出神经组是这3类中最大的一组，除了被支配的组织和器官，这些神经元在休息时也有进行性的冲动传导，并且这种冲动传导和动脉波动及呼吸高度同步（Dempsey等，2002；Jänig和Habler，2003）。压力敏感传出神经除了控制心脏和肾之外，也控制肾上腺嗜铬细胞分泌去甲肾上腺激素。它们调控除了皮肤中的阻力小动脉以外的阻力小动脉（Jänig和Habler，2003）。压力敏感传出神经也可以通过前反馈或后反馈机制受到反射调节。例如，通气（肺的传入神经）和动脉压（主动脉和颈动脉受体）可以抑制压力敏感神经的活性，而运动时肌肉受体、心脏和皮肤的疼痛感受器，或中枢和外周的化学感受器（被缺氧或高碳酸血症所激活）可以增加压力敏感传出神经的冲动释放。除了心房牵张或容量增加选择性地抑制有效交感神经外，一般来说，全部器官的压力敏感受体可以同时被激活（图3-1和图3-2）（Coote，2005）。

压力敏感传出神经可能只受延髓头端腹外侧核（rostral ventrolateral medulla，RVLM）的调节，并且可以通过延髓头端腹内侧核（rostral ventromedial medulla，

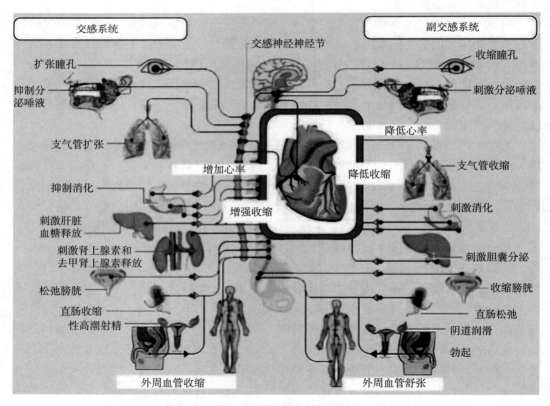

图3-1 图解自主神经系统的两部分的作用（Vinik，2012）

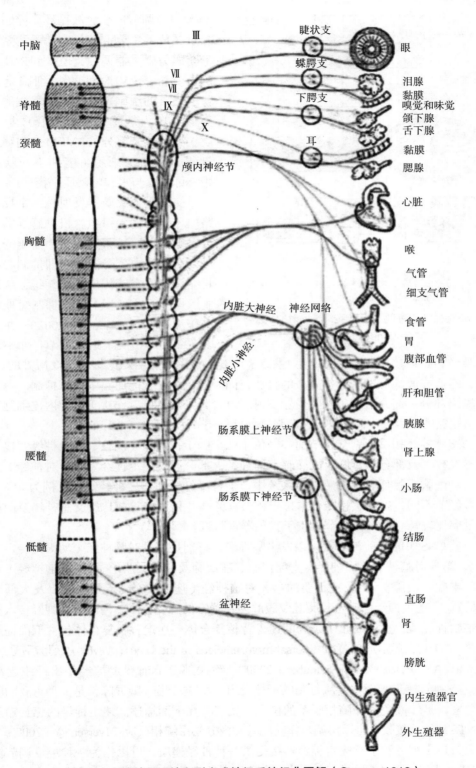

图3-2 交感神经系统和副交感神经系统经典图解（Grays，1918）

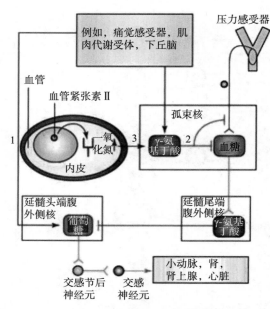

图3-3　神经体液调控压力感受器反射的机制
（Guyenet，2006）

RVMM）调节皮肤血液循环。控制肾上腺素释放的主要调控机制尚不清楚，它不受压力感受器调控，但受到RVLM的调节。位于RVLM处的C1细胞是产生肾上腺素的细胞。肾上腺素释放的递质类似于压力敏感神经纤维释放神经递质。另外，大部分的RVLM细胞释放谷氨酸。一些C1细胞可能和下丘脑相连接，可能参与水和电解质平衡。

交感压力感受器反射是一个反馈环路。环路的输入襻包含机械感受器，其可以被血管壁扩张所激活。血压的升高可以活化压力感受器并立即抑制心脏及收缩血管的交感传出神经纤维，从而使血压恢复。这种反射可以抑制短期内的血压波动（Dempsey等，2002），并且可以在需要的情况下进行调节，而不降低

包含神经和肽骨参与的反射敏感性（图3-3）。这种机制包括谷氨酸活化RVLM处的C1神经元，疼痛或锻炼可以诱导谷氨酸的释放，同时活化GABA能通路中可以抑制反射通路中的输出部分，部分阻断压力感受器反射。血管紧张素Ⅱ可以作用于血管内皮细胞，参与一氧化氮的产生，一氧化氮可以增强这种反射调节作用（图3-3）。

与交感神经相反，副交感节前神经位于几个脑干神经核（疑核、迷走神经背核及副动眼神经核）及部分骶脊髓。副交感节前神经大部分通过迷走神经（第Ⅹ对神经）离开脑干，支配胸、腹部。副交感神经系统中节前神经纤维和节后神经纤维比例为1∶3。与交感神经节不同，副交感神经节常位于靶器官旁，并且和SNS相比副交感神经节前神经元的轴突比较长。终末神经节常位于其靶器官附近。

一些CNS中的节前神经元可以发出脑神经，特别是第Ⅲ对脑神经（动眼神经，支配眼球），第Ⅶ对脑神经（面神经，支配泪腺、唾液腺及鼻腔黏膜），第Ⅸ对脑神经（舌咽神经，支配唾液腺），以及更重要的第Ⅹ对脑神经（迷走神经，支配胸腔以及大部分的腹腔器官）。迷走神经同时也是胸腔及腹腔内在器官的感受神经。内脏迷走神经传入纤维位于结状神经节，主要终止于延髓的迷走背核复合体。迷走背核复合体包含上面提到的孤束核（NTS）、迷走运动背核（dorsal motor nucleus of the vagus，DMN）及最后区（area postrema，AP）（Berthoud和Neuhuber，2000）。绝大部分节前迷走神经传出纤维起源于DMN；心血管迷走神经主要从延髓的疑核发出。AP缺乏血-脑屏障，是一种重要的脑室周围器官，是体液免疫和脑相联系的位点，我们将在下面描述。迷走神经的感觉输入主要由NTS神经元接收，可以协调自律功能并和内分泌系统相反应（Iversen等，2000）。

上行迷走神经和下行迷走神经连接提供一种神经递质，可以作为一种免疫调节机制影响HPA轴和SNS之间的相互作用。根据免疫反应的程度，可以通过迷走神经感觉神经元将细胞因子信号传递至大脑。迷走神经传入通路可能在外周轻、中度的炎症反应中

起重要作用，而大脑对急性的、强烈的免疫炎症主要是通过体液调节机制（Pavlov等，2003）。下面的实验研究进一步强调了迷走神经传入通路的作用，即当机体暴露于内毒素后通过操纵通路导致系统反应。

三、神经传递递质

我们知道，乙酰胆碱（ACh）和正肾上腺素（NA，也被称为去甲肾上腺素）是在针对ANS的研究中发现的。ANS节前神经元的神经递质是ACh。神经节后交感神经元的神经递质是去甲肾上腺素，神经节后副交感神经元的神经递质是ACh。释放ACh的神经纤维也被称为胆碱能纤维。释放去甲肾上腺素的神经纤维也被称为肾上腺素能纤维。ACh可以很快被乙酰胆碱酯酶所灭活（分解为胆碱和乙酸盐）。乙酰胆碱酯酶是体内快速酶之一，1ms内即可将突出间隙内的ACh清除。去甲肾上腺素可以被前突触摄取后再利用，或者被单胺氧化酶（monoamine oxidase，MAO）转化为3-甲基-4-对羟苯羟乙酸（vanillyl mandelic acid，VMA），VMA可以在尿中发现。循环中的去甲肾上腺素和肾上腺素可被肝中的儿茶酚胺-O-甲基转移酶（catechol-O-methyltransferase，COMT）所灭活。儿茶酚胺类物质代谢的位点距离分泌的位点远，释放后它们进入细胞外液甚至血液中。但是，有强力的证据显示大部分去甲肾上腺素由突触前细胞消除（Eisenhofer等，2004）。第一步，儿茶酚胺类物质被转化为3-甲基-4-羟苯基乙二醇。大部分VMA主要由位于肝中的乙醇脱氢酶氧化循环中的MHPG产生。

不仅是去甲肾上腺素，肾上腺素也可作为协同神经递质在交感神经中起作用，在神经节后的交感神经中被混合，去甲肾上腺素被重新摄取后，肾上腺素与去甲肾上腺素一起释放达到24小时（Majewski等，1981；Quinn等，1984）。另外，注入药理剂量的肾上腺素可能通过刺激结合前的 β_2 受体促进去甲肾上腺素的转运（Majewski 等，1982）。更多新近的研究证据显示，在低于基线条件的心力衰竭患者，可能由心脏交感神经细胞释放肾上腺素。同样，有证据显示心脏和肾神经细胞可以重新摄取肾上腺素（Johansson等，1997）。如上所述，肾上腺素和谷氨酸通过压力敏感通路共同在RVLM释放。一般来说，谷氨酸的作用很弱，但是在脱水或异常的血气情况下，谷氨酸的作用增强（Guyenet，2000；Brooks 等，2004）。自主神经同样接受含有神经激肽的传入神经纤维（SP，CGRP）。

腺苷三磷酸（adenosine triphosphate，ATP）作为一种重要的协同神经递质，与去甲肾上腺素共同存在于多种节后交感神经元中。其通过作用于ATP门控离子通道（P_2嘌呤能受体）主要负责靶组织（如平滑肌）的一些快速反应。腺苷由ATP水解而来，作用于位于突触前和突触后的P_1嘌呤能受体，其可能在交感神经的传导中起着重要作用。在位于交感神经末梢的活化引起强烈的交感神经兴奋后，腺苷可以降低交感神经的作用，抑制去甲肾上腺素和ATP的进一步释放。腺苷有抑制心脏和平滑肌兴奋的作用，这与去甲肾上腺素的兴奋作用恰恰相反，形成神经节内的负反馈反射环路。交感神经末梢中另一种神经递质是神经肽Y（在多达90%的神经元中）。神经肽Y在突触前或突触后（位于低交感神经支配的组织）增强肾上腺素和嘌呤作用，从而抑制去甲肾上腺素和ATP的释放（在低交感神经支配的区域）。甘丙肽和强啡肽经常与神经肽Y共同存在。

在一些节前神经末梢，乙酰胆碱和一种类促黄体生成素释放的生成素肽共存。高频刺激引起这种肽缓慢释放，这导致了所有节后神经元的长效兴奋性突触后电位（EPSP）。为了达到这种效果，这种肽超越突触间隙释放。这种缓慢肽EPSP类似于胆碱能的EPSP，导致M型通道关闭，Na^+通道与Ca^{2+}通道开放。在强烈的节前兴奋输入后的长时间内，肽能兴奋电位可以改变自主神经节细胞的兴奋性。这会产生一个神经节内的反射回路，主要起负反馈的作用。与神经纤维和ACh共同存在的其他神经肽包含脑啡肽、神经降压素、生长抑素、P物质，节后神经元还有CGRP及血管活性肠肽（vasoactive intestinal polypeptide，VIP）（Iversen等，2000）。

循环中的儿茶酚胺可以和细胞膜上的特异性受体结合。肾上腺素受体和毒蕈碱受体是G蛋白偶联受体。受体活化后可以触发细胞内的第二信使系统。因此，类似的儿茶酚胺类作用于类似的受体，在不同细胞引起不同反应，主要依赖于受体相关的第二信使系统。突触后神经细胞上的毒蕈碱受体可以被活化或被抑制。与此相反，烟酸ACh受体引起快速钠内流及钙离子进入突触后细胞中，导致节后神经元去极化并产生兴奋。

肾上腺素受体可分为α受体和β受体，再分为α_1受体、α_2受体及β_1受体、β_2受体。α_1受体分布广泛，可以引起细胞内钙离子浓度增加。刺激受体可引起cAMP降低并有抑制作用。α_2受体作为突触前受体有重要作用，可引起抑制作用。它们的功能是一个负反馈环，可以抑制去甲肾上腺素的大量释放。刺激β受体可导致cAMP增加，但可引起活化或抑制作用。心脏β_1受体兴奋引起心率加快，相应的β_2受体兴奋导致平滑肌松弛，如呼吸道平滑肌。同样存在β_3受体，大部分位于脂肪组织，当其兴奋时可导致脂肪溶解（表3-1）。

表3-1　自主神经在效应器官活化的作用

组织	交感神经受体	交感神经刺激	副交感神经刺激
心脏	β_1，β_2	心率↑	心率↓
		收缩力↑	传导速率↓
		传导速率↑	
动脉			
皮肤	α_1	强收缩	—
腹腔内脏	α_1	强收缩	—
肾	α_1	强收缩	—
骨骼肌	α_1，β_2	弱收缩	—
肺			
呼吸道	β_2	支气管扩张	支气管收缩
腺体	α_1，β_2	分泌↓	分泌↑
肝	α_1，β_2	糖原分解	—
		糖原异生	—
汗腺	毒蕈碱能	全身出汗	—
	α_1	局部出汗	—

续表

组织	交感神经受体	交感神经刺激	副交感神经刺激
肾上腺髓质	烟碱能	肾上腺素分泌↑ 去甲肾上腺素	—
胃			
运动性	α_1，β_2	降低	增加
括约肌	α_1	收缩	舒张
分泌作用			刺激
肠			
运动性	α_1，β_2	降低	增加
括约肌	α_1	收缩	舒张
分泌作用			刺激
胆囊	β_2	舒张	收缩
肾	β_2	肾素分泌↑	—
眼			
虹膜放射样肌	α_1	收缩（瞳孔扩张；瞳孔扩散）	—
虹膜括约肌		—	收缩（瞳孔收缩；瞳孔缩小）
睫状肌	β_2	远视时舒张	近视时收缩

根据McCorry（2007）修改

四、基础交感神经张力

负责基础交感神经张力的部分位于延髓腹外侧区、脊髓、下丘脑及NTS。大脑边缘系统、皮质及中脑结构主要负责快速行为相关的调整，但它们可能并不参与血压的长时间调节（与应激相关的血压除外）。交感神经网络是多种级别的感觉传入神经调节，这些神经投射到NTS或脊髓。这个网络的中枢部分由循环中的激素及血源性因子在多层次上调节。肽类激素（如血管紧张素Ⅱ）和细胞因子（如白细胞介素1）通过心室周围器官［穹窿下器（SFO）、终板血管器（OVLT）及最后区（AP）］或内皮素受体引起调节因子的释放，并通过血-脑屏障（如一氧化氮和前列腺素类）影响这个网络系统（Ericsson等，1997）。这种通过内皮素的机制发生在下丘脑、RVLM及NTS。自由扩散的激素（如类毒毛花苷物质和醛固酮）同样作用于此网络，但其在大脑的作用位点尚不明确（Geerling等，2006；Huang和Leenen，2005）。这个中心网络可以对在多个下丘脑部位检测到的钠及渗透压的变化做出反应，通过脑干化学感受器检测CO_2的变化，并且可以在脑干直接检测缺氧。另外，几乎每一个中枢网络的组成部分都被脑肾素-血管紧张素系统通过增加氧自由基种类和其他可能机制所影响（Morimoto等，2001；

Zimmerman 和 Davisson，2004）。最终，激素如血管经张素Ⅱ，也可以影响交感神经节。交感神经节神经元释放的神经递质被突触前血管紧张素Ⅱ和儿茶酚胺类所调节（图3-4）（Guyenet，2006）。

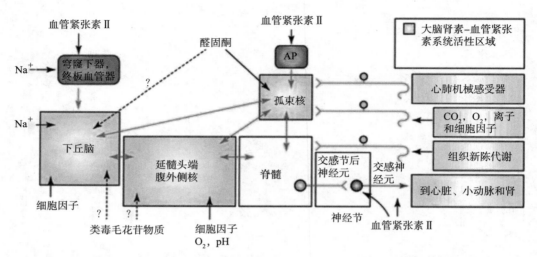

图3-4　中枢神经网络调节基础神经张力［Guyenet（2006），经自然出版集团许可］

有一种理论认为，不同组别的 RVLM 压力敏感神经元控制不同的器官或区域，如骨骼肌血管、内脏血管、心脏或肾。某些生理学证据证实了这种理论的确存在，但并不完全明确（Guyene，2006）。以血压升高为例，可能是交感神经张力增加，也可能是肾中 SNA 选择性增加。

五、交感神经系统振荡

研究发现，在人体的每个系统中均存在振荡。因此，通过不同的方法记录到 SNS 振荡并不稀奇。最早发现交感神经节律与呼吸相关。自主呼吸节律在50年前已被发现（Green 和 Heffron，1968），但是其意义以及作用仍在讨论。在节前神经纤维和节后神经纤维中均发现有节律存在，特别是调节心脏和血管（但肌肉交感神经活动也有规律，见下文）的神经纤维。它们并不总是基于单一的神经纤维测量的节律，通常它可能是同时测量的几百条神经纤维的特性，并显示信号幅度增加或减少。一般来说，可以区分频率在2～6Hz 的振荡及约10Hz 的振荡。

2～6Hz 的振荡被认为和心动周期相关。早期，对此主要的解释是心脏相关的节律反映脉冲同步压力感受器介导的随机生成活性的抑制（Barman 和 Gebber，2000）。最新观点认为这种节律模式是非线性振荡的结果，这种频率是通过和脉冲同步的压力感受器的神经活动弱耦合作用驱使心脏搏动产生的。这可以通过实验中发现的节段性运动来表明（弱耦合非线性振荡器的一种特性，其中输入和振荡器之间的相位角发生进行性和系统变化）（Lewis 等，2000；Barman 和 Gebber，2000）。

恰恰相反，约10Hz的振荡不依赖呼吸和心跳。它们存在于压力受体失神经的猫中和正常的猫（Barman和Gebber，1992）中，并在节前交感神经元水平以上的颈脊髓横断后消失，这提示该机制中中枢神经系统的必要性（Allen等，1993）。动脉血压水平起一种双向的作用；振荡的模式可以影响血压（Barman和Gebber，2000）。非常奇怪的是，10Hz的高频率不能通过接触和血管收缩模式传播，因为这种作用是延迟的并且需要更多的时间。血管平滑肌实际上相当于一个低通滤波器，可以阻断10Hz以下的波。10Hz的振荡和血管运动中枢由具有内在起搏性质的神经元组成这种旧观点相关？ Guyenet提出了这一点（如Guyenet，1996），补充了Dittmar既往的观察（1873），他发现消融RVLM的一个区域可导致血压大幅度下降。Barman和Gebber提出脊髓中枢网络对此进行调控（Barman和Gebber，2000）。

显然，10Hz振荡起到了一定的作用。它的突然出现伴随着血压的突然升高，血压下降后其消失（Zhong等，1993），但在生理范围之内。Barman的模型提示该系统耦合10Hz的振荡可以产生不同的模型，也包括从一种模型转换为另一种模型。所有这些都可以理解为经典的自组织状态。根据该模型，没有这种振荡时，系统将更难自组织，导致在外部干扰下低适应。

在神经内定量记录肌肉交感神经活性（muscle sympathetic nerve activity，MSNA）通常是基于计数经平均电压检验的神经冲动。通过记录仪估量MSNA的变化可以确定冲动区域以及传导的区域；由于技术的原因，单独的冲动区域的测量不能用于个体之间的相互比较（Vallbo等，1979；Sverrisdottir等，2000）。作为替代分析仪器，相对冲动的幅度分度已经被提出来。它已表明，在一个显著增强的冲动频率发生之前，相关的突发振幅分布移向更大的冲动（Sverrisdottir等，1998）。因此，可能表明在相似的MSNA冲动的频率下，复合的MSNA突发振幅的分布可以被区分出来（Sverrisdottir等，2000）。毒蕈碱神经元节前神经纤维活性可引起短暂的兴奋性突触后电位（excitatory postsynaptic potentials，EPSPs），可以持续20ms，同时可引起长时间持续的EPSPs以及抑制性突触后电位（inhibitory postsynaptic potentials，IPSPs），其可以持续500ms或更长（Iversen等，2000）。

六、心脏的自主神经调节

哺乳动物的心脏可以自控。著名的Starling机制（离体心脏通过增加右心室的前负荷增加每搏出量）可以将每分输出量从静息状态下5L/min上升到13L/min，而不受神经系统的影响。健康的个体在应激条件下可以达到20L/min，这种差别主要依赖于心脏的自主神经调节（Franchini和Cowley，2012）。

ANS是调节心脏的几个系统中之一，且是最重要的系统之一。SNS和PNS均影响心脏的功能。早期应用药物（普萘洛尔和阿托品）可阻断SNS和PNS的作用，可以显示出固有心率，在未阻断的心脏中固有心率更高（Jose和Collison，1970）。这导致一种假设，心脏受PNS的紧张性影响。一般来说，交感神经对心脏有促进作用，而副交感神经有抑制作用。传出交感神经元起源于颈交感神经节和胸交感神经节。节后神经元终止于窦房结和房室结、心脏传导系统、心肌纤维及冠脉血管本身。

交感神经系统可以增加心率，增强心肌收缩力；副交感神经可以减慢心率，同时有负性肌力作用。交感神经释放去甲肾上腺素，增强心肌收缩力。β-肾上腺素受体活化cAMP第二信使系统，导致肌肉上长效的（L型）Ca^{2+}通道开放。活化β受体也可以通过降低阈值导致窦房结处的起搏细胞活化，从而增加心率。由肾上腺髓质释放到循环中的去甲肾上腺素可能增加交感神经释放的去甲肾上腺素的局部作用。这种正性肌力作用主要依赖于β_1受体，负性频率作用主要依赖于β_1受体和β_2受体。冠状动脉血管上的交感神经作用依赖于α_1受体，心脏上几乎不存在α_2受体。α_1受体的缩血管作用有可能被高估，氧需求的增加能刺激局部的因子，导致扩血管作用（Franchini 和Cowley，2012）。与副交感神经系统相比，心脏交感神经系统具有延迟性，并且可回到刺激前水平。在约3s的潜伏期后心率和收缩性增加，在30s后第一次接近稳定状态。与心肌组织中去甲肾上腺素的失活速率缓慢相关（Franchini和Cowley，2012）。作为典型的副交感神经系统，神经节位于房室沟的靶组织附近（心外膜神经丛），这个区域由密集的心脏神经元支配。大多数副交感神经元终止于节点区域，但有少部分终止于心房和心室的心肌。乙酰胆碱从副交感神经末端释放，通过作用于窦房结和房室结心肌细胞的毒蕈碱受体导致细胞K^+通透性增加，从而减慢心脏的活动。这种超极化的窦房结细胞，通过房室结细胞减缓传导速度。超极化的窦房结细胞似乎参与通过毒蕈碱受体活化G蛋白直接开放K^+通道。乙酰胆碱和交感神经的作用相反，其可以通过增加起搏细胞的活动阈值来降低心率。乙酰胆碱也可以通过降低细胞内cAMP，降低L型Ca^{2+}电流来降低心肌收缩力（Iversen等，2000）。迷走神经和交感神经的作用相反。迷走神经受呼吸中枢的影响，在控制心脏的功能方面可以起着重要的作用（Franchini和Cowley，2012）。

交感神经系统和副交感神经系统在心脏内以一种复杂的形式相互作用，而不是一种简单的代数方式。尽管已经确认去甲肾上腺素和乙酰胆碱是主要的神经递质，当刺激心脏自主神经系统时，其他几种神经递质同样被活化释放，包括血管活性肽（vasoactive intestinal peptide，VIP）、P物质、神经肽Y及其他物质，它们中许多是由心脏内在神经元所释放。例如，SNS释放的神经肽Y对PNS神经元有抑制作用。

七、血压的自主神经调节

（一）生理学背景

血压是反映心排血量和外周阻力的功能性指标，由以下公式计算：

$$血压＝80×（心排血量×外周总阻力）＋中心静脉压 \qquad （式3\text{-}1）$$

心排血量主要依赖于每搏输出量和心率，由以下公式计算：

$$心排血量＝每搏输出量×心率 \qquad （式3\text{-}2）$$

每搏输出量依赖于舒张末心肌纤维长度（前负荷）、阻碍心肌收缩时心肌缩短的阻力（后负荷），以及心肌收缩性。当舒张末容积增加时，每搏输出量的增加为收缩压与最大压力上升的比值的最高点。许多因素影响前负荷，例如，总循环血量、胸腔内压、静脉压力、后负荷、体位、肺血管阻力、心房收缩及静脉回流量。原则上，心室的体积可以通过超声、心室造影及核素显像得到。实际上，前负荷的测量通常是通过非动脉导管及肺毛细血管楔压（PCWP）得到。完整的心脏，其后负荷是射血时的阻力或心室壁的压力。射血时的压力包括主动脉压、主动脉瓣、血管系统的膨胀性及总的外周血管阻力。心室容量、左心室壁的厚度及心室收缩内压都可以用来测定后负荷。心肌收缩性是心肌的一种固有能力，是达到特定的舒张纤维长度而形成的一种张力。没有特定的值来反映正常收缩性。它是通过测量离体的肌肉、心脏以及在体心脏的心脏性能，包括心室压力改变的速度（dP/dT），由孤立的乳头肌产生的总缩短量，孤立的或全部的心脏产生的总的工作量而得到的。在临床上，射血分数经常被用来评估收缩性，是每搏输出量和心室舒张末期容积的比值，可以通过心脏超声、造影或核素显像测量。它受前负荷及后负荷的影响，但可以作为反映心脏功能的依赖性和敏感性的指标。儿茶酚胺类、地高辛及钙离子通道剂可以增加心肌收缩力，缺氧和缺血、少数药物可以降低心肌收缩力。和公式3-1及公式3-2相反，每种估计每搏输出量的方法均是非线性的。

图3-5中的曲线是显示心脏的Frank-Starling机制。Y轴是每搏输出量、每搏工作量或心排血量，X轴是右心房压力、舒张末容积或肺毛细血管楔压。

这3条曲线向我们解释了当前负荷改变时后负荷或心肌收缩性的改变。

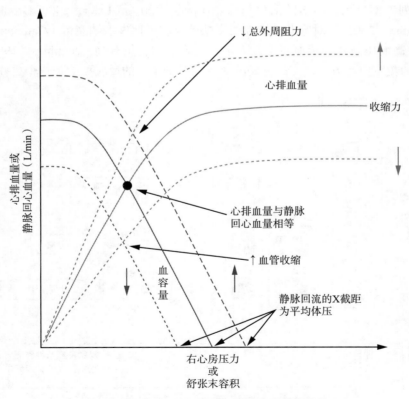

图3-5　解释Frank-Starling机制的心功能曲线

（二）血压的神经调节

循环的神经调节主要是通过支配心脏的副交感神经元及3种主要的交感输出神经纤维，3种神经输出纤维包括压力敏感、热敏感及血糖敏感，支配血管、心脏、肾及肾上腺髓质。压力敏感神经输出纤维受动脉压力感受器控制。这组神经纤维在长时及短时的血压调控方面起主要作用。神经元组成的核心网络在延髓头端腹外侧核（RVLM）、脊髓、下丘脑及孤束核（NTS）使其背景活化。在血压快速变化时，主要是边缘系统、前脑及中脑等其他的结构负责调节，但是在长期调节方面发挥作用较少（Guyenet，2006）。慢性高血压可能的机制包括改变反射环路，或由低氧或高碳酸血症激活颈动脉体化学感受器传入神经。值得注意的是，许多超重者都会有睡眠呼吸暂停发作，这可以准确地诱导这些改变的发生。另外可能的机制是与心房容积受体、NTS、下丘脑室旁核（paraventricular nucleus of the hypothalamus，PVH）及真正的交感神经的环路相关（图3-6和图2-6）。

血浆和脑组织中的钠增加，膳食钠的含量增加可增加血容量，血容量增加可通过RVLM导致肾（钠排泄）增加和肌肉（外周血管阻力）OVH通路的活化。通过NTS激活肝渗透压及颈动脉体受体活化的神经元可以阻断这一通路。另一途径包括背侧小球脑和RVLM，其活化是通过应激（如噪声），导致心动过速及真性SNA的慢性增加。这可能正如大鼠实验所验证的与遗传因素相关（DiBona和Kopp，1997）。

一系列证据显示，ANS的活化与高血压的发生相关（Esler，2000；Brook和Julius，2001；Palatini，2001）。对肾的持续性的交感神经刺激促进水钠潴留（Calhoun和Oparil，2012）。在高血压患者的肾血浆中，去甲肾上腺素的含量升高（Jennings，1998）。在短期应激源的免疫应答方面，交感神经的活化相对于全心的反应可能是一个更好的预测指

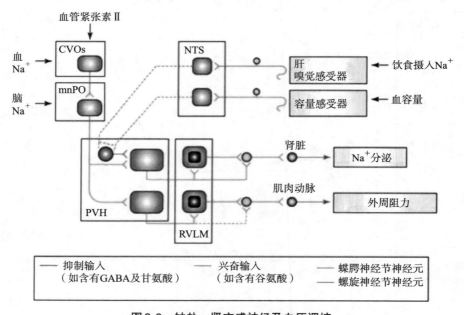

图3-6 钠盐、肾交感神经及血压调控
Guyenet，（2006），经自然出版集团许可
RVLM.延髓头端腹外侧核

标（Berntson等，1996）。SNS活性的增加可能与高血压不相关，但是以人群为基础的研究显示其是一个致病因素，若高血压发生数年，则交感神经过度活化已经存在，这以静息心率的增加作为标志（Kim等，1999）。SNS的慢性过度激活同样可以导致血管重塑。去甲肾上腺素可以促进试验模型中营养物质的释放，如转化生长因子-β、胰岛素样生长因子或成纤维细胞生长因子（Calhoun和Oparil，2012）。不同形式的对交感神经过度兴奋的抑制可以预防或减少血管肥厚（Calhoun和Oparil，2012）。另外，儿茶酚胺受体对肾上腺素和去甲肾上腺素的敏感性增加（Calhoun和Oparil，2012）。

八、关于交感神经和副交感神经系统相互作用的最新观点

HRV文献中充满了将结果解释为交感神经活性增加或副交感神经活性增加的概念，隐含地或有时明确地假设SNS或PNS以协调的形式反应。如果是这种情况，我们应能够发现不同自主传出神经相同的变化。实际上这并不简单。不同于心脏SNS，SNS的几个部分没有相同的振荡或根本没有。例如，皮肤血管收缩纤维、神经纤维、肾上腺素调节肾上腺节前神经元和神经供应的棕色脂肪组织普遍缺乏这种节奏（Jänig等，1983；Macefield和Wallin，1996；Morrison，1999；Barman和Kenney，2007）。至少有很多理由相信，交感神经的输出并不像许多人想象的那样统一（Morrison，2001）。

正如生理学家William Cannon所假设的，经典的自主神经控制模型描述的是副交感神经在末端及交感神经在另一末端连续活化。它们之间的相互作用导致在副交感活性降低时交感神经活性增加，反之亦然。这种观点已经受到挑战。与这种现行连续性自主神经控制模型相反，来自高级神经系统的下行影响可以引起自主神经分支相互、独立甚至限制性的改变（Berntson和Cacioppo，2004，图2-7）。这可在心力衰竭患者的研究中得到证实（Porter等，1990）。根据Berntson的说法，自主神经系统的各个部分紧张性活跃，并且和其他系统及躯体运动系统相互结合调节大部分的行为，包括在正常条件下及急救条件下。虽然一个或其他几个部分以控制内脏功能为主，虽然交感神经及副交感神经在所支配的靶器官上的作用通常相反，但是在面临不断变化的外界条件时正是这两者之间的平衡维持了内环境的稳定（图3-7）（Iversen等，2000）。

这些观点被解剖学的证据所支持，其显示交感神经节细胞支配的只有一个或几个靶组织，如脾和肾（Meckler和Weaver，1984；Weaver等，1984），但也有其他的神经支配（Morrison，2001）。在体内区分不同器官的自主"指纹图谱"很困难，并且大量的研究建立在人工实验的基础上（Morrison，2001）。研究结果也提供了支持，应激反应过程中的一些众所周知的心脏刺激，广泛的内脏血管收缩、寒战及瞳孔扩张是由部分SNS活化导致的（Coote等，1973）；但是，肌肉血流量的增加是由胆碱能血管舒张通路活化所介导，几乎没有证据显示肾上腺素能途径受到显著抑制（Coote等，1973；Horeyseck等，1976）。这可能是在相同的反应模式下交感神经及副交感神经系统都有部分激活的一个很好的例子。这些反应模式中的一种是潜水反射。头部浸在水中可引起三叉神经传入神经纤维的反应，并同时导致SNS和PNS的强烈反应。在这种情况下SNS的活性增加，导致除了脑和心脏的血管收缩，迷走神经活化引起严重的心动过缓及心肌收缩力的下降。所有这一切导致机体在缺氧的应激情况下能量需求减少（Mantoni等，2006；

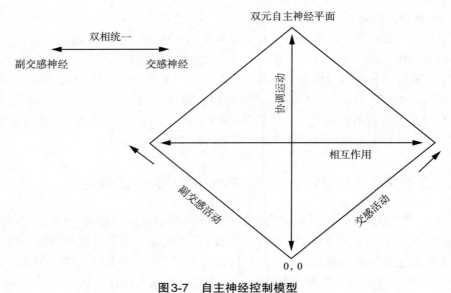

图3-7　自主神经控制模型

修改自 Berntson 和 Cacioppo（2004）

Alboni 等，2011）。这些刺激同时活化 SNS 和 PNS，与 HRV 信号的分型特性的消失相关（Tulppo 等，2005）。

在科学中，我们通常寻找简单的概念和模型，如自主神经系统的概念，该系统由两个相互依赖的部分所组成，其中一个或另一个占主导地位。这种概念通常用于教育和临床解释。然而在现实中，上述所描绘的一个更复杂的模型可能是更精确的，这可能用于临床实践。

九、总结

自主神经系统的3个部分，包含一个集成的传入（或传出）系统，和躯体运动系统共同起着平行作用。ANS 负责机体的平衡。交感神经系统和副交感神经系统对彼此有部分相反的影响，但这个经典模型必须通过交感神经和副交感神经不同状态的二维连续模型的可能性来扩展。自主神经系统的体征是不同的负反馈和快速正向环路及其他（负性）反馈机制，如不同神经递质的平行释放。参与心血管控制的中枢区域是下丘脑、孤束核及延髓头端腹外侧区。它们导致交感神经紧张及特殊的肾交感神经紧张。短期和长期调节机制导致的振荡现象可以通过负反馈机制减轻。

（徐思维　王泽峰　译）

第4章
方法论问题

在这一章中，我们提供以不同方式处理HRV指标的相关信息。解释这些指标的数学背景，提供算法，并讨论它们的普遍相关性。第二部分我们讨论例如有效性和可靠性等标准试验要求。在第三部分，我们讨论可能会对HRV的计算产生影响的不同生理学、病理生理学及药理学混杂因素。

一、引言

心率变异性的简单基础是心脏搏动间隔时间的变化。这可以用不同的方法进行测量，如心电图、脉搏、心音或类似的方法。在实践中，最方便、最精确的方法是以毫秒为度量测量QRS波的距离。结果是一系列三位数和四位数，这取决于测量的周期。这一切，处理此时间序列产生的算法之多可能会使数学家感到惊讶（图4-1）。

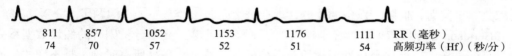

| | 811 | 857 | 1052 | 1153 | 1176 | 1111 | RR（毫秒） |
| | 74 | 70 | 57 | 52 | 51 | 54 | 高频功率（Hf）（秒/分） |

图4-1　短时间内测量的HRV及R波之间的毫秒数和计算的心脏频率

第2个基础是时间间隔。从原则上来讲，可以以分钟、小时、天，甚至更长的时间间隔测量HRV。但在实践中，测量HRV的时间间隔可短至2min，很少超过1d。基于此，通常区分为两种形式的HRV——短程HRV（通常5min，有时10～20min）和长程HRV（通常24 h，有时也只有12h）。后者是基于动态心电图监测，将一个很小的可移动的记录仪连接到患者身上，可以带回家进行监测。

心律的传统特征是一个特定时期的平均值，可能会辅以范围和定性描述。一些评论家指出，这些测量的实用性取决于满足某些假设的数据的属性。如果这些假设不能成立，那么分析可能是没有意义的。经典统计方法的基本假设是：概率密度函数是可积的，它的二阶矩有限。具有自相似结构的物理过程通常并不能满足这个假设。功率密度函数具有幂律形式（Liebovitch等，1999）。

有几种可能的方法用来分析时间测量的变化。Seely和Macklem（2004）将时域、频域、分形分析、熵的测量进行了区分。所有的方法都依赖于可行的算法，并且可以应用于某些特定假设，其中一些比其他需要更大量的数据点（幂律、非趋势波动分析）；还有一些对人为现象敏感或具有一定的任意性（在时域分析中）。原则上，它们区分如下：①时间域值是由传统的描述性统计得到的，如均值和方差。②频率域是基于时间序列中的不同频率域的相对部分，计算通常需要快速傅里叶变换的帮助。③不同的非线性方法。

欧洲心脏病学会和北美起搏与电生理学会1996年发布的报告是一项重要的成就。在报告中推荐下列措施（将在本章解释）：SDNN、HRV三角指数、SDANN、rMSSD和VLF、LF、HF、Lfnu、HFnu、LF/HF。当时他们得出的结论是"HRV具有相当大的潜力用来评估自主神经系统波动在正常健康人与各种心血管和非心血管疾病患者中的作用"（欧洲心脏病学会和北美起搏与电生理学会工作组，1996）。目前认为遵循工作组的指南是金标准，大多数发表的研究声明他们遵循指南。但是，最近的绝大多数研究项目并没有严格坚持标准——超过3100条引文中只有44条坚持标准（Nunan等，2010）。

二、技术要求

原则上，任何能够测量心搏或其结果（如脉搏）的装置均可以使用，如脉搏血氧饱和度、指动脉血压（Finapres）、有创血压测量。而事实上，目前大多数商业性HRV记录仪是记录心电图信号，将QRS波距离以毫秒进行编码。这些都是连续使用，以计算不同的指标。

工作组和其他组织及研究人员提出了一些建议：心律总体平稳的人群推荐短程HRV。他们最好无异位搏动、心律失常事件、数据丢失或杂音（心律紊乱、异位搏动必不可少的情况除外）。采样率应在250～500Hz。只有使用适当的插值算法才可以接受较低的采样率，100Hz的最小采样率是强制性的。几年前，在更高的采样率下，内存的需求是一个问题，但随着设备的改进，现在这个问题已经是一个小问题了。

Berntson等（1997）更为详细地讨论了平稳性问题："光谱分析固有的假设数据系列至少是弱平稳的。严格平稳性要求所有系列的分布特征（包括所有时刻）是不变的，而弱平稳性要求只有第一和第二时刻（均值和方差）是稳定的问题。平稳性是一个重要的考虑，因为系列中的慢或不规则趋势的存在可能会导致扭曲和误解……这是一个棘手的问题，因为在实际的心动周期数据中违反平稳性可能很常见。"这并非不可能实现。事实上，只有极少数的研究会检验时间序列的平稳性。本书中讨论的绝大多数研究均假设是平稳的，大多数研究甚至没有提到这可能是一个问题。尽管短期记录可能不受影响，但动态心电监测方法显然存在不稳定的风险。还有，在锻炼中使用时间序列相当不稳定，但它是基于它的算法来计算的。

Wittling报道了一位75岁心肌梗死患者，显示采样率在246Hz以下时可引起明显的失真（Wittling W和Wittling RA，2012）（表4-1）。

我们看到，采样率＞100Hz的大部分参数都相互比较接近，即便如此，LF、HF和rMSSD还是有较大差异。在该患者中，采样率＞200Hz时第一次结果似乎是有效的。心电图跟踪识别QRS波的基准点的确认可能是基于波的最大峰或对插值曲线最大峰的确定，通过模板发现其他标记进行匹配（Task Force，1996）。大多数研究人员手动校正他

表4-1　75岁的心肌梗死患者HRV采样率

采样率（Hz）	总功率	极低频	低频	高频	低频/高频比值	SDNN	rMMSD
500	25.1	18.19	3.74	3.17	1.181	6.23	4.91
246	24.3	17.45	3.75	3.10	1.207	6.23	4.98
125	28.3	19.63	4.66	4.03	1.155	6.66	8.19
62	40.7	24.55	7.00	9.09	0.771	7.80	8.06
31	64.1	21.58	23.19	19.28	1.203	10.92	12.66

修改自Wittling W和Wittling RA（2012）

们的原始数据以确保质量（图4-2）。

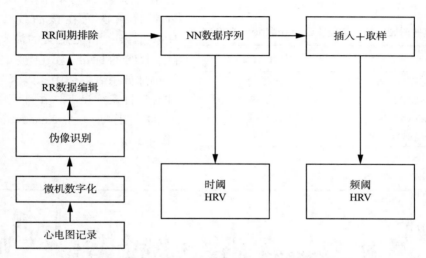

图4-2　记录和处理心电信号得到HRV数据的推荐步骤

修改自工作组（1979），经由Wolters Kluwer的许可进行转载

三、时域分析

时域分析测量心率随时间的变化或连续的正常心动周期之间的时间间隔。连续的心电图可监测QRS波间距。计算的时域变量包括平均RR间距。NN间期标准差（SDNN，有时也称SDRR）是一个全球通用的HRV指数，是所有正常QRS波距离的标准偏差。它与总功率（TP）高度相关，通常$r > 0.9$（Wittling W和Wittling RA，2012）。目前仍偶尔使用最简单的时域分析形式（Sridhar等，2010）计算最长和最短RR间距之间的差异。这也是一个简单的测试，如麻醉医生了解术前患者自主神经衰竭情况（Lu等，2012）。

平均NN间期标准差（SDANN）是在很短的时间间隔内（通常是5min）进行计算，因此需要较长的测量时间。尽管许多研究都使用了SDANN5，但一种被称为短期HR波动的变量主要用于危重患者。对于一个给定的患者，短期HR波动每5分钟计算1次，计算的是在这段时间间隔内收集的所有HR样本的标准偏差。遵循惯例设定心率变异性分析收集数据为5min的时间间隔。但与传统的心率变异分析不同的是并不是在每次心搏都能获得精确的瞬时心率。每1～4秒，系统会从标准监测器中获取心率样本。因此，典型的5min的时间间隔将包含100～150个单个患者的心率数据样本。这些点的标准差是短期波动的基本参数（Grogan等，2004）。pNN50和rMSSD是基于区间差异的短期变量。NN50是相差超过50ms的连续NNs对的数目，人们认为pNN50，即NN50除以（通常）24h记录的NNs总数所得到的比例，可反映心脏副交感神经活性（欧洲心脏病学会和北美起搏与电生理学会，1996）。每个NN间距相乘可得到rMSSD，从而计算出平均值并绘制平方根，称为根均方连续差（Frenneaux，2004）（表4-2）。

时域分析的一个变量是非趋势时间序列。基于原始数据的时间序列，使用2^m（$m=4～5$）的区间长度可构造一个运行平均值（即一个窗口由16～32次心跳组成）。下一步，运行平均值是从原始时间序列获取的（见图3-1）。两曲线之间的差异由r_i来表示，称为去趋势时间序列（DTS），外界普遍认为在该曲线中，短期HRV的杂音和无意义的波动已被去除。DTS的标准差δ_d已被成功用在一小部分患者群体中，以区分健康者和心源性疾病患者，并且可用于简短的时间序列（Ashkenazy等，1998）（图4-3）。

表4-2　某些时域值的正常值（Schumacher，2004）

变量	正常值（ms）
平均RR间期	＞750
SDNN	141±39
SDANN	127±35
rMSSD	27±12

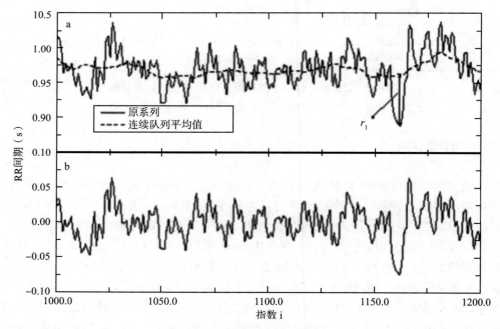

图4-3　去趋势时间序列

原始数据，实线曲线；运行平均值，虚线曲线

（Ashkenazy等，1998，经许可）

最近的一项二次分析研究证实，SDNN与24h最低心率之间存在明显的相关性（$r=0.8$），如果无法衡量普通HRV，24h最低心率可作为一种简单的算法（Burr等，2006）。

早期应用的另一个评估交感神经活性的指标是射血前期（PEP）。简而言之，它的计算方法是从心电图Q波起至dZ/dt波B点的时间间隔（以毫秒计）（Berntson等，1996）。

四、几何分析

几何方法是从NN间距序列的转换得到的。不同的几何方法包括24h直方图、HRV三角指数、NN间隔直方图的三角插值及类似Poincaré图（庞卡莱图）的方法。

三角形HRV将直方图主峰看作是基线宽度与总的RR间期变异相应的、高度与所有用来构建的RR间期总数相应的三角形（Sztajzel，2004）。它符合积分的密度分布（即所有RR间期的数目）除以最大的密度分布。在一个离散的时间间隔使用RR间期的测量，该措施是近似的值（总的RR间期数量）/（在模式仓中的RR间期数量），这依赖于仓的长度，即测量的离散尺度的精度（Task Force，1979）（图4-4）。

Poincaré（或Lorenz）图（庞卡莱图）与连续RR间期相对是基于假设——当前的RR间期对下一个RR间期存在决定意义。

这个假设的本身进一步延伸了庞卡莱图，通过绘制m-滞后图，其中m表示距离（以心搏数计），即第二次心搏与第一次的滞后。已经观察到在短期变化的背景下，当前RR间期的影响可达约8个后续RR间期。

因此，一系列滞后的庞卡莱图可以提供比传统1-滞后图更多的关于庞卡莱图指标在

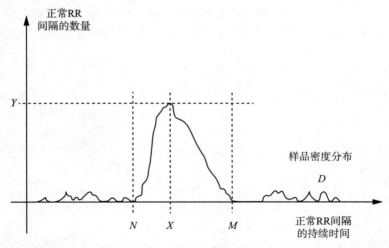

图4-4 在神经网络时间间隔直方图执行几何测量，构成D的样品密度分布，它代表着相等数目的神经网络的每个时间间隔每个值的长度。最常见的神经网络间隔长度X是确定的，也就是说，$Y=D(X)$是样品密度分布D的最大值。HRV三角指数是由最大的Y除以面积积分D所得。分布D是按照一定离散度在横轴上表示，那么根据公式HRV指数=（全部NN间期总数）/Y即可得到数值

修改于：任务组（1979），经Wolters Kluwer Health允许

健康和疾病方面的行为信息（Lerma等，2003；Thakre和Smith，2006）。

　　在健康状态下，在NN间期更大的情况下，当前和后一个NN间期之间的差距会变大；而在疾病状态下，这种情况不会发生（Frenneaux，2004）。庞卡莱图已进行了定性分析，描述了不同的形状（Woo等，1992）（图4-5）。

　　Stein和他的同事最近使用SD12指数量化了庞卡莱图。SD12是一个虚构的日食轴线长度比，其中心位于平均RR间期，与庞卡莱图紧密相连（Stein和Reddy，2005）。庞卡莱图经常作为非线性方法被讨论（图4-6）。

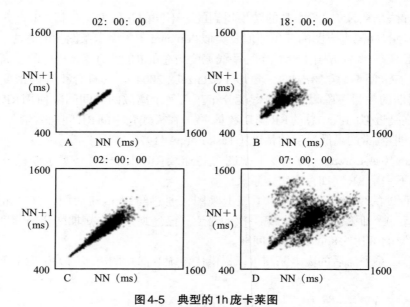

图4-5　典型的1h庞卡莱图

A和C.显示正常的HRV；B和D.显示非正常的、复杂的HRV模型图（Stein和Reddy，2005；Stein等，2005）（经作者允许）

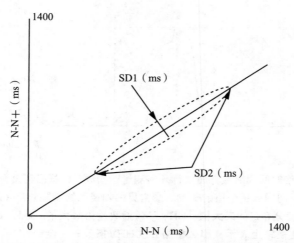

图4-6　用散点图表示计算SD1和SD2的例子，将椭圆拟合圆中SD1、SD2转化成总图（Stein和Reddy，2005；Stein等，2005）（引用经作者允许）

几何方法的持续时间至少为10min，这使得它不太可能短期应用。

Esperer试图借助庞卡莱图将不同的心脏节律进行分组，并得出以下模式：①彗星形状；②鱼雷形状；③H-扇形；④SZ-扇形；⑤双侧叶A型（DSLP-A）；⑥双侧叶B型（DSLP-B）；⑦三旁瓣模式A型（TSLP-A）；⑧三旁瓣模式B型（TSLP-B）；⑨岛型A型（IP-A）；⑩岛型B型（IP-B）。彗星形状和鱼雷形状与窦性心律有关，而"扇形"与心房颤动有关，他们建议使用这种分析提高动态心电监测的节律分析能力（Esperer等，2008）。

庞卡莱图的另一项数值分析称为心率变异性分数（HRVF）。散点图的面积（0.2～1.8s）被分成256个0.1×0.1s、面积0.01s^{2}的区域。在每一个区域中计算成对的NN间期的数目，并绘制三维密度图。应用以下公式计算HRVF：

$$HRVF = [1 - (N1 + N2) / (总NN - NN50)] \times 100$$

在任何区域，N1和N2是最高的两个数的计数。总的NN是所有的心搏数，NN50是差距＞50ms的间隔数。HRVF与SDNN（$r = 0.855$）、SDNN（$r = 0.753$）及三角指数（$r = 0.834$）高度相关（Sosnowski，2005；Sosnowski等，2011）。这种方法也被提出用于描述心房颤动（图4-7）。

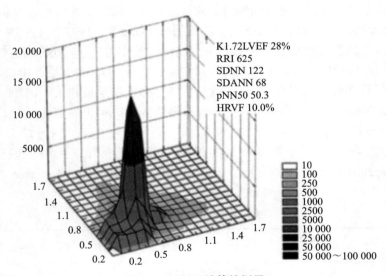

图4-7　HRVF计算的例子

改自Sosnowski等（2011），经过John Wiley和Sons同意

五、频域分析

（一）低频、高频和低频/高频比值

频域（功率谱密度）分析原则上描述了心率信号的周期性振荡，在不同频率和振幅分解，并提供了其在心脏窦性心律中的相对强度（称为功率方差）的量的信息（Sztajzel，2004）。这在1981年由Akselrod等提出（1981年）。

　　频域是基于时间序列中的不同频率区域的相对部分，可以用不同的方法进行计算。通常使用功率谱密度，例如，在离散的傅里叶变换（最常见的非参数的快速傅里叶变换）中。其他方法（很少用于HRV）是Lomb-Scargle（LS）周期图（Isler和Kuntalp，2007）。基于FFT的方法，像EEG双频指数比依赖于模型且更复杂的参数方法更成熟。两者在可诱导和快速RR间期改变的情况下都需要平衡。这可能是有问题的，因为只使用FFT可以隐藏那些可以鉴定的结构，例如，使用小波分析（Togo等，2006）。参数方法的一个例子是自回归模型估计（Di Rienzo等，1989；Mainardi等，2002）。其他算法已经被提出和应用（Huang等，1997）。伪维格纳-威利变换（SPWVT）已作为快速傅里叶变换的替代。它具有可行性的相对非平稳时间序列的优势，允许瞬时中心频率（instant center frequency，ICF）的评估，已经被提出作为交感神经和迷走神经关系的一个新指标（Yoshiuchi等，2004）。

　　经典变量包括总功率、极低频功率（very low-frequency power，VLF）（<0.003～0.004Hz）、低频功率（low-frequency power，LF），（0.04～0.15Hz），以及高频功率（high-frequency power，HF）（0.15～0.4Hz）。一个常用的比率是LF/HF。这些变量均可以长期及短期应用。超低频（ultra low-frequency，ULF，<0.003Hz）只能够长期使用。功率用ms^2或标准单位（nu）表示。标准化是指LF或HF乘以100并将乘积除以HRV-VLF。因为分布的宽度，它可以用绝对值的自然对数。偶然发现还有其他波段——中频（mid-frequency，MF）（0.08～0.15Hz）被使用（Huang等，1997）。这些所谓0.10Hz组成的振荡反映交感神经和副交感神经对窦房结活性的作用（van Roon等，2004）。它已被用于测试对心血管性能及自主状态的认知性能的影响（Duschek等，2009）。大量研究指出，在执行认知任务的过程中，MF值与个体努力程度呈负相关（例如，Boucsein和Backs，2000；VanRoon等，2004）。另一些人则认为MF和LF的变化一样，MF应当被舍弃（Berntson等，1997）（表4-3和表4-4）。

　　HF通常被解释为迷走神经调节的标志，由呼吸介导，从而依赖于呼吸模式（Frenneaux，2004）。与呼吸性窦性心律失常（Hayano等，1996；Berntson和Cacioppo，

表4-3　短时间记录的分析

变　量	单位	描　述	频率范围（Hz）
5min总功率	ms^2	时间段网络间隔的方差	≈≤0.4
VLF	ms^2	VLF范围内的功率	≤0.04
LF	ms^2	LF范围内的功率	0.04～0.15
LF标准值	nu	LF功率（标准化单位）LF/（总功率-VLF）×100	
HF	ms^2	HF范围内的功率	0.15～0.4
HF标准值	nu	HF功率（标准化单位）LF/（总功率-VLF）×100	
LF/HF		LF（ms^2）/HF（ms^2）值	

表4-4　整个24h分析

变　量	单位	描述	频率变化（Hz）
总功率	ms^2	所有NN周期变化	$\approx \leqslant 0.4$
ULF	ms^2	UFL范围内的功率	$\leqslant 0.003$
VLF	ms^2	VLF范围内的功率	$0.003 \sim 0.04$
LF	ms^2	LF范围内的功率	$0.04 \sim 0.15$
HF	ms^2	HF范围内的功率	$0.15 \sim 0.4$
α		在双对数表中线性插值范围的斜率	$\approx \leqslant 0.4$

ULF.超低频；LF.低频；HF.高频；VLF.极低频［修改自Task Force（1979）］

1999）发生部分相同，并且部分相关［在一个研究中$r = 0.9$，$P < 0.0001$（Weber等，2010）］。

LF被交感神经系统及副交感神经系统调节。LF的增加通常被解释为交感神经活动的结果（精神、生理应激、拟交感药物）。一种β受体阻滞药可以降低LF。降低HF的另一个原因可能是交感神经的相对阻力。低频功率可能反映心动周期大部分由迷走神经和交感神经的传出神经机制在应对血压自然变化时的压力感受反射调节（Frenneaux，2004）。像先前讨论的，LF不一定和交感神经活动增加相关，但可在充血性心力衰竭的情况下和交感神经活动呈负相关，因此，可以作为一个心脏调节交感神经系统的损失指标（Notarius等，1999；Notarius和Floras，2001）。LF/HF比值反映出交感迷走神经平衡，在休息的成年人中，1和2之间是正常的。

（二）极低频和超低频

极低频和超低频是常见的两个组件，已和临床数据结合，并作为预测因子（Bigger等，1996）。VLF的周期从20s到5min，ULF的周期从5min到24h。测量的时长应至少为周期的2倍（Eller-Berndl，2010）。因此，VLF至少测量5min，最好10min，ULF至少记录＞24h。

尽管VLF的起源还具有争议性，但其是身体活动的主要决定因素，可能反映交感神经的活性（Frenneaux，2004）。它不经常使用，但是在一些研究中其较LF更强地和临床结果相联合起来（Hadase等，2004）。VLF的减少和炎症因子增加有关，如C反应蛋白、白细胞介素6（IL-6）和白细胞（Kop等，2010）。其他解释是体温调节过程、肾素-血管紧张素系统（Axelrod等，1981）、血流动力学反馈延迟、呼吸模式的机械和中枢神经效应、中央振荡器、脊髓反射与血管的自律性（Berntson等，1997）不同。

Bigger等（1993）提出ULF反映生理和神经内分泌节律。在一项5名男性和5名女性的研究中，ULF与体育活动相关，发现其在活动时和休息$2 \sim 3h$后存在显著的差异（Serrador等，1999）（表4-5和表4-6）。

通过重点对1797位参与者的遗传变异的多中心研究得到其他相关的参考值（Stolarz等，2004）。

免费软件的解决方案已经提出并发表，用不同的方法来分析HRV数据（RR间期，ms）（Niskanen等，2004）。

幂律定律斜率是HRV功率谱在0.01至0.001Hz之间的斜率，标绘在对数表上（Stein和Reddy，2005；Stein等，2005）（图4-8）。

Bigger等（1996）和Huikuri等（1998）对幂律定律斜率的潜在预后价值进行了评估，后者发现当斜率＜-1.5时，风险明显增加（见图3-4）。斜率和频域值只有很低的相关性（Bigger等，1996）（图4-9）。

表4-5　频域变量的正常值

变　量	正常值
总功率（ms^2/Hz）	3466 ± 1018
ULF（Hz）	$0.00\sim0.003$
VLF（Hz）	$0.003\sim0.004$
LF（Hz）	$0.04\sim0.15$
LF功率（ms^2/Hz）	1170 ± 416
LF功率（nu）	54 ± 4
HF（Hz）	$0.15\sim0.4$
HF功率（ms^2/Hz）	975 ± 203
HF功率（nu）	29 ± 3
LF/HF值	$1.5\sim2.0$

ULF.超低频；VLF.极低频；LF.低频；HF.高频

表4-6　健康人、近期心肌梗死患者和心肌梗死1年后患者的时域和频域参考值（Sztajzel，2004）

变　量	健康组（$n=274$）	近期心肌梗死（$n=684$）	心肌梗死后1年（$n=278$）
SDNN（ms）	141 ± 39	81 ± 30	112 ± 40
SDANN（ms）	127 ± 35	70 ± 27	99 ± 38
rMSSD（ms）	27 ± 12	23 ± 12	28 ± 15
pNN50（%）	9 ± 7	7 ± 9	10 ± 11
总功率（ms^2）	$21\,222\pm11\,663$	7323 ± 5720	$14\,303\pm19\,353$
LF（ms^2）	791 ± 563	277 ± 335	511 ± 538
HF（ms^2）	229 ± 282	129 ± 203	201 ± 324
LF/HF	4.61 ± 2.33	2.75 ± 2.13	3.60 ± 2.43

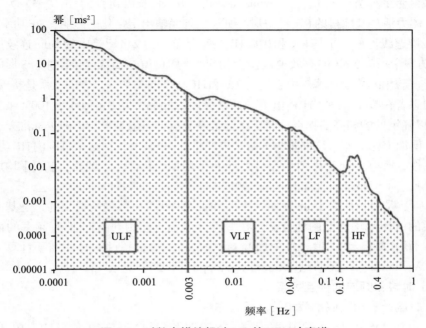

图4-8 对数表描绘超过24h的HRV功率谱

修改自 Task Force（1979），经过 Wolters Kluwer Health 同意

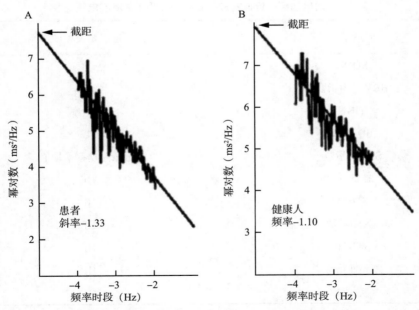

图4-9 心脏病患者（A）和健康人（B）的幂律斜率

（Stein 和 Reddy，2005；Stein 等，2005）（经过作者同意）

（三）频域测量的变异性

频域测量的变异性是V_{index}。Kiviniemi分析了从RR_i长度得到的HF功率，为了避免饱和状态、体力活动及随机的RR_i动力对心脏迷走神经输出定量化的影响，HF功率和RR_i的关系是最接近线性的。平均RR_i和相应HF功率是从超过24h记录中的5min连续序列得到的。HF功率中所有5min的有效值被作为相应平均RR_i值的函数描绘出来。S形的回归模型是基于自动化的数学计算，用于检测RR_i和HF功率的关系，二者的关系是接近线性的。由于不同患者在5min的平均RR_i值不同，以最大的5min平均RR_i值作为100%来表示相应RR_i值，以确定低的和高的拐点。为了进行最终分析，下限是平均值减去标准差，而上限是由平均值加上标准差，这都是为了定义更严格范围的RR_i，在这个范围内HF功率和RR_i最接近线性。所有5min功率值均在最大5min平均RR_i的82%～92%，它们平均用于每个个体获得V_{index}（Kiviniemi，Tulppo等，2007）。

PLF指数是分析所有5min周期＞95%和去趋势的RR_i数据所得到的，是基于离散傅里叶变换的应用平均周期图的方法。在1/60分辨率下检测到的LF所有频率的最大值在记录中被平均以得到PLF值。每个Holter记录的检测峰值超过10个时需要计算一个有效的PLF（Wichterle等，2004；Kiviniemi，Tulppo等，2007）。

（四）时域和频域的相互关系

几个时域指数和频域指数相关，反之亦然。

PNN50和rMSSD与高频功率有关，SDNN和SDANN总功率与ULF相关，LF与ASDNN相关（Frenneaux，2004）（表4-7）。

表4-7 时域和频域近似对应关系方法应用于24h心电图记录

时域变量	近似相关频域
SDNN	总功率
HRV三角指数	总功率
TINN	总功率
SDANN	ULF
SDNN指数	5min总功率平均值
rMSSD	HF
SDSD	HF
NN50计数	HF
pNN50	HF
差异性指数	HF
对数指数	HF

修改自 Task Force（1979）

同时观察了已经提到的相关系数较高的TP和SDNN，以及HF和rMSSD（Wittling和Wittling，2012）（表4-8和表4-9）。

表 4-8　不同时域及频域值之间的相关性

TP	SDNN	VLF	LF	HF	rMSSD	LF/HF	
TP		0.87	0.80	0.89	0.75	0.80	0.02
SDNN	0.92		0.79	0.70	0.62	0.71	0.02
VLF	0.80	0.79		0.52	0.37	0.48	−0.03
LF	0.88	0.70	0.52		0.60	0.65	0.23
HF	0.75	0.62	0.37	0.60		0.93	−0.26
rMSSD	0.80	0.71	0.48	0.65	0.93		−0.18
LF/HF	0.2	0.02	−0.03	0.23	−0.26	0.18	

改编自 Wittling 和 Wittling（2012）

表 4-9　不同时域指数和频域指数之间的相关性

	LF 对数	HF 对数	TP 对数	LF/HF 对数	SDNN 对数	pNN50 对数	rMSSD 对数	平均心率对数
VLF 对数	0.85	0.61	0.96	0.32	0.86	0.47	0.48	−0.55
LF 对数		0.77	0.94	0.30	0.75	0.57	0.60	−0.39
HF 对数			0.76	−0.38	0.63	0.87	0.93	−0.39
TP 对数				0.22	0.86	0.59	0.62	−0.54
LF/HF 对数					0.15	−0.48	−0.52	0.02
SDNN 对数						0.53	0.54	−0.51
pNN50 对数							0.94	−0.39
rMSSD 对数								−0.43

［修改自 Tsuji 等（1994）］

六、非线性方法

（一）引言

"线性"和"非线性"方法之间的区别并不像看起来那么清楚。频域的分析是基于预定义模式。在傅里叶变换中这种假定的模型是正弦波，在小波分析中一个特定的小波函数。相比之下，非线性方法可以以不指定任何模式开始，而只在信号上相似即可。这可能和熵本身相关（通常被描述为措施的规律性，但不完全正确）或自相似性，可以在分形方法的帮助下进行研究。

看看图 4-10 所示的 4 种不同的人工时间序列。定性的模式明显不同，但是，一些时间域以及图 C 和 D，甚至一些频域值是相同的。怎样才能够计算这种差异？这是非线性方法的起点。大多数所确定的是熵和分形的方法，但也有其他的方法。直到今天它们的意义还不完全清楚。在 meta 分析中，高质量的使其能够在这方面得出令人信服结论的纵向研究太少。

　　注意：慎重使用一些来自非线性领域的表达式是非常重要的。曲解像熵、分形、模糊性和复杂性的想法很常见。举例来说，熵经常被描述为一种混乱，而忽略了它与自由度的基本关系。所有这些表达式是基于先进的理论概念，不能轻易被简化（图4-10）。

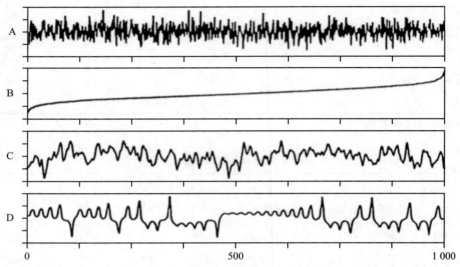

图4-10　具有相同平均值、标准差以及范围的4种合成的时间序列（A～D）

序列（C）和（D）具有相同的自相关函数，因此有相同的能量谱

修改自Task Force（1979），经过Wolters Kluwer Health允许

（二）熵

　　1.近似熵　熵的不同测量指标正越来越多地被使用在其他的事情上，因为它们相较于其他非线性措施需要更少的数据点。其中一个例子就是近似熵［approximate entropy（ApEn）］。Pincus在1991年首次提出该算法。它评估数据集的递归模式，以及对于其他在相同长度的数据集上运行的可能性是相似的。输入变量r和m必须是固定的，以计算ApEn。变量r设定极限值，变量m是用于比较RR间隔运行的窗口长度。它被定义为

$$ApEn = \Phi^m(r) - \Phi^{m+1}(r)$$

同时

$$\Phi^m(r) = (N-m+1)^{-1}\sum_{i=1}^{N-m+1} log\left(C_i^m(r)\right)$$

（Kaplan等，1991）。

　　健康的中年人RR间期有近似熵，略高于或者是1。近似熵得到的值为0～1。近似熵值小意味着均一性，而数值越高意味着均一性越低。已经表明近似熵可以可靠地应用

1000个数据点（Pincus，1994）。近似熵已经成功地应用在不同的领域，如探索重度抑郁患者的皮质醇和ACTH的分泌（Posener等，2004），抑郁症和不稳定型心绞痛患者心率的非线性动力学（Vigo等，2004），惊恐障碍患者呼吸的变化（Yeragani等，2004），或者接受抗抑郁药物治疗的儿童的心率变异性（Srinivasan，2004）。它同样被应用于分析生理温度曲线（Varela等，2003）、颅内压（Beaumont和Marmarou，2002）或胰岛素振荡（Feneberg等，2002）。最近，近似熵被用来分析大鼠脊髓背角神经元放电宽度的动态范围。不同的神经元表现出恒定的应用价值超过1h。使用低剂量的吗啡导致WDR神经元的分化抑制，其和近似熵相关。研究者推断输出信号的复杂性和感受伤害的输入信号不相关，当发生在脊髓背角时平均放电率并没有被充分显现（Zheng等，2004）。

使用工具如近似熵的主要好处是可能意外地发现表面上不相关的系统之间意想不到的相互作用。这是可能的，例如，慢性阻塞性肺疾病恶病质患者较非恶病质患者以及正常对照组正常循环中瘦素的生理节奏消失。同样，生理节奏改变情况下记录到的心率变异性可以被时域和频域分析及另外的熵参数（最大的熵）所描述。这意味着心脏节律变化和瘦素生理节律变化是直接或间接耦合的（Takabatake等，2001）。可卡因暴露的新生儿心率变异性分析包括光谱分布、近似熵、关联维数和非线性预测，发现它们和健康新生儿组之间没有显著差异。使用缩放方法从原始时间序列得到"替代数据"（LaViolette等，2004），然而，显示出组内大的个体变异性可以掩盖组间心率动态性的小差别（Garde等，2001）。近似熵也越来越多地应用于（小）心理时间序列数据。在一个例子中，它被用来比较有56个数据点的药物和安慰剂随机对照研究。尽管均值和标准差相似，但近似熵揭示了传统统计方法所没有发现的一组与其他两组之间的差异（Yeragani等，2003）。

近似熵受到否定的主要原因是缺乏内部一致性和修改（Richman和Moorman，2000）或替代性（Wessel等，2000）算法。非线性措施之间的相关性可能很弱（Storella等，1998）。

已经开发了用于记录ICU患者的数据系统，同时用于存取和分析。还有床旁系统用于获得和处理单独患者的数据（Goldstein等，2003）。有计算机算法用来获取和处理动态数据，主要是基于Matlab的编程语言，通常可在互联网上免费获取（Aboy等，2002；Goldberger等，2000，www.physionet.org）。有一些证据表明，校正对近似熵和样本熵的结果影响较小（Shin等，2006）。实验模型中不同程度的噪声对多变量判别中的非线性动力学指标影响较小（Rapp等，2002）（图4-11）。

2. 样本熵　样本熵（SampEn）是近似熵的更进一步，用来克服熵的弱点。像近似熵，其是用来确定发现短时系列特定图案或匹配的概率。根据定义，样本熵是负性自然对数用于评估预测在短时序列中发现特定的匹配的可能性。为了匹配识别的尺度，亚系的长度（m）和匹配的公差（R）是预先设定的。它的结果是0～2，由此，例如，0代表窦性曲线，2表示完全混乱。需要声明的2个参数：嵌入维数和滤波器参数。嵌入维数m代表数列长度，并波动在2～10。通常建议固定m为2（Kuusela等，2002）。过滤器的参数r代表接受匹配的公差，并设置一个相对于整个时间序列标准方差20%的值。它已经表明样本熵至少需要200个数据点去允许较低的置信区间（Kuusela等，2002），并且其已经用于有200～250个数据点的时间序列（例如，Heffernan等，2007）。在一

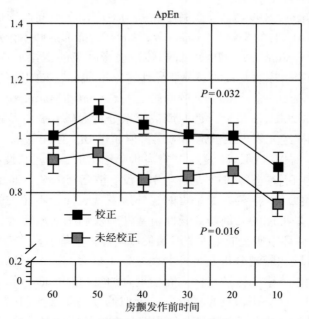

图4-11　房颤发作前校正对 ApEN 的影响
（Shin 等，2006，经同意）

项干预性研究中，HF 并不能解释方差的重要部分，但随着样本熵加入到回归模型，方差显著增加（Bornas 等，2007）。

　　总之，近似熵和样本熵是很有前途的算法，可能具有一定临床价值（Huikuri，2003a；Perkiömäki 等，2005）。

　　3.Lempel-Ziv 熵　Lempel-Ziv 熵是基于 Kolmogorov 评估和计数不同、重复模式的数目，时间序列从短到长，并生成一串字符用于二进制编码：1代表平均值以上，0代表平均值以下。二进制序列通过插入符号构成，并形成一个序列并复制这种序列。使用累积和比较的方法，LZEn 是基于生成原始序列所需的这种插入和复制操作的数量来计算的（Batchinsky 等，2007b；Heffernan 等，2007）。

　　4.多尺度熵　病变系统通常表现为熵值减少。一些心脏疾病如心房颤动与高度不稳定的波相关，统计学特性类似于不相关的噪声。传统算法，像近似熵和样本熵，和健康的动态相比，这些嘈杂的时间序列的熵值增加，尽管健康动态代表更复杂的身体状态。这种明显的不一致可能与所使用的熵的措施是基于单尺度分析的事实相关，而不考虑健康的生理控制系统复杂的时间波动。这个信号可以使用多尺度方法分析，而不是使用单尺度熵测量时间序列（Laitio 等，2007）。考虑一个不重叠的窗口分析原始时间序列，其中每个窗内的样本均值均是计算得出的。这组样本意味着构成一个新的时间序列。用一组从1开始到一个确定的长度 N 的窗口长度，重复这个过程 N 次将产生一组 N 时间系列的样品均值。多尺度熵是通过计算每个时间序列的熵值（样本熵是建议的），并且显示其作为位于窗内的数据点 N 的数目的函数（即尺度）（Costaet 等，2008；Bravi 等，2011）。

　　5.其他熵指数　多滞后算法和熵已被提出作为其他非线性参数的替代方案，用于测试糖尿病患者队列（Karmakar 等，2012）。

为了避免阈值r（近似熵或样本熵）的敏感性，提出一种新熵——"模糊熵"。所有的计算步骤是相同的，不同的是样品熵使用r在双窗口之间的距离产生二元分类（如果其距离超过r则是0，其他情况是1），模糊熵是应用模糊从属函数来评价距离。如果两个窗口之间的距离是无限小的，则这个连续函数的得分为1，如果向量的距离更远则呈指数衰减到零。这种改进避免了二元分类的不连续性，因此降低了灵敏度的阈值（Chen等，2009；Bravi等，2011）。应用于时间序列的其他形式熵是Kullback-Leibler排列熵、条件熵、压缩熵、分布熵、Kolmogorov-Sinai熵及Shannon熵，最后一种出自信息理论（Bravi等，2011）。

（三）分形分析

1.短期的分形标度指数（非趋势波动分析）　短期的分形标度指数（也被称为α1）是通过趋势波动分析测量，并已适用于预测不同人群致命性心脏事件发生的可能（Huikuri等，2003a、b；Perkiömäki等，2005）。它是由Peng等（1994，1995）引进的，可用于来自时间序列的非平稳数据。原始数据第一次的处理如下：

$$X(T) = \sum_{t=1}^{T} [x(t) - \bar{x}]$$

其中$x(t)$代表第t次R间期，x是这个系列的平均RR间期（Echeverria等，2003）。在预处理之后，RR间期数据系列被分成相同大小的窗口。RR间期的变异性被分析与每个窗口的局部趋势有关。所有不同的窗口都重复这个过程。变异性显示在双对数表中，作为观察窗口大小的函数。在尺度分析情况下，这个斜率是线性的，并描述了类似信号的相关特性。第一部分的斜率（对于窗口大小＜11次，称为α1）对应于短期标度指数；第二部分（窗口大小＞11次，称为α2）到中间标度指数（Perkiömäki等，2005）。这个公式由Peng（1995）提出，根据所有RR间期计算或仅根据正常间期进行计算。它需要至少1000次心跳，并反映全部心率时间序列的随机性，最低值（0.5）与完全随机序列相关，最高值（1.5）与时间序列完全相关（Stein和Reddy，2005；Stein等，2005）。提出了一种过滤器用于评估作为时间尺度函数的幂律。这种αβ过滤器是改良的简化版Kalmal过滤器，在性能和计算负荷之间提供了良好的折中，Echeverria等（2003）描述得更全面。

最近提出一种DFA谱。它涉及计算sd（m），m为傅里叶系数为m的几个值；应用log（$1/m$）＝-log（m）公式描绘出log［sd（m）］曲线；并得到斜率γ；其在传统的DFA中有类似于参数α的作用（da Fontoura Costa等，2005）。最近的一项审查得出的结论是，分形标度指数可以提供比传统的心脏心率变异性指标更强大的预后信息（Perkiömäki等，2005）。

2. Coarse-Grained 光谱分析　Coarse-grained光谱分析用来显示总HRV功率的百分比（％分形成分）和各仓的谱指数β。随机分形成分是从给定的时间序列中提取的，通过频域计算（Yamamoto和Hughson，1991；Yamamoto等，1992）。

长时间数据（8500次）和短时间数据（512次，个别256次）的显著差异已经被证明为分形分数（短时序列相当低）。在人类数据中平均分形分数为85%（Yamamoto和

Hughson，1994）。

3.Fano 因子　Fano因子的定义为信号个数的方差除以长度T的时间窗口信号的平均数：

$$F = \frac{\sigma_\omega^2}{m_\omega}$$

其中σ_w^2是在第i个T长度的窗口的信号数目。Fano因子曲线通过描绘$F(T)$在双对数图表中窗口大小的公式所构成。对于长度T_{max}的数据组，窗口的大小T从最小的单位到最大的$T_{max}/10$逐渐增加，因此＞10倍不重叠的窗口用$F(T)$测量。对于信号计数的波动不相关的随机处理，$F(T)$对于所有窗口大小都是1。对于周期过程，随着窗口大小的增加方差减少，$F(T)$接近0。对于分形过程，$F(T)$随着窗口大小的幂增加，并可能达到值＞1。无论Fano因子曲线的幂律定律关系是否真正体现了分形的过程，时间的长度－范围相关性，最终通过随机混乱的信号距离所构建的代替数据集所检验。如果混乱信号消除了幂律关系，那么就可以得出结论，原始时间序列的信号周期独立而有序（Das等，2003）。

4.离散分析　离散分析包括对指定数量的数据点的点组信号距离平均值SD的计算。具体的每个组的m数据点的平均距离是获得的，这些值的SD是计算这些组的总数。每重复一次该过程，m从这个最小数据点逐渐增加至最大数据点的总数的1/4。SD接着被描绘在双对数图表上，和m相反，并产生一个负性斜率的直线。这个斜率是用来计算Hurst（H）的公式：

$$H = \text{Slope} + 1$$

H指数的值（波动在0～1.0）表示时间序列是否是一个分形。H指数为0.5的时间序列中的事件是不相关的［随机泊松（Poisson）过程］。H≠0.5意味着时间序列是分形的。当H＞0.5时，事件之间长期呈正相关［持久性：大于（小于）平均值的值，往往后面也大于（小于）平均值］。当H＜0.5时，呈负相关（非持久性：大于平均值的值往往后面也低于平均值，反之亦然）。为了测试有效性，起源时间序列的DA曲线和混合数据序列进行了比较（Bassingthwaighte和Raymond，1995；Das等，2003）。

5.分形维数　H指数（见上述）与分形维数（fractal dimension，FD）相关：$H = E + 1 + FD$，此处的E是Euclidean维数（$E = 0$代表零点，1代表直线，2代表平面）。H和FD关系的随机分形图像是FD＝2H作为一个维度型号。H的范围从0到1，FD从2到1（Krstacic等，2001）。

6.关联维度　数据序列的关联维度通常是根据Grassberger-Procaccia法则计算得到的。在维度D重构相空间中，相关总数C＝$\Sigma_{ij}\theta$（r-｜i-r_j｜）计算作为半间r的函数，并且预计表现为幂律Cár$^{\nu(D)}$。这里，r_i代表第i个数据点的半径，$\theta(r)$代表Heaviside函数。关联维数d_c被发现作为限制在大量D中的ν（实际上，如果D＞d_c，那么指数ν是不依赖于D的，并且在这种情况下$\nu = d_c$）。当相关位数的计算可靠时，长度往往不足以满足d_c＞6的高值。除了噪声和非平稳性，其他的问题是自主神经系统的输入，从而引起准周期信号（Kalda和Säkki，2003）。

7.最大李雅普诺夫（Lyapunov）指数 Lyapunov指数（λ）是对初始条件敏感依赖性的定量测量。它定义了相邻轨迹发散的平均范围。相空间中初始闭合轨迹的指数发散和轨迹折叠的相结合，以确保解决方案标尺有限，是产生随机确定性和不可预测性的一般机制。因此，在有界的动力系统，几乎所有初始条件都存在正性λ，常广泛应用于确定性混沌的定义。对于动态系统而言，初始条件的敏感性可以通过Lyapunov指数量化。负指数意味着轨道接近一个共同的固定点。0指数意味着轨道保持它们相对位置；它们是一个稳定的吸引子。最后，正指数意味着轨道是一个混沌吸引子（Acharya，2004）。一个可行的运算法已经被Wolf（1985）等提出来用于EEG数据，并且比Acharya（2004）更早应用于HRV数据。对于缺失的数据，估计在人工数据传输的帮助下，评估λ_1可以容易地回收总丢失数据的15%～20%（Kreindler和Lumsden，2007）。

8.其他非线性方法 最近引入一种算法，使用非马尔可夫（Markovian）效应研究弛豫过程的年龄相关变化——心电时间序列（Yulmetyev等，2006）。

不依赖于尺度的方法已被用来分析HRV的非线性特性，特别是小波分析（Thurner，1998b）。它们被评价为只是微调SDNN（Kalsa和Säkki 2003）。小波参数$W_{m,j}$被定义，其中m是尺度参数，通过小波变换的位置参数（尺度m和窗口内数据点的数目相关，$n = 2^m$）。小波系数$W_{m,j}$的标准偏差σ_{wav}（m）越过参数j，j是区分健康受试者和患者的一个参数。对应的标度指数用α_{wav}表示（Ashkenazy等，2000）。

小波分析的变异是累积变化幅度分析（CVAA）。简单地说，这种技术是基于连续小波和Hilbert变换，可用于非平稳时间序列。算术上，CVAA由以下几部分组成：①选择适当的尺度来分析数据。②从原来的系列，使用连续小波变换获得一组在不同尺度的序列（这一步有许多小波组选择，其中几个已经尝试了。每个组都用不同的方式消除信号的局部多项式趋势。每个尺度上小波变换的系数反映信号的累积变化）。③然后，用Hilbert变换处理每一个新的时间序列，去提取系列每个点变化的瞬时振幅h。④构建时间序列$y = c + ih$，计算振幅$A = \sqrt{(c^2 + h^2)}$。⑤最终，将这些幅度的直方图规范化为1，形成概率分布，$P(x)$，其紧接着调整例如$x \to xP_{max}$以及$P(x) \to P(x)/P_{max}$（Ritto等，2004）。

在对428名心肌梗死后心脏病患者、105名健康受试者，以及11位"心脏受损"患者的一项研究中，对DFA、DTS及小波分析都进行了比较。结果显示，DTS可以更好地作为一种诊断工具，而尺度小波和DFA分析是更好的风险分层工具（Ashkenazy等，2000）。

最近提出的另一个方法是使用Zipf定律建立一个低变化的周期排序。每个间隔的局部变化是计算出来的，低变化的阈值是规定的，并且其长度τ是基于心跳数。低变周期的排名及与其相对应长度可以在对数表上描绘出来。幂律失效与病理性心脏病呈弱相关。但τ_{end}在正常对照和患者中具有显著差别。τ_{end}的计算不简单，但选择τ_{end}（时间序列中最长的低变异时期）具有相当高的诊断价值，由于波动性其可靠性较低，低变异使其数目的总量是r_{max}。但最好的选择是选择一组关键行列，并确定各自的长度；或选择一组临界长度值，并确定各自的等级号码。这两种技术在区分患者和健康对照组都是可行的（Kalda等，2001）。

另一个方法是使用递归定量分析（RQA），也被称为递归图。在物理学上RQA由Eckmann于1987年引入。RQA在量化远离平衡的瞬时形态时特别有用。它是基于行之间的距离矩阵所计算的，在单一落后的记录图中隐藏的矩阵。此矩阵表示在所有可能时间尺度的信号的自相关。换句话说，RQA搜索重复数据序列，它允许数据被重建为一个时间序列向量。产生的向量矩阵被索引和比较所有可能的 I、J 矢量坐标的组合，产生定性循环图。递归图是矢量数据序列一种可视化的表现，说明系统中的变化及它的发展时间（Schumacher，2004）。

在递归图中，如果它们之间的距离小于预设半径，则考虑两点间的重复性。图的对角线表示轨迹：双向量（数据序列）从2个近点出发，在随后的时间段内保持紧密关联。换句话说，在超过这个时间距离后一个矢量的轨迹与另一个相平行。递归图显著地说明了一个数据。由于实验中统计分析是必需的，RQA量化的信息包含在递归图中。因为递归图是对称的，所以只有上三角用于变量的计算（这个中心线将此分为两个等量三角）。旁边的每个递归图都由一列参数值组成，并被用来生成独立的图表，所得到的变量值及直方图显示线段的不同长度。RQA产生5个变量：递归百分比、决定百分比、熵、最大线段和趋势。不久以前，Schumacher等连续应用ROA进行数据分析，再来检验其他相关变量或者实验结果的重要性。在这方面有一些指标——递归指数百分比和决定指数百分比。香农熵经常被用到（Giuliani等，1998；Marwan等，2002）。RPs已经用于检验VT患者回顾性结构（Marwan等，2002）。

有一种方法特别关注短时间HRV的不固定信号，短时间尺度变化参数已被测量。斜率的变化是线性的，并可能提供受试者生理状态的信息（Siegel等，2004）。

大尺度规模密度已作为一种分析算法提出。这是使用归一化的Grassberger-Procaccia算法，其可以评估、分析不稳定时间序列数据，不仅仅是短的、未过滤的数据，并且可能在一个小型研究中区分心房颤动、充血性心力衰竭、老年人和年轻对照（Raab等，2006）。

另一种方法没有分析RR间距，却分析了扰乱正常心脏节律事件之间的时间（如室性心动过速发作或室性期前收缩）。研究者计算事件的概率密度函数，并进行了Hurst分析去看分形特性。他们发现幂律形式的概率密度函数和一个正常窦性节律扰乱的分形模式（Liebovitch等，1999）。

一种被称为复杂度信息的选择性的非线性方法（象征动态系统复杂度信息），使用了这种Lempel-Ziv复杂度测量（Lempel和Ziv，1976）。Lempel-Ziv复杂度用来计算时间序列的亚集。整个时间序列的复杂度可以从序列拟合多项式的斜率计算出来。此外，研究者定义的复杂饱和现象是确定系统进入混乱然后随机的现象。这种复杂性是明确的，不依赖于起点。该算法已经应用在VT和VF的数据，并可能通过复杂度信息区分它们（Zhang，2000）。

非Gaussianity指数（λ）是HRV的一个新指数，用来表示大的心率偏移趋势概率增加的可能性。

HRV的非Gaussianity分析被分为4步。

第1步：正常RR间期时间序列内插入一个3次样条函数，同时在每250ms间期（4Hz）重新采样，得出时间序列 $b(t)$，减去平均间期（Δt）后结合所有时间段的 $B(t)$ 得出总体的时间序列 $B(t)$。

第2步：局部 $\{B(t)\}$ 的趋势是通过三阶多项式来消除的，其适用于在长度2s的

移动窗口内的 $\{B(t)\}$，s 是尺度的分析。

第 3 步：$\Delta_s B$ 是通过 SD 量化概率密度函数（probability densityfunction，PDF）所标准化的。接着，评估非 Gaussianity 指数、λs。

第 4 步：测量间歇性时间偏差 $\Delta_s B(t)$ 作为一个时间去趋势时间序列 $\{B^*(t)\}$ 的增量。

$$l_G = \sqrt{\frac{2}{q(q-2)}\left[ln\left(\frac{\sqrt{\pi(|\Delta_s B|)^q}}{2^{q/2}} - ln\,\Gamma\left(\frac{q+1}{2}\right)\right)\right]}$$

$(|\Delta_s B|)^q>$ 是第 q 个 $\{\Delta_s B\}$ 绝对矩的估计值。如果 λs 接近 0，观察到的 PDF 接近于高斯分布。另一方面，λs 的一个大数值意味着观察到的 PDF 有平坦的尾巴，以及与高斯分布相比有一个尖锐的峰。这种方法已经在一项有 570 名急性心肌梗死后患者的研究中应用，并且显示有良好的预测能力（Hayano 等，2011）。

（四）心率震荡（HRT）

德国 Schmidt 领导的研究小组发明了一种很有趣的分析心率的方法（Schmidt，1999）。心率震荡并非典型的 HRV 法，但在一些生理机制上它们是相通的，至少都依赖于 Holter 监测，因此，我们将 HRT 作为 HRV 法的一种补充，并与临床结合。

简单地说这个方法基于对心室电风暴后心率变化的观察，可以直接观察到随着 VES 的产生心率开始增快，最终又降低的过程，以上模式在近期心肌梗死的患者身上减弱或消失。

该方法建立在 Holter 监测以及观察 VES 后平均心率变化的基础上，运用算法，算出两个参数：震荡发生系数（TO）及震荡斜率（Bauer 等，2008）。震荡发生系数由 VES 后两个 QRS 间距之和减去 VES 之前两 QRS 间距之和与最后两 QRS 间距之和的商，最后得出百分率：

$$TO = [(RR_1 + RR_2) - (RR_{-1} + RR_{-2})/(RR_{-1} + RR_{-2})] \times 100 \, [\%]$$

震荡斜率被定义为 VES 后 15 个窦性心律内的任何连续 5 个窦性心律 RR 间期的最大正向回归斜率（Bauer 等，2008）。健康志愿者的 TO 为 -2.7% ～ -2.3%，TS 为 11.0 ～ 19.2 ms/RR 间期（Grimm 等，2003c；Lindgren 等，2003；Diaz 等，2002；Tuomainen 等，2005）。

在危险分层的研究（见后续部分）中，HRT 的值通常分为 3 类。① 0 类 HRT：TO 和 TS 均正常；② 1 类 HRT：TO 或 TS 其一为异常；③ 2 类 HRT：二者均异常。若患者的 HRT 因没有或极少有 VPC 速度记录而无法计算，那么其窦性心律会归于 0 类（Barthel 等，2003；Bauer 等，2008）（图 4-12 和图 4-13）。

以小干扰及反应来测定转折点附近的系统，即使用此现象来诱导小干扰（不足以驱动系统通过过渡点），然后测定其变化率（Wissel，1984）。

另外，在交换比率上它可能会影响自然扰动，但这些现象的特征是扰动后变化持续存在。就像是临界点不断接近，HRT 有赖于自然发生的小干扰，但相反地我们观测到一个负向反应模型。

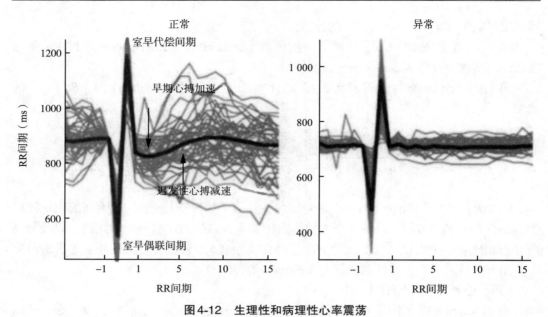

图 4-12 生理性和病理性心率震荡

［转载自 Elsevier from Bauer et al.（2008）］（注意，尽管在视觉上相似，但这不是一个 QRS 波群！）

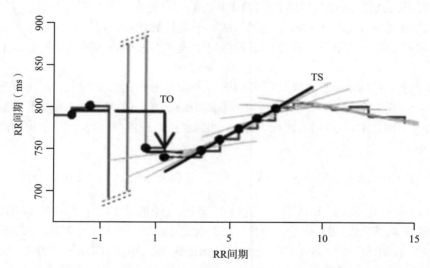

图 4-13 HRT 参数震荡发生系数（T0）和震荡斜率（TS）的计算。震荡发生系数是从 VPC 之前到之后 RR 间期的相对变化。震荡斜率是在 VPC 之后 15 个 RR 间期中每 5 个连续窦性心律 RR 间期序列上拟合的最陡回归线的斜率。显示了 11 条可能的回归线。最陡的一个用于 TS 计算

引自 Bauer 等，2008.Elsevier 许可

　　HRT 似乎与 HRV 在生理背景上存在交互，其中包括压力感受器的参与。HRT 心率的早期加速可能由于 VES 后减少的室性收缩导致的收缩压及舒张压降低，与反应性传入性压力感受反射的迷走神经中断有关，压力下降同样导致 SNS 的活性增加，HRT 的后期阶段由过度代偿、早期交感神经兴奋伴随延迟血管收缩性反应以及迷走神经的激活共同介导（Bauer 等，2008）。

HRT指数受心脏收缩功能的影响，特别是左心室射血分数（LVEF）。毫不奇怪，HRT在充血性心力衰竭患者中是减少的（Koyama等，2002），在结构性心脏病保留性LVEF的患者中同样减少（Sestito等，2004），使用阿托品几乎可以消除上述效应，但β受体阻滞药不适用（Lin等，2002）（表4-10）。

令人感兴趣的是，在完全或不完全恢复冠状动脉灌注后HRV的快速变化（Bonnemeier等，2003b）（图4-14）。

HRV与HRT之间存在的适度相关性可能归因于之前已经提及的生理机制（Ghuran等，2002；Sestito等，2004；Cygankiewicz等，2004）。

表4-10　影响HRT的因素

因素	影响	参考文献
性别	无影响	Grimm等（2003、b、c）；Jeron等（2003）
年龄	降低	Schwab等（2005）
心率	降低	Schwab等（2004a）；Cygankiewicz等（2004）
VES原点	无影响	Schwab等（2004b）
β肾上腺素能阻滞药	无影响	Lin等（2002）
血管紧张素转化酶抑制药	增加	Chowdhary等（2000）；Ozdemir等（2007）
阿托品	降低	Lin等（2002）
胺碘酮	不清楚	Grimm等（2003a、b、c）
冠状动脉再灌注	TS增加，TO降低	Bonnemeier等（2003a、b）

（五）结合HRV的进一步研究方法及其他测量参数

1.R波脉冲间隔（RPI）　交感神经的心血管张力可根据RPI来评估（Contrada等，1995；Hugdahl，2001），它可能不是单纯的交感参数（Duschek等，2009），RPI的等量级主要由心肌收缩细胞上的β肾上腺素能效应所决定（Furedy等，1996；Hugdahl，2001）。

在急性疾病期间，ICU患者要接受24h监护，几个研究小组围绕着持续信号分析做研

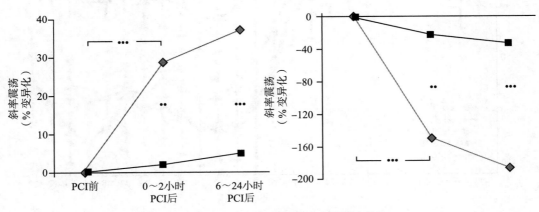

图4-14　完全和不完全冠状动脉再灌注效应

TS增加，TO降低明显变快（Bonnemeier等，2003a、b）

究。作为例子，现予以展示近期由Ahmad发表的文章：持续性个性化多器官变异性分析或CIMVA（2009）。

"为了实现随着时间的推移来完成持续性变异性分析，CIMVA运用了移动窗口的方法，即用户指定的窗口（interval-in-time），通过输入信号宽度和步数，每一步有不同的度量数、不同的计算法和时间戳，使通过命令演算来监控HRV的变化成为可能。在每个窗口内部运用标准的RR清算算法测定总值或噪声，而且HRV的分析是在已清理完的数据基础上执行的，这个清算算法排除了＜0.25s和＞2.5s的RR间隔，同样排除与前一间期变化超过15%的数据。由于每一窗口中RR的清算，CIMVA系统存储了丢失案例的数目，以保证信号追踪的质量。"使用1200个样本的窗口宽度（约10min）和200个样本（约2min）的步骤来计算HRV（图4-15）。

2.结论　一项慢性心力衰竭的队列研究测量了20个非线性参数，其中很少用到HRV，并且仅限定两个增添额外临床信息的模型的相关参数：第一个频率＜LF1的模型与频率高于LF1的变量模型（来自符号动力学）之间存在密切相关的比率。其他参数研究得较早，如样本熵、1/f斜率，或以不同方法分析庞卡莱图，并未在模型中添加任何相关信息（Maestri等，2007）。

Bravi，Longtin和Seely最近提供了一种很好的变异分析技术（Bravi等，2011），描

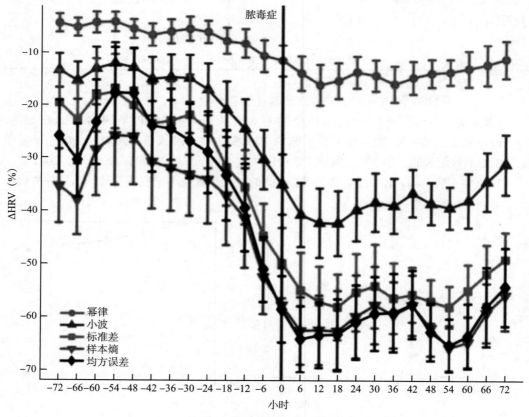

图4-15　败血症发生前多样连续HRV指标变化

经许可 Ahmad等（2009b）

述了至少39种不同的功能，包括更多的算法。它们都被用来测试生理时间序列（尽管有一些只用于试验研究或开源数据），只有少数是重复使用。最近Bravi也试图构造一种可用于早期检测脓毒血症发生发展的复合测定方法（Bravi等，2012）。目前，大部分算法没有得到足够的测试。以上所讨论的大多数已开发的是近似熵分析和一些分形算法的形式。尽管我们不知道这些算法在临床实践中是否可行，但更多的算法最终将伴随着前景可观的实验结果出现。到那一天，最好的测试和最相关的检查应该就是所谓的线性测试方法，在HRV的指导下它应成为任何研究或临床检查的标准。

七、调节和干扰因素

（一）一般可靠性

早期的报告测试了评价充血性心力衰竭的交感迷走平衡的几种方法的可行性，指出在HRV时域和频域之间、去甲肾上腺素溢出、亚极量心率训练以及24h白天和夜间心率之间完全缺乏相关性（Adamopoulos，1992）。最近的报道也引发了对短期HRV测量的可靠性的质疑。变化范围从1% ～ 100%。患者的体位和药物治疗对变量有显著影响，在休息的状态下可靠性增加（Sandercock等，2005）。对有糖尿病神经病变患者的一套标准实验显示呼吸节律的可靠性为4.3%，Valsalva测试是6.26%，站立（姿势）测试是6.66%（Risk等，2001）。在一项心肌梗死后的研究中24h和短期光谱指数之间的相关性普遍＞0.75（Bigger等，1993）。

Wittling研究了短时和长时的可靠性。他们发现在10min、20min、30min、60min及2d后5min HRV的变化上升（表4-11）。

他们2个月后调查了在相同条件下16位患者的变化，发现其表现出了较高的稳定性（表4-12）。

应激和精神错乱可以改变HRV指数（Madden and Savard，1995）。但是，一项纵向研究显示在基线和1年后心理压力复试方面，年龄较大一组的频域测试-复试相关性高

表4-11 50例健康人不同时间后的短时稳定性（Wittling和Wittling，2012）

	TP	HF	LF	LF/HF	SDNN	rMSSD
10min	0.75	0.93	0.68	0.92	0.76	0.89
20min	0.82	0.96	0.78	0.83	0.87	0.81
30min	0.84	0.88	0.82	0.78	0.84	0.93
60min	0.65	0.86	0.75	0.74	0.62	0.82
2d	0.84	0.81	0.75	0.52	0.68	0.69

表4-12 2个月后16位患者的HRV参数的相关性（Wittling和Wittling，2012）

	TP	HF	LF	VLF	LF/HF	SDNN	rMSSD
r	0.90	0.95	0.86	0.72	0.56	0.79	0.96

（Cacioppo，1994）。

关于稳定型冠状动脉粥样硬化性心脏病患者的纵向研究，Tarkiainen为期3～4个月，随访了89位参与者，测量7次短时HRV，包括呼吸节律。RR间期的平均值和总功率显示了最高的时间稳定性；SDNN趋向于不稳定性，而频域值则显示出可接受的稳定性（Tarkiainen等，2005）。

在一项评估研究中，评估了rMSSD、Valsalva动作、体位改变（计算姿势指数）以及呼吸节律（在反馈框的帮助下）的测试-复试的可靠性。rMSSD是可靠的，除了Valsalva动作之外的所有措施都显示具有良好的可靠性，Valsalva动作被评估为中度可靠（Haegele-Link等，2008）。

Koskinen在一项芬兰的研究中报道了年轻人的参考值。该研究包括1780名24～39岁的健康参与者，并计算频域指数和时域指数。此外，这项研究采用深呼吸测试。年龄和最大心率与所有指数呈负相关。女性有较高的HF和较低的LF，同时也有较高的静息心率。根据作者的观点，参考值必须考虑年龄、性别及心率，但重现性很好（Koskinen等，2009b）。

在年轻的糖尿病患者，两个短期HRV之间的差别无显著意义；而95%随机变化区间则相当高（Fleischer等，2011）。

一个有问题的点是患者组内有较大差异，这导致在许多研究中和健康对照组有重叠（例如，Orlov等，2012）。

总之，及时考虑Sandercook等（2005）的批评意见，在不同条件下的大型研究已经显示出合理的可靠性。显然，不去比较不同长度测量情况下研究的结果是很重要的。将绝大多数混杂因素包括在科研及临床的方案中同样非常重要。总的来看，HRV测量的可靠性可以接受。

（二）短期和动态心电图检测

研究文献显示，2种心率变异性的方法一般都被采用。短时变化通常被定义为在5～20min的时间段内的心率序列［大部分是10min，但一些在2min（如Schroeder等，2003）或3min（如Gerritsen等，2001）测量时间的研究也被发表］。另一些研究仅使用10s（Carnethon等，2006）。

在心脏病学，大部分24h动态心电图监测已被应用于大量研究。在时域，5min和24h似乎同样合适（Mazzeo等，2011）。这个概念基于一项重复性研究，该研究显示即使一些重复的10s序列也能在健康人得到相似的结果，注意间隔6min。但这项研究没有将动态监测心电图和短时监测进行比较。另一个研究比较了糖尿病患者1min和5min时域指标，发现具有良好的相关性（Nussinovitch等，2012）。甚至15～30s的测试也已经应用于抑郁症患者，并显示出良好的敏感性（Kamphuis等，2007）。在一项心肌梗死后研究中24h和短时能谱指数的相关性一般＞0.75（Bigger等，1993）。因此，一般来说，时域的变化可能是相似的，而频域可能会有所不同。

（三）不同测量方法

另一个有趣的问题是纸质ECG信号的回顾性分析。自动的、基于计算机的分析已被证明优于人工分析，而纸质心电图更多用于回顾性分析（Fleischer等，2012）。另一项研究仅用了10s的数字信号来计算SDNN和rMSSD（Carnethon等，2006）。一项研究表明回顾性分析和实时分析并没有差别（Migliaro等，2004）。

脉搏手表已被用于一些研究，特别是在训练中，也用于心理研究。除心电图外，任务组不认可其他方法。一些研究将脉搏手表和常规方法进行了比较。用Polar S810（Suunto，芬兰）手表在静息状态下测量5min短时HRV的有效性和可靠性，手表表现出良好的完全有效性，但在LF和HFnu的可靠性不高（Nunan等，2009）。另一项研究比较了Polar S810i和Polar t6（Suunto，芬兰）以及Cardiolite（Medset，汉堡）。一般来说，在这3种不同的设备之间应该没有明显的差别。在低频下的相对差异均低于5%。而HF则显示更多的差异，大部分为5%，一些单独的患者可达到30%。在较高的心脏频率下变化通常较高（Weippert，2004）。在一项多中心临床抑郁症的研究，脉搏型HRV和心电图型HRV同时使用。心电图测量是通过获得15～30s的信号，脉搏型HRV通过手动测量超过30s的桡动脉搏动；紧接着计算SDNN。两种方法计算的SDNN值相似。有趣的是，他们并没有讨论有关的测量周期的问题（Kamphuis等，2007）。

Schäfer和Vagedes已经写了一篇关于脉搏测量HRV和传统形式测量HRV之间准确性比较的全面综述。他们的结论是，脉搏测量作为对HRV评估的已被证明仅仅在健康状态（和大部分年轻人）的群体休息时足够准确。他们引用了一些研究，表明脉冲技术往往高估HRV有些短期变异相关的变量（例如，rMSSD、HF）。更重要的是，他们发现"适度的身体或精神压力会在一定程度上降低PRV和HRV的一致性，这是可以接受还是不可以接受的"，并呼吁更多的精确研究（Schäfer和Vagedes，2013）。

八、混杂因素

（一）遗传因素

许多临床研究中都存在一个问题：受试者被称为"白种人""亚洲人"或"非洲人"或"表型相同者"。许多研究，特别是与美国食品药品监督管理局标准有关的研究会这样记录研究对象。有时研究结果也会以这样的方式记录（如Reed等，2006，如下）。从科学的角度来看，这是一个问题。在多中心研究中，人们肯定会有明确的定义，但他们也不能提供。"种族"一词并没有明确的遗传概念。例外的是，对于种族之间的遗传差异我们没有明确的证据。相反，一些证据表明，种族内的遗传差异高于种族间的遗传差异（Heinz和Kluge，2012）。

两项研究显示，动态心率变异性的调节中，基因多态性是重要的。对于SDNN来说，遗传的影响占34%～47%，而rMSSD则是40%～48%（Kupper等，2004）。在兄弟姐妹和配偶的HRV（682，分别为517个），基因的影响为13%～23%（Singh等，2001）。CYP11B2和AT1R的基因变异与LF/HF相关，受试者仰卧位时钠排泄率＞190 mmol/d，非仰卧位的受试者排泄率更低（Stolarz等，2004）。载脂蛋白表型的变化表现出不同的心理应激状态下HRV的变化（Ravaja等，1997）。以"白种人"和"亚洲"的儿童（$n=62$）与加拿大儿童比较，亚裔儿童LF/HF较高（Reed等，2006）。血管紧张素Ⅱ受体1型多态性（A11666C）与有其他多态性模式的患者相比，SDNN更高（Mitro等，2008）。谷胱甘肽S-转移酶基因多态性（纯合子GSTT 1缺失）TP、LF更低（平均10%）。谷胱甘肽S-转移酶对氧化剂具有清除作用，存在GSTT 1缺失者HRV降低，可能的原因是自主神经系统的氧化应激（Probst-Hensch等，2008）。

另一个多态性存在于双特异性激酶锚定蛋白2［AKAP 10（A/G）I646V］。646个等位基因约存在40%。已知122例冠状动脉粥样硬化性心脏病患者均表现出静息心率加快、HRV下降（SDNN）（Tingley等，2007）。在30岁和54岁健康人群的大样本（$n=$ 1033）中，这种多态性与更大的静息心率和心率变异性降低有关。研究人员认为这种变异可以通过调节心脏起搏细胞的灵敏度来进行自主起搏（Neumann等，2009）。

1095位创伤患者的死亡率是14.2 %，已证实HRV的变化和生存之间存在关联。对β_2肾上腺素受体、α_1肾上腺素受体、儿茶酚胺氧位甲基转移酶（COMT）基因多态性进行测试，15.5%的研究人群β_2受体多态性与生存率增加有关（Morris等，2009）。

（二）生理因素

1. 内分泌及神经体液因素　　与卵泡期相比，黄体期LF和LF/HF增加，这可能与交感神经系统高活性有关，可能是副交感神经系统雌激素激活和交感神经系统孕激素激活所致（Saeki等，1997；Sato和Miyake，2005）。然而，最近的一项研究未能显示月经周期存在HRV差异，但这一研究的受试对象数量较少（$n=11$）（Nagakawa，2006）。雌激素替代治疗较无替代治疗的女性有更高的BRS和总心率（Huikuri等，1996a）。

像肾上腺素、去甲肾上腺素和血管紧张素这样的神经体液因素可能调节HRV的变化率（Moser等，1994）。盐的摄入量会使交感神经张力增加，并刺激肾素-血管紧张素系统（DiBona，2002）。

超过1.5代谢当量的运动会明显升高SDNN、SDANN指数、SDNN指数、pNN50、TP和HF（Pardo等，2000），年轻人和老年男性的结果相似。年龄更大者SDNN下降，锻炼6个月后两组人群的SDNN都会增加，老年人增加明显（Levy等，1998）。包括老年男性和女性的一项研究也得到类似结果，实验组（进行长达6个月的45min的训练，每周3次）与对照相比频域值明显增加（Schuit等，1999）。Nakamura的实验显示，受试者在平板运动试验的中等运动中PNS活动首次下降，当由中度到重度运动时SNS活动增加。在同一时间的分形组件增加（Nakamura等，1993）。持续性心房颤动患者接受训练，Holter监测提示SDNN是良好锻炼的唯一独立预测因素（Matsumoto等，2004）。运动导致终末期肾病患者的时域措施增加（Cashion等，2000）；12例慢性心力衰竭患者同样增加（Adamopoulos等，1995）。PTCA术后患者与正常人相比，运动明显增加HF（Tsai等，2006）。对于25名运动员而言，160km超级马拉松并没有引起HRV在短期的变化（Scott等，2009）。我认为这是一个混杂因素，尤其在有健康对照组时。

应激通常但不总是与心脏交感神经控制增加、副交感神经控制减少相关，或两者都有（Berntson和Cacioppo，2004）。这是在实验室的急性应激模式［例如，算术测试或反应时间任务（Berntson等，1994；Delaney和Brodie，2000），现实生活中的急性应激（Lucini等，2002）和慢性压力知觉（Dishman等，2000）］时。相反，一些实验显示HF增加［例如，额头冷压手法（Hughes和Stoney，2000）或水浸（Schipke和Pelzer，2001）］。不同任务导致不同反应。算术任务导致交感神经变化、PEP和HF减少，而幻觉任务导致同组测试人员HF增加（Berntson等，1996）。压力的概念非常广泛且不明确（Berntson和Cacioppo，2004），这使得比较不同的实验或观测设置比较困难。心理压力存在广泛的个体差异，一些受试者持续表现为主要的交感神经激活，另一些表现出迷走神经撤出，还有一些表现出自主神经反应的相互模式（Berntson等，1994）。然而，上述Cacioppo研究表明无论有无心理压力，老年人在频域上都呈高度相关（Cacioppo，1994）。应激、心脏病和HRV变化之间的关系在后面的章节讨论。

（1）睡眠：在快速眼动睡眠中，TP、VLF、LF增加，LF降低。在非快速眼动睡眠中，TP、VLF、LF下降，LF增加。LF/HF在非快速眼动睡眠中最低。在快速眼动睡眠之前和非快速眼动睡眠第二节段LF/HF增加（Busek等，2005）。在清醒状态下，70%的总HRV在功率谱中是分形的；在深度睡眠中，比率下降至40%（应用粗粒化谱分析测量法）（Togo和Yamamoto，2000）。在另一项研究中，在慢波睡眠期间HRV水平较低，在快速眼动睡眠和觉醒时为高水平（Viola等，2002）。

深度睡眠（NREM睡眠、Ⅲ/Ⅳ期睡眠）对身体最有利，因为这种状态不受内、外部因素的影响。HF的峰值在功率谱中可观察到，但LF和VLF的波动消失。据推测，这不是由于体内缺乏振荡节律，而是由于振荡的非平稳性，这使心率变异性分析比较困难。利用小波分析（持续的小波变换），在非平稳周期无法检测到傅里叶分析（Togo等，2006）。

睡眠对心率变异性的影响也受环境温度的影响。在8名健康男性受试者REM睡眠或觉醒过程中没有观察到差异。然而在NREM睡眠中，3℃和10℃情况下LF下降（Okamoto-Mizuno等，2009）。

在浅睡眠时，SDNN、LF和LF/HF与清醒时一致；在慢波睡眠时这些参数降低（$n = 387$，伴或不伴睡眠呼吸暂停）（Kesek等，2009）。睡眠剥夺与LF下降和HF增加有关（Zhong等，2005）。对147名工程师进行的研究显示，工作时间长和睡眠时间短的人LF/HF发生变化（Sasaki等，1999）。一些小型研究也有相反的结果（Muenter等，2000；Viola等，2002；Van den Berg等，2005）。与白班护士相比，夜班护士的LF和LF/HF增加（Chung等，2009）。在一项针对16名护士的研究中，夜班之前和之后的短期HRV没有发现差异，甚至在主观睡眠模式时也是如此（Ernstand Rostrup，2013a）。

（2）昼夜节律的影响：大多数心血管活动具有昼夜节律。几乎所有的非侵入性电生理现象，如心电图指标、起搏除颤阈值、心率指标、QT离散度和T波电交替都会有昼夜变化（Guo和Stein，2002）。这种变异的变化或下调都与病理有关。大多数HRV的检测在睡眠剥夺阶段没有变化，主要在睡眠节段具有依赖性。只有SDNN在夜间增加140%（Viola等，2002）。Bonnemeier的研究对166名健康志愿者做动态心电图监测，显示了昼夜节律的影响。（Bonnemeier等，2003a、b）（图4-16）。

（3）呼吸：HRV与呼吸相关变异（RSA）有关。因此，许多研究发现差异，直到今天才发现消除这些差异以达到规律呼吸的方法也就不奇怪了。呼吸的频率和深度都能影响HF（Nakatsuka等，2002；Kanaya等，2003）。通常，随着呼吸频率增加，LF和HF减少（Brown等，1993）。在几项研究中，呼吸都保持不同频率（用一个节拍器，称为规律节律），如12次/分（Druschky等，2001）。控制呼吸的速度和深度可能会改善心脏心率变异性与呼吸测量的可重复性；然而，无论这种控制是否可行，在对不同患者进行比较时，这种控制就已经成立了。$PaCO_2$ 40～50mmHg时，平均RR间期不变（控制呼吸

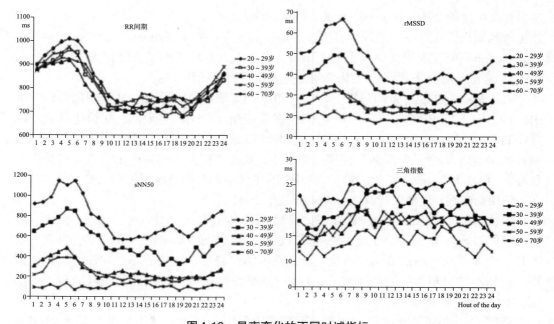

图4-16　昼夜变化的不同时域指标

Bonnemeier等，（2003a、b），经John Wiley和Sons许可

频率和潮气量），但PaCO$_2$在30mmHg时，平均RR间期下降。RSA随着P$_{ET}$CO$_2$ RSA的增加而逐步增加（Sasano等，2002）。呼吸的个体差异可能影响短期HRV，对副交感神经测量如HF和LF/HF比率影响更大。为了避免这种影响，一些实验组使用有节律的呼吸仪，要求患者按照计算机显示的节奏呼吸（例如Neumann等，2009）。在糖尿病自主神经病变试验，会使用有节律的呼吸。然而，最近的数据和调查认为，我们可能高估了呼吸模式的影响和连续节律呼吸的影响。呼吸频率在9～24次/分被认为是没问题的（Wittling和Wittling，2012），最近的调查显示呼吸频率的改变对HRV的影响至少为2%（Denver等，2007）。在队列研究中还使用了节律的呼吸，有时是由于历史原因（例如，Pop-Busui等，2009）。

（4）性别：健康女性的HRV明显比健康男性低（Bonnemeier等，2003a，b；Stein等，1997b）。疾病状态下这些影响可能消失［充血性心竭（Stein等，1997a）］。在一项更大的研究中，中年女性表现出更低的BRS［（8.0±4.6）ms/mmHg vs.（10.5±4.6）ms/mmHg］。LF和LF/HF低于男性，HF高于男性。在矫正血压、心率、吸烟、饮酒、心理因素等混杂因素后，这种差异仍存在（Huikuri等，1996a、b）。一项研究比较了10名男性和10名女性，男性的肾上腺素浓度是女性的2倍。静息受试者的频域值无差异。β受体阻滞药增加女性的LF和HF，但在男性中不增加。毒蕈碱降低TP至几乎为零，在女性则为负值。研究者认为在男性可能是交感神经对血管的调节占主导地位，在女性则主要是副交感神经对心率进行调节（Evans等，2001）。年轻女性LF更低，HF更高（$n=$1780）（Koskinen等，2009a、b）。新发原发性高血压女性的SDNN和LF较低，规律呼吸时HRV更低（Pavithran等，2008）。

（5）年龄：年龄对HRV有明显影响，这种影响会在疾病状态下消失［充血性心力衰竭（Stein等，1997a）］。HRV的时域值和频域值在老年男性均会下降，在女性则部分下降（Stein等，1997b）。VLF、LF和HF随年龄增长而下降，但ULF不会［动态心电图（Bigger等，1995）］。

在一项对141名健康受试者进行的研究中，研究者的目的是寻找"心脏年龄"的参数。他们使用聚类分析以确定不同的群体（所有中的5个），发现频率值与不同年龄组之间的相关性。他们提出了按时间顺序和神经自主性的区别，并把后者称为心脏时间。神经自主变化与年龄相关，直到第6个十年，然后达到稳定状态（Colosimo等，1997）。Bonnemeier对166名健康受试者进行动态心电图监测，因年龄的不同结果存在明显差异（Bonnemeier等，2003a、b）（图4-17，表4-13）。

在引入近似熵之后，随着年龄的增长，短时心率测量复杂性的降低最早在1991年被发现（Kaplan等，1991）。在一项有150位年龄在5～70岁的受试者研究中，记录了4个不同年龄段坐位和卧位20min的HRV。线性方法（SDNN、rMSSD、Pnn50、三角指数、TINN、ULF、VLF、LF和HF）以及非线性方法（庞卡莱图描绘分析、近似熵、最大李雅普诺夫指数和无倾向波动分析）都被用于分析。总之，HRV随年龄的增长而不那么混乱（或更有序），变异性的线性测量也减少了（Acharya，2004）。Giuliani等使用一种

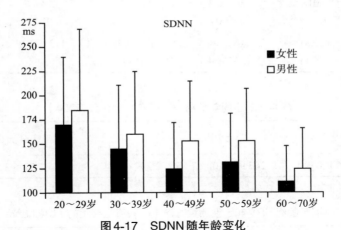

图4-17　SDNN随年龄变化

Bonnemeier等，（2003a、b）经John Wiley和Sons许可

表4-13　时间域随着年龄改变

年龄 （岁）	RR间期 （ms）	rMSSD （ms）	sNN50	TI （ms）	SDNN （ms）	SDNNi （ms）	SDANN （ms）
20～29	800.2±89.1	46.3±17.9	810.1±395.6	49.3±11.4	177.4±36.9	77.7±18.4	157.5±37.2
30～39	770.9±77.2	35.5±15.0	555.1±419.6	41.4±11.7	147.9±33.9	63.5±19.5	133.2±32.0
40～49	764.7±91.7	26.1±9.1	273.7±208.9	36.7±10.9	141.3±36.5	54.4±15.6	127.1±33.4
50～59	799.5±77.4	24.2±10.9	218.3±279.8	34.9±7.4	134.9±34.2	52.9±13.6	130.1±37.7
60～70	802.9±93.9	18.8±6.8	109.4±155.8	32.2±7.1	117.6±26.9	39.1±9.6	106.8±26.0

修改自Bonnemeier等（2003a、b），经John Wiley和Sons许可

不同的方法，将心脏动力学表示为一阶的马尔可夫（Markov）模型，将心跳动力学视为随机游走。老年健康受试者较年轻受试者显示出较低的随机性和更确定性（Giuliani等，1998）（表4-14～表4-16）。

表4-14　不同年龄组HRV线性测量方法（一些值是缩短的）（Acharya，2004）

参数	（10±5）年	（25±10）年	（40±15）年	（60±5）年	概率（P）
SDNN	92.96≤ 48.603 57	81.309 84≤ 38.875 31	49.388 8≤ 21.563 5	70.893 01≤ 61.207 58	0.000 7
SDSD	89.24≤ 64.86	80.560 24≤ 62.028 68	37.585 13≤ 20.31	78.508 74≤ 93.469 87	0.006 7
rMSSD	88.482≤ 65.659 1	80.189 2≤ 62.338	37.569 44≤ 20.31	78.433 48≤ 93.340 64	0.008
Pnn50	12.914 4≤ 8.469	15.269 4≤ 9.974 41	3.175 21≤ 4.083 88	9.772 43≤ 19.851 9	＜0.000 1
三角指数	0.018≤ 0.004 9	0.016 3≤ 0.004 7	0.012 3≤ 0.004 6	0.017≤ 0.014 82	0.003 8
TiNN	121.51≤ 234	154.188≤ 372.983	421.607≤ 619.87	113≤648	0.024

表4-15　不同年龄组LF/HF（Acharya，2004）

参数	10±5	25±10	40±15	60±5	概率（P）
LF/HF	1.425＝1.059 1	1.267 98＝0.887 45	2.297 66＝2.595 57	1.57＝1.867	0.018

表4-16　不同年龄组HRV非线性测量方法（一些值是缩短的）（Acharya，2004）

参数	10±5	25±10	40±15	60±5	概率（P）
SD1/SD2	0.516 9≤ 0.193 551	0.526 5≤ 0.235 7	0.429 8≤ 0.191 6 84	0.605 5≤ 0.286 8 34	0.12
ApEn	1.903≤ 0.345 97	2.072 2≤ 0.184 9	1.874 6≤ 0.347 5	1.683 7≤ 0.408 3	＜0.000 1
LLE	0.685 2≤ 0.201 2	0.639 2≤ 0.089 5	0.438 7≤ 0.177 9	0.434 2≤ 0.294 5	＜0.000 1
αs	0.579≤ 0.350 56	0.412 1≤ 0.204	0.138 6≤ 0.216 0	0.224 4≤ 0.328 0	＜0.000 1
α1	2.006 2≤ 0.334 72	1.830 9≤ 0.149 5	1.674 1≤ 0.205 7	1.714 8≤ 0.222 2	＜0.000 1

健康老年人在5min中表现出rMSSD下降（Haegele-Link等，2008）。HRV在健康的24～39岁年龄组降低（$n=1780$）（Koskinen等，2009a、b）（图4-18）。

这些结果被新数据所支持，如Abhishekh等（2013），其再一次证明随着年龄增长SDNN、rMSSD、HF及TP降低，而LF/HF增加。

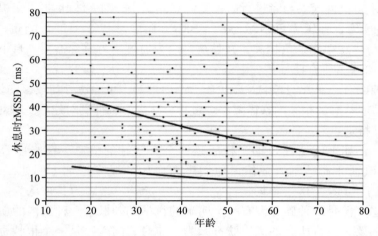

图4-18　在正常人中rMSSD随着年龄降低（$n=190$）[（Haegele-Link等（2008），经许可]

（6）体重：低于理想体重75%的神经性厌食症患者频域值降低。恢复正常体重的神经性厌食症患者较对照组无差别（Rechlin等，1998）。为分析ANS活性水平对绝经后肥胖相关因素的影响，175名女性被分为低TP组（$<220ms^2$）和高TP组（$>220ms^2$）。这两组之间在年龄、绝经年龄、绝经后的时间都无差别。BMI、身体脂肪百分比、血压在低TP组较高，同样还有三酰甘油、胆固醇及低密度脂蛋白（Kimura等，2006）。在一项小型研究中，BMI<20与HF升高相关（Molfino等，2009）。体重减轻10%可引起HF增加（Poirier等，2003）。

（7）食物摄入：15名健康受试者2h内摄入膳食并不导致5min内记录的HRV改变（Ambarish等，2005）。长期持续的饮食限制导致HF增加，LF降低（Vögele等，2009）。在一项实验性研究中，高热量或高脂营养显示LF/HF增加，其和呼吸系数增加相关（Millis等，2009）。

（8）认知能力：心理研究主要集中在自主神经系统的状态和认知表现之间的相互作用。基本想法是如果心血管系统既不太放松也不太紧张（未唤起和过度唤起），则能获得最好的功能。Porges假定静息心脏迷走神经张力和心血管反应程度相关联（Porges，1992），这可能与认知能力相关。血压升高和作用于这5种因素相关（Duschek等，2005），并且一个因素中RSA的降低和儿童高认知能力相关（DeGangi等，1991）。在其他研究中复制这些发现是不可能的（例如，Backs和Seljos，1994；Duschek等，2009；Wright等，2005），这可能需要通过不同相关因素要求不同的认知模式来解释（Duschek

等，2009）。另一方面，认知活动的增加会导致心率变异性的降低（Althaus 等，1998；Van Doon等，1995）。实际上，MF 与专注过程的关系比HF 更密切（Althaus 等，1998）。MF降低还表现在更复杂、更自然的工作中，例如飞行模拟或汽车转向（Mulders 等，1982；Veltman 和Guillard，1993，1998），如上述，MF 和LF 具有一些相似但不完全相同的特性。

在一项对60位健康参与者进行的视觉注意测试中，对R波脉冲间隔（RPI）、RSA、中频段HRV 以及心脏压力反射敏感性（BRS）在静息状态下进行测定。RPI、RSA、HRV 和BRS 与注意功能呈负相关，并且被讨论为通过压力感受器活动自下向上调节脑功能。HF 和RSA 占所有任务参数测试分数变异的大部分。研究者认为增强交感神经以及减少迷走神经对心血管的影响及减少压力反射抑制，可能诱导与改善的认知-注意功能相关的自适应状态。相关因素需要心理过程，减少心脏抑制对建立一种对心理过程最佳的生理条件特别重要（Duschek 等，2009）。

2.种族　正如上述所建议的，种族是一个有问题的概念。在心血管医学中，它已经被用来识别非裔美国人亚组，他们患高血压的概率增加（例如，Wali 和Weir，1999）。相较于"race"这个单词，经常用"ethnicity"，是因为其被认为问题更少，但都是一个意思。但是，种族并没有一个明确的科学基础概念。种族内的遗传变异往往比种族之间的要大。将所有的黑皮肤都归为"非裔美国人"是一个很特别的想法，事实上，非洲人在表型上区分是很大的。还没有令人信服的种族的定义（宽泛的讨论在Heinz 和Kluge，2012）。Choi 的研究是一个很好的例子，说明"种族"如何用来得到比较特殊的结论。因此，研究人员要求"非裔美国人"和"白种人"参加一项HRV 研究。他们声称他们对社会阶层进行了评估（"社会阶层是使用临床规定的Hollingshead 双因素指标确定的"），但这并没有出现在任何统计模型中。人们可以通过观察体重的差异来考虑群体之间的社会差异，这通常与社会阶层联系在一起。在这个基础上，这个研究的作者发现并描述了"种族差异"，并再次讨论他们而不考虑种族或可能的社会差异，这样可能能解释这个结果。基于他们的结论，"这些结果表明，年轻的AA 个体可能在他们的自主神经系统表现出提前衰老的迹象"（Choi 等，2006）。如果种族是一个有用的概念，则需要更好的理论框架和方法论的概念进行研究，才能取得可靠的结果。

九、病理生理因素

持续性心房颤动与自主神经紊乱密切相关。心房颤动通常需要一个或几个触发因素和易损的电生理或解剖学基础才能发生。这种机制一旦建立，心房颤动就会改变心房的电生理和结构特性（称为心房重构），维持心房颤动发生和复发，甚至可能改变心房对抗心律失常药物的反应（Chen 和Tan，2007）。大多数患者发生特发性阵发性心房颤动是由于心血管反应对血管迷走反射的敏感性提高。有器质性心脏病的患者更易发生阵发性心房颤动（Huang 等，1998）。早期研究已经证明，亚组患者的RR 间期和脉冲主要是非随机的（Rawles 和Rawland，1986）。在慢性心房颤动中，传统的时域和频谱HRV 参数的关联和意义是不确定的。然而，虽然RR 间期的本质在心房颤动中不规则，但这种不规则不是随机的，它是复杂的，且受多种因素的影响：房室结的不应期和传导性，隐匿性传导和不规则性的程度，影响房室结的心房波的频率和方向（Khand等，2006）。心房颤动高度依赖心率变异性（Friedman，2004）。

Garfinkel等研究人类的心房颤动，他们利用犬类心室颤动的模型，研究犬类和人的心室组织在颤动活动中的状态，通过间接试验研究心房颤动的发生机制。他们利用庞卡莱图分析数据，连接图上的点并测量距离。在19幅图中有15幅呈现清晰的环状结构。准周期检测借助傅里叶分析方法计算时间间隔。计算机模拟计算出李雅普诺夫指数在0.08～0.14，但计算生物样品中的李雅普诺夫指数是不可能的。笔者建议参考流体湍流模型（Garfinkel等，1997）。

动态心电图监测检测HRV已被用于永久性心房颤动患者（Piot等，1998）。在一项小型研究中，使用SDNN、变异系数、RMSSD、LF、HF作为可行的标记研究16例永久性心房颤动患者和12例健康受试者的500个RR间期（van den Berg等，1997b）。

Kamata分析12例经过射频消融治疗的患者和7例未进行射频治疗的患者1个月、6个月和12个月的动态心电图中的RR间期，计算时域（SDR-R）和频域（高频、低频、总功率）值。发现手术1个月后的昼夜节律变化显著紊乱，但术后6个月和12个月恢复，可能是由于自主神经对窦房结的影响（Kamata，1997）。24例持续性心房颤动患者在进行连续心电图踏车运动试验时，心室反应的特征是，依据QRS波群距离的时域HRV指标（Husser等，2007）。

Stein和Borer进行了具有里程碑意义的研究：利用动态心电图监测21例因慢性重度二尖瓣反流导致心房颤动的患者术后9年（终点：死亡、手术）。他们用时域和频域测量，与放射性核素心血管造影测量心室功能的结果进行比较。超低频和高频的频域可以作为死亡和需要手术的显著预测因子（Stein等，1994）。

Friedman用一种方法来计算回归，并检验测量的心率变异性和预期的HRV之间的差异（Friedman，2004）。大多数情况下，只使用SR周期来消除期前收缩并忽略了心房颤动发作（例如，Vikman等，1999）。SDNN和SDANN为心室指数，应用于持续性心房颤动患者。它们与在运动试验中表现出的运动能力具有良好的相关性，而与左心室射血分数（与年龄、BMI）没有关联（Matsumoto等，2004）。

在一项纳入40例心房颤动患者的研究中计算出了每小时QRS间期的第5个百分位间区间。此参数显示房室结功能不应期（FRP）。此外，他们用的是SDARR（等效于SDANN），其已被证明可以预测慢性心房颤动和心力衰竭患者的死亡率。FRP与SDARR、平均RR间期，以及心力衰竭NYHA心功能分级具有相关性（Khand等，2006）。

与对照组相比，运动可以改善慢性心房颤动患者的健康和生活质量，这与HF在15min HRV的频域有关系（Hegbom等，2006）。

Segerson及其同事测量阵发性心房颤动患者呈窦性心律时的短期HRV和心房颤动时期心室周期长度熵，使用的数据来自PhysioNet。短期HRV参数为SDNN，RMSSD，SDANN，PNN50，短期HRV的30min相关系数（ICC）和AF的5min熵（Shannon信息熵和近似熵分析）。RMSSD减少和ICC增加与心房颤动熵的减少有关。他们认为，心房颤动的熵可能通过迷走神经活性调制（Segerson等，2008）。

Esperer及同事利用庞卡莱图模式（这里称为洛伦兹曲线）测试他们与不同心脏节律的关系。他们分组的模式：①彗星形状；②鱼雷形状；③H-扇形；④SZ-扇形；⑤双侧叶A型（DSLP-A）；⑥双侧叶型B型（DSLP-B）；⑦三旁瓣模式A型（TSLP-A）；⑧三旁瓣模式B型（TSLP-B）；⑨岛型A（IP-A）；⑩岛型B型（IP-B）。彗星和鱼雷形状与窦性心律有关，而"扇形"与心房颤动有关。他们建议使用这种分析提高动态心电图的节律分析能力（Esperer等的节奏分析，2008）。Kikillus在60min测量中使用类似的方法，并能够证明其有可能识别阵发性心房颤动患者，即使他们在测量时没有出现这种情况，并且灵敏度为83%（Kikillus等，2008）。

总之，使用心率变异性诊断持续性心房颤动仍存在争议。一些研究显示锻炼、生活质量与心率变异性具有关联性（例如，Stein等，1994）；其他研究未发现传统的心脏治疗措施和心率变异性之间的相关性（Friedman，2004）。临床方面的内容将在第二部分第8章中更详细地讨论。

抑郁症是影响HRV频域的一个重要因素。与没有抑郁症的患者相比，患有抑郁症的冠状动脉粥样硬化性心脏病患者HRV值显著降低（Carney等，2005）。一项睡眠研究发现，女性肠易激综合征患者中，抑郁症患者和健康对照组相比没有差异（Robert等，2004）。

生长激素缺乏导致IF降低、HF升高、VLF降低，LF/HF比值降低（Leong等，2000）。

诱导犬缺氧，导致在中度至重度缺氧状态下HF逐渐减少（通过侵入性血压测量振荡，由心电图证实）（Yasumo，2000）。

总胆固醇和低密度脂蛋白与HRV呈负相关，经过3个月节食后并没有改变，因此，血脂下降（Danev等，1997）。

吸烟：心力衰竭（0.25Hz）患者在限制吸烟8h后吸一支烟，HRV下降3min（Hayano等，1990）。针对81名减少心力衰竭高危因素的年轻吸烟者（25名不吸烟者，31名中度吸烟者，25名重度吸烟者）研究吸烟的长期影响（Hayano等，1990）。重度吸烟者（每天20～40支）戒烟3d后HRV参数降低（Holter监测）（Munjal等，2009）。

污染：在治疗稳定的心力衰竭患者（$n=132$），心率变异性（Holter监测）独立于生活区可吸入颗粒物、颗粒数浓度、氮氧化物，每日估计PM2.5、PNC暴露和3d累计二氧化氮（NO_2）（Barclay等，2009）。在一项研究中，5组成年哮喘患者暴露于碳、硝酸铵颗粒、臭氧或过滤空气4h。SDNN、LF、HF在20min HRV是降低的（Power等，2008）。一组22名工人暴露于铅，SDNN、TP、LF和铅的浓度呈负相关（R为-0.48、-0.48和-0.47），而整体HRV指标与13名年龄相匹配的健康人相比无差异（Gajck等，2004）。

C反应蛋白：531例不稳定型心绞痛患者，高C反应蛋白（CRP）与HRV降低有关。SDNN和VLF是高CRP的最佳预测指标（Lanza等，2006）。在急性心肌感染患者中，HRV指标（SDNN、TP、HF、LF）和C反应蛋白呈负相关，左心室功能调整后的结果仍然如此（Psychari等，2007）。稳定型心绞痛患者的结果是混合的。在动态监测研究中发现了很高的相关性（Madsen等，2007）。在另一项短期数据研究（5min）中，没有发现相关性（Yue等，2007）。在一个选择低CRP和高CRP值的小样本研究中发现，短期

HRV、HF在高CRP组降低（Nolan等，2007）。健康人在心理压力测试后未发现CRP与HRV变化（Owen和Streptoe，2003）。对823位无心脏病者使用2min HRV，Kon及其同事研究发现，CRP能独立预测低SDNN指数（Kon等，2006）。Sloan对757名健康受试者的10min心电图、HF、LF进行研究，HRV与HF、IL呈负相关（Sloan等，2007）。最近一次研究得出的结论是亚临床炎症进展期和心率变异性降低具有明显关系（Haensel等，2008）。

十、药物

（一）抗心律失常药

胺碘酮：HRV指数＜20与HRV较高的患者相比，对胺碘酮的反应更好（Malik等，2000）。胺碘酮可降低阵发性心房颤动和交感神经系统占主导地位患者的HRV，但不降低迷走神经占主导地位或混合型患者的HRV（Shabalin等，2002）。

（二）抗高血压药

1. 血管紧张素Ⅱ受体阻滞药　给予氯沙坦治疗后，所有的时域值和频域值增加。容积负荷的影响消失（Petretta等，2000）。

2. 血管紧张素转化酶抑制药（ACEI）　给32例慢性心力衰竭患者做动态心电图检测，并给予卡托普利或安慰剂治疗，PNN50从48升至1032（Flapan等，1992）。在一项小样本的随机对照研究中，给予充血性心力衰竭患者ACEI（佐芬普利）或安慰剂。12周后，给予佐芬普利患者的TP增加50%，HF增加2倍（Binckley等，1993）。给予40位无并发症的心肌梗死患者卡托普利或安慰剂，并且在最初和3d后做动态心电图检测。服用卡托普利的患者SDNN增加［由（90±29）增加至（105±30）］，SDANN增加［由（74±24）增加至（90±26）］，5min SDNN增加［由（45±17）增加至（49±17）］。rMSSD和PNN50不变。TP增加［由（8.28±0.42）增加至（8.47±0.3）］；ULF、VLF和LF增加；HF不变（Bonaduce等，1994）。

3. β受体阻滞药　长期应用β受体阻滞药可以增加TP、HF、LF和VLF（Lin等，1999）。美托洛尔（而不是塞利洛尔），可以恢复心力衰竭患者的BRS和HF（Sanderson等，1999）。比索洛尔可以增加日间的rMSSD、PNN50、SDNN和HF（Pousset等，1996）。普萘洛尔在粗粒化谱分析中不会引起显著变化（Yamamoto和Hughson，1994）。β受体阻滞药可能会增加HRV和SPV（Gonzalez等，2000）。β受体阻滞药会增加多器官功能障碍综合征患者的HRV，同时增加存活率［回顾性研究（Hennen等，2008）］。在心肌梗死后期的患者进行的随机对照研究中，β受体阻滞药对HF有恢复作用。所有患者的HF都会恢复，但应用β受体阻滞药的患者更明显（Lampert等，2003）。普萘洛尔可增加正常人和阵发性心房颤动患者的HRV（Van den Berg等，1997a、b）。其可以增加（在病理学上是减少）终末期肾病患者的HF（Tory等，2004）（图4-19）。

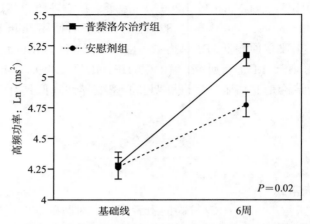

图4-19　普萘洛尔对心肌梗死患者治疗6周后高频功率的影响

Lampert等（2003），经Elsevier许可

（三）抗抑郁药

1.安非他酮　在静息和有身心压力状态下HRV都会降低（Straneva-Meuse等，2004）。

2.多塞平　应用14d后SDNN降低（Rechlin，1994；Rechlin等，1994）。

3.氟西汀　在小样本研究中（$n=14$），对氟西汀（或多塞平）敏感者SDANN增加17%，不敏感者的SDANN下降，SDNN下降22%，pNN50和rMSSD不变（Khaikin等，1998）。在大样本的横断面研究中SSRIs通常导致SDNN和RAS下降（Licht等，2008）。

4.氟伏沙明　治疗2周后SDNN无变化（Rechlin，1994；Rechlin等，1994）。

5.帕罗西汀　在静息和有身心压力状态下，HRV不变（Straneva-Meuse等，2004）。治疗14d后SDNN不变（Rechlin，1994；Rechlin等，1994）。

6.舍曲林　降低的HRV在服用舍曲林后无变化，但超低频率增加（Glassman等，2007）。

7.SSRI　抑郁症患者与对照者的HRV相似，但在服用SSRI类药物2d后HRV下降（Bär等，2004）。

8.三环类抗抑郁药　RR间期的平均连续差在应用不同的三环类抗抑郁药后下降（Jakobsen等，1984）。每天应用150mg阿米替林治疗14d后，心率、心率变异性和所有HRV的频域指标均下降（Rechlin，1994；Rechlin等，1994）。在一项横断面研究中，服用三环类抗抑郁药的患者SDNN和RSA明显下降（Licht等，2008）。

（四）其他心理药理学药物

1.非典型抗精神病药物　精神分裂症患者，已经异常抑制的RR间期（特别是LF）在应用非典型抗精神病药物时会进一步降低（Mujica-Parodi等，2005）。

2.咖啡因　在糖尿病患者和对照者，摄入咖啡因会增加心率变异性（Richardson等，2004）。摄入咖啡因可增加ApEN和HRV的频域值（Yeragani等，2005）。对于摄入240mg咖啡因或安慰剂的健康人，血压可以评估ApEN和DFA。摄入咖啡因后ApEN不变，但长期标度指数α值从0.99上升到1.04（Papaioannou等，2006）。健康人摄入

100mg或200mg咖啡因HRV不变（Rauh等，2006）。在一项急性ST段抬高型心肌梗死患者摄入咖啡因的随机对照研究中，其中一组无限制使用含咖啡因的咖啡，另一组使用低咖啡因的咖啡。咖啡因组在5d后SDNN升高［（97.7±29.0）vs.（85.0±18.5）］，rMSSD也升高［26.5（21.7～31.2）vs.19.4（16.7～22.2）］。在观察期，摄入咖啡因并未引起不良心血管事件，尤其是快速性心律失常（Richardson等，2009）。在小样本研究中，咖啡因引起SDNN变化（Karapetian等，2012）。

3.加巴喷丁　糖尿病周围神经病变患者应用该药治疗3个月后，SDNN和HF明显增加，LF/HF下降，LF不变（Ermis等，2010）。

4.尼古丁　吸烟者做动态心电图检测，提示HRV频域值增加（Stein等，1996）。

5.奥氮平　测量了15例患者的一些复杂指标和QT变异性。未用该药治疗的患者，这些复杂指标下降，QT间期变异性升高。应用该药治疗一段时间之后，复杂指标下降，QT间期变异性不变（Bär等，2008）。

（五）儿茶酚胺类

1.多巴酚丁胺　慢性心力衰竭患者和对照组注射多巴酚丁胺，并行心电图等检查。多巴酚丁胺抑制MSNA可能是由于动脉压力感受器激活——如果血压没有升高，MSNA反应就不会出现。慢性心力衰竭患者也出现类似反应（Velez-Roa等，2003）。

2.肾上腺素　健康者输注去甲肾上腺素和肾上腺素不会诱导短期HRV频域值的变化（1h）（Tulen等，1994）。

3.去甲肾上腺素　健康者输注去甲肾上腺素和肾上腺素不会诱导短期HRV频域值的变化（1h）（Tulen等，1994）。

（六）麻醉药物

1.芬太尼　对检测到的频域变量无作用（Galletly等，1994a）。其可以降低TP、LF的绝对值，但不能降低HF。对标准化测量的LF、HF及LF/HF比率无作用（Riznyk等，2005）。1μg/kg芬太尼可以降低LFnu而不增加HFnu，但可以降低TP［从（3345±3333）到（1860±1328）ms^2］（Vettorello等，2008）。

2.咪达唑仑　轻度降低HF和LF，LF/HF比率没有改变（Michaloudis等，1998）。ICU深度昏迷的患者HF降低（Unoki等，2009）。

3.一氧化亚氮（N_2O）　在健康受试者中，一氧化亚氮可以降低HF并升高LF/HF比率（Galletly等，1993）。健康受试者吸入一氧化亚氮，由于进入体内的途径不同而衰减LF（和对照组相比），而HF仍然升高，使用氧化亚氮导致LF/HF增加（Okushima等，2008）。

4.丙泊酚　降低LF、MF及HF，LF降低的程度较后两者较低（Galletly等，1994b）。降低TP和HF，并增加LF/HF比率（Howell等，1995）。TP和HF绝对降低（Riznyk等，2005）。

5.硫喷妥钠　降低TP和HF，增加LF/HF比率（Howell等，1995）。TP、HF和LF绝对降低。LFnu增加，HFnu降低。LF/HF比率增加（Riznyk等，2005）。

（七）其他药物

1.别嘌醇　对时域值没有影响（Shehab等，2001）。

2.阿托品　降低HRV（Van den Berg等，1997a、b）。HRV和SPV之间的耦合降低

（Gonzalez等，2000）。短期标度指数α1增加（Gonzalez等，2000）。

3.β受体激动药 在一项有COPD患者的研究中，β受体激动药对HRV没有影响（Bédard等，2010）。

4.地高辛 在最近一项26名心力衰竭患者服用地高辛治疗的研究中，HF从（84±24）ms^{2}升至（212±72）ms^2，rMSSD从（20.3±1.8）ms增加至（27.0±3.4）ms，并且LF从（239±80）ms增加至（483±144）ms（Krum等，1995）。同样，心力衰竭患者的MSNA降低，而健康对照组没有降低（Ferguson等，1989）。

5.二甲双胍 应用二甲双胍治疗肥胖型糖尿病患者4个月后HRV增加（Manzella等，2004）。

6.ω-3脂肪酸 一项心肌梗死后的交叉研究显示，患者服用ω-3脂肪酸4个月，HF增加，而HRV参数不增加（O'Keefe等，2006）。另一方面，一项Meta分析显示，服用ω-3脂肪酸的患者基础心率降低（平均为1.6次）（Mozaffarian等，2005）。在一项以人群为基础的研究中记录摄入的金枪鱼和其他鱼制品，短期SDNN和rMSSD较饮食规律者增加。同样，HF增加（并且LF减少），导致LF/HF比率降低。另外，摄入更多的鱼与低的庞卡莱图比率以及高的DFA1和VLF相关（Mozaffarian等，2008）。

7.质子泵抑制药 用埃索美拉唑并不引起HRV的改变（Yi等，2008）。

8.雷洛昔芬 在一项研究中，应用雷洛昔芬治疗后6个月时域值保持不变，但HF在治疗期间增加，且LF/HF降低（Gol等，2006）。

9.辛伐他汀 对25位非扩张型心肌病患者应用辛伐他汀6周之前、后测定。用5min心电图来确定时域值。基线HRV无显著差异，但LDL降低的程度与Lfa呈中度相关（Gentlesk等，2005）。

10.螺内酯 除了利尿药和血管紧张素转化酶抑制药外，对31位慢性心力衰竭患者应用螺内酯或安慰剂进行治疗，螺内酯可以降低血管胶原代谢并增加HRV时域参数（MacFadyen等，1997）。它降低了糖尿病患者的HRV（rMSSD、LF和HF）（Davies等，2004）。

（徐思维 王泽峰 译）

第5章
HRV 与自主神经系统的变化

一、概述

心率变异性（HRV）往往与自主神经系统内的平衡相关。HRV 不仅仅可作为自主神经系统功能紊乱的预测指标，相当一部分文献表明，在无其他证据的前提下，HRV 还可作为判别自主神经系统（ANS）功能障碍的指标（例如，Mazzeo 等，2011）。本章节中，笔者将对这一假设进行综述。

其中，最根本的问题是寻找检查自主神经系统（ANS）的方法。由于没有评价自主神经系统（ANS）的金标准，因此是否有能够表明 ANS 真实状态的评估方法是有争论的。

下述几种临床或亚临床情况可影响 ANS 功能或导致 ANS 功能障碍，归纳如表 5-1。

表 5-1　自主神经系统功能障碍的主要病因

变性疾病	急性和亚急性疾病	慢性疾病	其　他
单纯性自主神经衰竭（PAF）	心力衰竭	糖尿病	药物作用于 ANS
多系统萎缩（MSA）	心肌梗死	高血压	心脏移植
帕金森病	重型颅脑损伤	特发性直立性低血压	
	脊髓损伤	颅内高压	
	吉兰-巴雷综合征	遗传性神经病	
	副肿瘤性神经病	多巴胺 β 羟化酶缺乏	
	肉毒中毒	尿毒症	
	药物引起的神经病变	乙醇中毒	
	中毒性神经病	肝病	
	卟啉病	慢性肺部疾病	
	免疫性的自主神经病变	淀粉样变性	
		感染性病变	
		慢性免疫性脱髓鞘性 　多发性神经病	
		结缔组织疾病	

修改自 Mazzeo 等（2011）

目前，关于慢性心力衰竭（Tulppo 和 Huikuri，2004）或正常人中 HRV 发生变化的确切机制尚不完全明确。

二、HRV 相关解剖结构与 ANV 相关脊髓结构之间是否存在一致性

由于对于人类大脑体内研究可能性增加，对 HRV 的关注度增加也不足为奇。

Critchley 嘱受试者进行认知和运动任务，应用功能性磁共振成像（MRI）和心电图，检测上述受试者与心血管调控相关的局部脑部活动，通过检测 HRV 指数和高频及低频功率的心脏节律，观察到心率的交感神经调节与背侧前扣带皮质（anterior cingulate cortex，ACC）活动有关。这个测试提示进行认知和运动时，背侧前扣带皮质（ACC）维持心血管兴奋状态的产生，与正常志愿者相比较，3 名 ACC 受损的患者面对压力时表现出迟钝的自主神经兴奋，进一步验证上述观点（Critchley 等，2003）。

Matthews 进行了一项测试，应用功能性 MRI（fMRI）以一致和不一致两种速度刺激背侧 ACC（dACC）和腹侧 ACC（ventral anterior cingulate cortex，vACC）。他能够区分存在于 ACC 的功能分支，并将认知干扰及副交感神经调节的进程与 ACC 特定亚区的激活相联系，而该激活的区域是认知和情感的关键性连接结构，上述区域的激活与心力衰竭呈明显相关性，同时表明 vACC 的副交感神经调节作用（Matthews 等，2004）。

Napadow 与他的同事们一起研发并实施了一项新的检测方法，即应用心脏门控 fMRI 时间序列和连续时间心率变异性评估中枢自主神经调节，应用新的计算方法分析心电图以便识别心力衰竭。应用 HRV-fMRI 这一检测方法的结果显示，心力衰竭与存在于下丘脑、小脑、臂旁核或蓝斑、中脑导水管周围灰质、杏仁核、海马、丘脑、背内侧或背外侧的前额叶、后侧、岛、中间颞皮质等区域的 fMRI 活性有关（Napadow 等，2008）。

Lane 应用正电子成像术（PET）和（15）O-water 方法测量 12 名受试者不同情绪状态下的局部脑血流量，并找出 HF-HRV 与测量结果一一对应的关系。通过视频或唤起个人经历对 3 种不同的情绪状态和 3 种中性状态分别进行诱导，应用频率领域分析 60s HRV。6 种情绪状态和 6 种中性状态被分为实验组和对照组，结果表明在情绪与特定的局部脑血流量之间存在大量的重合部分。此外，尤其是在内侧前额叶皮质这一情绪特定的局部脑血流量与 HF-HRV 存在相关性。本研究也观察到认知控制元素清除了神经基质，这个神经基质与 HF-HRV 相关，并且与 HF-HRV 的特殊情绪关系有很大程度的不同。本研究假设内侧内脏运动系统是情绪和认知招募自主神经支持的最终共同通路（Lane 等，2009）。

Thayer 和他的同事们将 Lane 所做的影像学研究与 4 个应用多级核密度分析（MDKA）的影像学检查进行 meta 分析。该研究将 MDKA 对比图视作分析单位，以便适用于评估整个研究的一致性（Thayer 等，2012）。早期研究显示，在早期连同 HRV 的研究中他们明确了 3 个与情绪活动相关的区域，这 3 个区域与 HRV 相关（Thayer，2006），分别为内侧前额叶皮质的右前扣带回（BA 24/32）、右下扣带回（BA 25）和左侧扩大的杏仁核/腹侧纹状体（SLEA）。后者延伸到基底外侧核群、中央杏仁核及腹侧纹状体，其中，SLEA 在调节 ANS 中发挥着核心作用。由于影像学检查时间的原因，只做了 HF

检测（HF检测时间短）。

综上所述，新近的研究支持通过动物实验得出的假设，即与大脑相关的ANV和与解剖结构相关的HRV具有高度的相似性。

三、自主神经系统活性增加是否与HRV测量有关

通过频域分析得出HF变化或LF组分与副交感神经或交感神经活性之间存在相关性这一观点，很大程度上是基于临床试验和动物实验的药理研究。假设自主神经系统不同部分之间存在同步性，那么HRV测量可能与自主神经系统的功能状态有关。换言之，它假设了自主神经系统处于交感神经或副交感神经状态，都代表了整体的状态，这也许只有一部分是事实。证据表明，交感神经活动定量区域不同，表现为心脏组织中交感神经活性明显强于真正的去甲肾上腺素释放水平，这一现象在心力衰竭患者中表现得尤为明显（Hasking等，1986），这些差异不仅存在于不同功能系统之间，而且存在于不同时相之间。心脏组织中肾上腺素能增加，进而驱使增加的交感神经活性作用于骨骼肌，这一变化可以通过MSNA测定（Rundqvist等，1997）。因此，很难将广义的交感神经或副交感神经状态这一概念进行延续。无论能否反映广义的交感神经或副交感神经状态，HRV也许能够将HRV参与ANS部分的交感神经或副交感神经状态简单地表现出来（而不是周围神经的ANV状态）。

四、HF是否与副交感神经相关

［优点］早期的研究证明，HF功率可作为人类迷走-心脏神经交通的一种无创指标（Eckberg，1983；Fouad等，1984）。研究表明应用阿托品或其他副交感神经阻滞剂能消除HRV的高频分量（Rimoldi等，1990）。高剂量阿托品被认为可阻断迷走神经活性，能够消除几乎所有的高频（和低频）功率（Pomeranz等，1985；Koh等，1994）。在控制呼吸的情况下，通过实验方式分别给予普萘洛尔阻断交感神经活性和阿托品阻断迷走神经活性，应用自回归分析和快速傅里叶转换技术计算高频功率，结果表明，HF与迷走神经张力明显相关（Hayano等，1991）。开展剂量-反应关系试验，给予志愿者β受体阻滞药普萘洛尔、去氧肾上腺素和硝普钠，以达到压力反射介导的迷走神经性的升高与降低，应用线性和二次模型分析方法（二次模型方法具有优越性），得出结论：HRV与迷走神经活性之间的关系可以描述为一个具有上升部分并达至平台期的函数（Goldberger等，2001）。急性心肌梗死后的患者，血浆中去甲肾上腺素与HF有关（Oya等，1999）。

［缺点］Kollai和Mizsei将呼吸峰-谷RR间期的变化与由大剂量阿托品阻断β肾上腺素能神经导致的RR间期缩短进行比较，尽管该研究结果支持应用呼吸性RR间期波动作为迷走-心脏神经交通的指标，但这个参数仍不是最佳的检测指标（Kollai和Mizsei，1990）。只有在控制呼吸的情况下，阻断β肾上腺素能神经后，RR间期波动才与迷走-心脏神经活性存在合理的一致性。未控制呼吸时，呼吸频率RR间期波动与迷走-心脏神经活性无明显相关性（Grossman等，1991）。Casadei指出在HF分量绝对功

率与正常功率之间存在差异。运动状态下，前者升高，后者下降（Casadei等，1995）。

五、LF是否与交感神经相关

［优点］低频功率被认为与交感神经活性有关。研究对象为犬的实验中，应用硝普钠降压，改变压力感受器活动后观察到LF功率增加，而双边星状神经节切除术显示LF功率的增加被阻止（Rimoldi等，1990）。在10名受试者中有4名受试者交感神经活性与正常的LF存在明显相关性（Saul等，1990）。Malliani及其同事对交感神经与LF呈同向增加这一观点存在争议（Malliani等，1991）；然而，他们的观点和结果被重新研讨和质疑（Eckberg，1997）。在去大脑猫的研究中，心脏交感神经活性的增加和交感反射的兴奋导致LF增加和HF降低，当抑制交感反射后，引起LF降低和HF增加（Montano等，1992）。另一项是在硝普钠刺激的情况下，通过MSNA记录LF和HF震荡的同步变化，对LF和交感神经活性关系争论的研究（Pagani等，1997）。

［缺点］Pagani报道了静脉注射普萘洛尔0.2mg/kg后并未降低标准化的0.1Hz RR间期功率谱（Pagani等，1986）。低剂量的胆碱能阻滞药东莨菪碱可增加LF（Vibyral，1990）。在仰卧位的健康受试者中，在心肌去甲肾上腺素释放与绝对或相对的0.1Hz RR间期功率谱之间无明显相关性（Kingwell等，1994）。高剂量的阿托品阻断迷走神经副交感神经活性，从而增加交感神经活性。相反，研究表明，高剂量的阿托品消除了几乎所有的LF（和HF）（Pomeranz等，1985；Koh等，1994）。在健康受试者中，进行高强度的运动（此种情况可增加交感神经活性），结果表明HRV降低（Casadei等，1995）。测定高位脊髓麻醉前后的RR间期功率谱，仰卧位交感神经阻滞并未明显改变绝对或相对0.1Hz RR间期功率谱（Hopf等，1995；Introna等，1995）。短期β受体阻滞可增加HF功率（Jokkel，1991），小鼠模型中，过表达心脏特异的GTP结合蛋白$G_s\alpha$在β肾上腺素能信号转导中发挥重要的作用。与野生型小鼠相比较，变异鼠中LF分量降低，LF/HF比值也降低，该结果与预期相反（Uechi等，1998）。然而，LF同样也包含迷走神经的影响（Eckberg，1997）。应用MIBG-SPECT检测交感神经节后神经纤维活性，结果显示活性降低。然而，与对照组相比，亚组患者频域和时域值均无显著差异（Druschky等，2001）。

报道LF与交感神经活性相关的部分研究受到了批评。Saul等所进行的研究中，10名受试者中有6名并未显示出上述的相关性（Saul等，1990）。Pagani等的研究由于未用固定的呼吸频率，用错误的统计方法及未标准化的数值而受到批评（Eckberg，1997）。

为了解释LF与已知条件下高交感神经活性的非协调性，假定在受体完全饱和或阻断的情况下，自主神经活性的变异消失及相关频率带消失（Malik和Camm，1993）。慢性心力衰竭患者LF的消失可被视为窦房结发放冲动调节减弱的证据，而这可能是由于交感神经和副交感神经释放冲动的恒定性或是对神经释放去甲肾上腺素和乙酰胆碱的起搏反应的降低引起（Notarius和Floras，2001）。

重度心力衰竭患者肌肉交感神经活性中的LF缺失，这可能与HRV LF密切相关（vande Borne等，1997）。HRV分形特征的衰弱往往与不良预后有关。应用实验应力模型的研究中，HRV分形特征的衰弱与SNS和PNS同时激活有关。

研究对象为兔子的研究中，在功率谱为0.4Hz的情况下，交感神经活性与血压存在相关性，但与心率无相关性（大多数情况下功率谱＜0.4Hz）（Brown等，1994）。

六、压力反射增益

压力反射调节机体不同状态下的血压动态平衡。压力感受器存在于大动脉系统以检测血压。若血压下降，传至脑干心血管运动中枢的感觉冲动减少，引发ANS活性的调控以提高心率和增加血管阻力，而高级脑中心和边缘系统可减弱这一基本反射，尴尬时出现的脸红表现是由心血管运动中枢引起，但这一反射起源于额叶联合皮质，就像晕厥反应、出冷汗和心率加快等反应同样也是这样。

压力反射反馈理论描述观测到的低震荡是血压的一系列变化（如呼吸引起的），动脉压力感受器通过感受这些变化而引发中枢神经系统通过兴奋迷走神经和抑制交感神经调节心率，压力反射也通过调整交感神经对血管的作用，改变外周阻力，引起血压变化，从而对起始血压变化起到缓冲作用（Malpas，2002）。一系列时间延迟的组合表现包括压力感受器、中枢神经系统、交感神经兴奋、血管反应，意味着血压变化的输入和延迟的血管阻力变化的输出取代缓冲起始血压的变化，将引起血压发生其他的变化，在给予受试者0.1Hz振荡的模型中可以引起这一变化的发生（DeBoer等，1987）。胸交感神经切除术或联合阻滞α和β肾上腺素能神经可引起0.1Hz功率频谱的降低，而对于这一现象的解释是可能与反射反馈回路中断有关（Malpas，2002）。一些细化的模型已经被展示以便进行验证，线性模型似乎对血管和中枢神经系统之间的关系要求严格（Burgess等，1997），然而，在非线性模型中，仅需要一组相当温和的假设以显示系统的相似行为（Ringwood和Malpas，2001），即使通过去神经方法移除压力感受器，一个合理的变异量仍保持在这个频率（Cerutti等，1994；Julien等，1995），这可能是由于存在着其他的反射通路或中枢神经系统的成分（Malpas，2002）。

LF功率谱可受压力反射功能、心脏β肾上腺素受体敏感性、受体后信号转导和副交感神经调整等影响（Adamopoulos等，1992；Saul等，1990）。相反，心脏去甲肾上腺素的释放不受突触后机制的影响，但可能受去甲肾上腺素再摄取变化的影响（Notarius和Floras，2001）。

由于存在明显的个体间差异性和对测量环境的依赖性，导致时域测量对个体测量过于敏感，因此受到质疑（Gregoire等，1996；Notarius和Floras，2001）。

耦合呼吸的3个主要节律，LF和HF振荡被确定是弱势的（Janson等，2001），然而，LF和HF有同步化的趋势（Prokhorov等，2003）。HRV和SPV的高度非线性协调主要被呼吸成分影响，动物实验表明，如果将呼吸因素滤除掉，这种耦合将明显降低（Gonzalez等，2000）。

七、结论

在一篇评论性综述中，Eckberg考虑了目前关于HRV如何反映自主神经系统平衡的证据，他得出以下结论。

1.迷走神经对基线LF RR间期波动的贡献极大，但尚无证据表明LF RR间期功率谱与交感神经–心脏神经交通定量相关。

2.大多数证据不支持LF RR间期功率谱随着压力反射介导的交感神经活性的变化而变化这一观点。

3.基线呼吸频率RR间期振荡与人的迷走–心脏神经通路水平有明显相关但不完全相关。

4.动脉压的适度变化可引起迷走–心脏神经活性的改变，不引起HF RR间期振荡的变化；呼吸频率和深度的变化可明显影响HF RR间期振荡，但不影响迷走–心脏神经活性。

5.一些生理干预可引起迷走神经和交感神经活性发生同向变化而非互相变化，其他如压力感受器刺激等干预可引发迷走神经和交感神经活性的相互变化，但仅使动脉压在有限范围内发生变化。

6.测量心力衰竭患者的自主神经系统平衡是无效的，同样，测量高血压患者和睡眠呼吸暂停患者可能也是无效的。

7.直立倾斜、轻度或剧烈运动都不会引起通过交感神经的平衡计算所预测的交感神经和迷走神经交通的相互变化。

Eckberg并未对HRV在心血管病患者危险分层或更好理解自主神经机制中的价值进行争论，但是他反对用"自主神经系统平衡"这一术语，因为这一关系尚未证明（Eckberg，1997）。

（江　雪　张树龙　译）

第6章
病理生理学和系统生物学注意事项

本章讲述的是关于将变化的时间序列模式作为系统替代品的一些争论。笔者提出的观点是将降低的HRV作为疾病、熵及其他非线性参数的标识。下一部分针对能够影响HRV的机体的子系统进行讨论，通常包括已知（已提及）的系统，如自主神经系统、呼吸系统和循环系统，以及其他的外周系统，如内分泌系统和免疫系统，此讨论内容将为下一章做铺垫，下一章主要讲述和讨论不同的HRV模型。

一、总论

系统生物学是以生物学为基础的交叉学科，它通过更加全新的视觉进行生物学和生物医学研究，主要研究生物系统内组成成分之间复杂的相互作用。系统生物学中常规的工具是数学模型和时间序列分析。实际上，系统生物学分析的是机体中犹如网络的不同组成成分，大部分研究致力于亚细胞水平，对该水平的基因网和代谢网进行整合，应用复杂的网络方法或数学模型进行分析，然后与实际数据进行对比。结果表明，即使定量关系尚不明确，网络分析或模型分析仍可应用（Boolean网络），即使缺乏确切数据，上述方法仍可进行定量。

研究定量关系往往也是基于不同类型的模型。极少数的模型中不同成分间依赖线性定量关系，然而，大多数模型至少包括了一些非线性相关，在抽象层面上，网络节点可以被定性为总是围绕一个或多个平均值共振的振动。因此，耦合（非线性）振动的网络就产生了。对理论物理学家来说，理解大量的耦合振动仍然是一个挑战。

通常情况下，系统生物学是认识论，它可被看作是方法的产生，而不是检测方法或假设方法。因此，如果能够复制真实观测的数据，那么，它所得出的结果是有效的。当实际系统与模型系统受到同类干扰的挑战并以同样的方式做出反应时，认为得出的结果是有效的证据显著增加。

生物学标志物的时间序列被考虑为特定系统的替代者。常规的检测指标包括不同分子和物理测量的血液样本如心搏、血压、脑电图、步态及眨眼，如果一个独立的指标升高超过某一特定水平，而该水平被定义为异常或病理状态，那么这个指标可以提供信息。这适用于大多数但不是所有的指标（如非步态）及心跳，当发生心动过速（心率＞100次/分）和心动过缓（心率＜60次/分）时，此种情况被认为是病理性的。这也有

79

例外，正常状态下田径运动员的心率常＜50次/分，而这并非病理状态。当心率＞100次/分时，须除外是由体力活动和生理性应激引起，才可被定义为病理性的。

短时间序列同样可提供机体系统的信息。如果短时间序列的发生表现为非平稳性，则提示病理状态的发生，但也会恢复。例如，肾标志物肌酐的测量值，与短时间序列曲线斜率相比较，后者更能反映肾更多的系统信息。在急性肾损伤时，即使肌酐绝对值仍较低，但肌酐水平快速增加具有重要意义。即使肌酐值较正常值明显升高，稳定的肌酐值也可能提示病情稳定；同样，短时间序列总斜率即使远高于正常值，也可能提示疾病处于恢复阶段。

几十年来，科学家和临床医生一直忽视时间序列的其他特点，这些通常根据非常简单的标准进行分析：是否符合病理学、是否固定、是否增加或降低？诸如变异性这类的优点被忽视了。直至1990年，科学家才开始关注时间序列的其他性质并提出新的理论。Ari Goldberger提出信号规律地增加代表疾病发生非复杂化。因此，健康状态下变异性更加复杂，并且疾病时表现出变异性的降低，该变异性的降低是由结构成分数量下降和这些成分之间耦合功能的变化引起（Lipsitz和Goldberger，1992；Goldberger，1997）。这一概念在HRV分析中得到广泛应用。Pincus假设复杂性的降低和规律性的增强与组成成分的自主和独立的增加相对应。"该观点表明健康机体系统之间具有良好的沟通，主要由相互作用的外部影响数量和相互作用的程度表示。相对而言，疾病或病理状态代表解耦和（或）减少外部输入，将周围环境中的中心系统组件进行有效隔离"（Pincus，1994），这再次导致生物体对挑战变化的反应降低；这种降低不仅是一种替代因素而且是相关的（次要的）致病因素。生理控制系统的复杂性发挥了重要的作用，即它能够对生物体对不同时间尺度的数量发生集中反应，以便于使生物体到达一个新的稳态（Lipsitz，2002）。

另一个研究组提出，HRV可作为系统衡量的程度，这个系统需要能够对组成系统提供灵活的自适应调节（Thayer和Friedman，2002）。他们的观点是："当进程相互制约时，系统作为一个整体在一系列状态范围内有自发振荡趋势，在整体系统控制中各种进程保持平衡，因此，系统可以对一系列输入作出灵活反应。然而，该系统同样可以发生失衡，因为某个特定的进程控制系统的行为，致使系统对正常范围内的输入无反应。若一个系统被锁定为某个特定的模式，这个系统就会失去调控。"（Thayer等，2012）。

其他科学家发现，在一些疾病状态下，存在着复杂度及近似熵的降低和增加（Vaillancourt和Newell，2002）。尤为重要的是，随年龄变化的变异性这一概念，可能是基于系统组成数量的降低和成分间耦合的减少（Lipsitz和Goldberger，1992；Vaillancourt和Newell，2002）。主要在内分泌疾病中观察到复杂度增加，与健康对照组相比较，生长激素水平增加而诱导的肢端肥大症患者，其生长激素释放模式超过24h，并伴有较高的近似复杂度（Hartman等，1994），在库欣综合征患者中观察到上述类似的变化，与健康者相比较，ACTH的时间序列和皮质醇浓度水平增加了近似复杂度（Van den Berg等，1997a）。老年男性中的黄体生成素和睾酮释放模式更加复杂（Pincus等，1996）。根据Kauffman的关于生命处于紊乱边缘的论证，一些学者从抽象层次上进行论证，即"健康可被定义为与热动平衡的一定距离，过于接近（降低的变异、能量耗散的减少、低熵）或太远（增加的变异和能量耗散、高熵），上述每一种情况都代表着病理变化"（Buccelletti 等，2012）。

二、影响心率变异性的生理系统

（一）窦房结

窦房结内的起搏细胞被认为是一群电偶联振动器，通过相互夹带或锁定机制而保持同步（Bergfeldt 和 Haga，2003）。心脏中的线粒体本身可看作单独的振动器并相互作用，当心肌细胞中的线粒体网处于关键状态时，心肌细胞表现出高振幅自持续振动。生理条件下，心肌细胞线粒体膜电位的时间特性是振荡，并显示出光谱成分的幂律（Aon等，2006）。

针对2位状态稳定的心力衰竭患者，给予左心室辅助装置，导致心脏压力感受器的影响被减弱。因此，LVAD装置主要决定波动，自主神经系统仍继续支配和控制心脏。重度心力衰竭患者缺少LF，在LVAD进行循环支持时LF恢复，无任何类似血压波动时LF的恢复更加明显。因此，研究者得出结论，LF波动代表了自主流出中的部分中心波动，尽管血压波动导致LF分量，但它仍在无血压振动干扰时进行工作（Cooley等，1998）。

（二）呼吸系统

来自于临床和动物研究的证据充分表明，窦性心律失常的主要原因是呼吸驱动与心脏-迷走运动神经元的偶联（Pilowsky，1995；Hayano等，1996；Malpas，2002），从延髓呼吸神经元到交感神经运动前神经元的输入可能是一种机制（Pilowsky，1995）。充血性心力衰竭患者可出现潮式呼吸（Sin等，1999）。每个潮式呼吸周期中产生伴有呼吸过度的心搏（Yasuma 和 Hayano，2004），这或许是致力于提高肺换气的有效性。潮式呼吸不仅影响窦性心律，而且影响心房颤动，可能是由于房室结不应期和传导阻滞的调整对正常通气无反应（Leung等，2005）。

（三）内分泌系统

受试者中，除外AT1R 1166C等位基因携带者，随着CYP11B2-344T等位基因数目增加，同时伴有钠排泄增加，导致LF/HF值升高，该结果被认为是血容量的升高增加了副交感神经张力。

将17名原发性或继发性醛固酮增多症的高血压患者与11名原发性高血压受试者和10名健康对照者进行比较，分别在仰卧位和头部被动倾斜60°的体位下测定收缩压和舒张压的频域变异（分别测量20min和10min）。结果表明，除外病因学的原因，高血压患者的LF和LF/HF值明显升高（Veglio等，1995）。

健康人中，皮质醇与HRV呈负相关（Thayer 和 Sternberg，2006）。

研究表明，可控的低血糖（15minHRV）导致HF和SD1（来源于庞卡莱图）下降，但LF和SD2无（明显）改变（Koivikko等，2005）。

性激素如雌激素可能激活副交感神经系统，孕激素可能激活交感神经系统（Saeki等，1997；Satoand Miyake，2005）。

大脑中有约7000个细胞产生神经肽苯基二氢喹唑啉A和苯基二氢喹唑啉B，除了小脑，苯基二氢喹唑啉作用通路广泛分布于整个神经轴，大脑中苯基二氢喹唑啉免疫反应神经末梢最密集的染色位于下丘脑室旁核、弓状核、蓝斑（包含产生去甲肾上腺素的神经元）、中缝背核（包含血清胺神经元）、结节乳头核（包含组胺能神经元）（Date等，1999）。

苯基二氢喹唑啉能够调节自主功能，注射后心率和血压增加，提示苯基二氢喹唑啉可生理性地刺激交感神经，增加食物的摄入和代谢率（Sakurai，2007）。

近几年，几项课题对催产素在人类社会行为中的作用进行研究，研究重点是催产素对可观察的社会行为的作用。其中一项研究纳入26名男性参与者，应用催产素后，对参与者的情绪无影响，但HRV发生改变，这些改变可通过HF和趋势波动尺度指数（但相当温和）观察到（Kemp等，2012）。

（四）免疫系统

由感染、损伤和创伤导致稳态失衡常见的反应是炎症反应的发生。一系列免疫反应中和入侵的病原体、修复损伤的组织和促进伤口愈合（Baumann和Gauldie，1994）。炎症反应发生表现为促炎症介质的释放，包括白细胞介素-1（IL-1）、黏附分子、血管活性介质、肿瘤坏死因子（TNF）和活性氧。活化的巨噬细胞早期释放的促炎症细胞因子在触发局部炎症反应的发生中发挥关键作用，然而，诸如TNF、IL-1β和高迁移率族蛋白B1（HM GB1）等细胞因子过度产生，将比导致炎症反应发生的事件本身更具有破坏性，包括导致弥散性血管内凝血、组织损伤、高血压和死亡（Wang等，2001）。炎症反应可由抗炎因子进行平衡，抗炎因子包括细胞因子IL-10和IL-4、可溶性TNF受体和转化生长因子（TGF-β）。尽管简单化，但是促炎/抗炎这一术语被广泛用于复杂的细胞因子网络的探讨。除了参与局部炎症反应，TNF和IL-1β还是激活脑源性神经内分泌免疫反应的信号分子。神经内分泌通路，如下丘脑-垂体-肾上腺（HPA）轴和自主神经系统的交感神经部分（SNS）（Rivest，2001；Elenkov等，2000），作为抗炎平衡机制而控制炎症反应，宿主从而调动神经系统和内分泌系统的免疫调节资源来调节炎症（Pavlov等，2003）。

免疫系统和大脑间的交叉依赖于经典的体液途径和最新发现的神经通路。

炎症反应发生时，神经机制依赖于与大脑相连的迷走神经传入感觉纤维的激活，免疫原性刺激可直接通过树突状细胞、巨噬细胞及其他迷走神经相关的免疫细胞释放的细胞因子或间接通过位于迷走神经副神经节内的化学感应细胞激活迷走神经传入，例如，腹腔注射内毒素可诱导与腹部迷走神经和其后的迷走神经副神经节及传入纤维相关的结缔组织内树突状细胞和巨噬细胞的IL-1β免疫反应（Goehler等，2000；Goehler等，1999）。位于迷走神经节内的内脏迷走神经传入纤维，主要终止于延髓的迷走神经复合体（DVC）（见第3章）。细胞因子信号分子依赖于免疫排斥的程度，通过迷走神经感觉神经元向大脑传入。腹腔注射内毒素或IL-1β后，膈下迷走神经抑制下丘脑-垂体-肾上腺（HPA）轴的刺激（Gaykema等，1995）及下丘脑核中去甲肾上腺素的释放（Ishizuka等，1997）。迷走神经切断术未能抑制大剂量内毒素诱导的IL-1β在大脑中的免疫反应（Van Dam等，2000）及血液皮质酮水平的增加（Hansen等，2000）。无论迷走神经是否完整，静脉注射内毒素可诱导脑干延髓中神经元激活指标c-Fos的表达（Herrmann等，2001）。轻至中度外周炎症反应中迷走神经传入神经通路发挥主要作用，而急性、重度炎症反应主要是通过体液基质调节发挥作用（Pavlov等，2003）。

　　乙酰胆碱是大脑中重要的神经递质和神经调质，它介导交感神经元和副交感神经元的神经节突触的神经传递，同时，它是节后副交感神经和迷走神经传出神经元的基本神经递质。乙酰胆碱主要通过2种受体发挥作用，分别为毒蕈碱（代谢型）受体和烟酸（离子型）受体。除了大脑和神经支配的外周结构，在淋巴细胞混合群和其他产生细胞因子的免疫细胞及非免疫细胞中，检测乙酰胆碱受体亚型（毒蕈碱）和亚基（烟酸）的RNA（Sato等，1999；Tayebati等，2002），这类细胞中的大多数能够产生乙酰胆碱（Kawashima和Fuji，2000）。应用内毒素刺激培养的人巨噬细胞，结果表明，乙酰胆碱通过转录后机制明显且浓度依赖性地降低TNF的产生，同样，乙酰胆碱可通过转录后机制有效抑制其他内毒素诱导的促炎症细胞因子，如IL-1β、IL-6和IL-18，但对内毒素刺激巨噬细胞诱导抗炎因子IL-10的释放无影响（Borovikova等，2000；Wang等，2004）。脓毒症、心肌缺血和胰腺炎实验模型中，可发现迷走神经刺激阻断细胞因子活性（Mioni等，2005；Saeed等，2005；vanWesterloo等，2006）。

　　因此，迷走神经系统活性的改变能明显调节炎症反应，而迷走神经活性可被局部或系统的去甲肾上腺素、乙酰胆碱或尼古丁等递质阻断或增强，但这不是单向作用，即炎症反应还可影响感觉迷走神经活性。免疫排斥释放的促炎症细胞因子可激活迷走神经的传入信号，以及迷走神经背侧运动核（DMN）中迷走神经传出神经直接或间接［通过孤束核（NTS）神经元］的活化，因此，感觉迷走神经传入神经和调节迷走神经传出神经形成炎症反射，该反射可继续监测和调节外周的炎症反应状态（Tracey，2002），因此，双侧颈迷走神经切断的动物对内毒素休克更加敏感（Pavlov等，2003）。同时延髓极后区可通过增加IL-1β的血液浓度激活胆碱能抗炎通路（Herrmann等，2001）。

　　可溶性TNF-α和IL-6与时域HRV变量（SDNN、SDANN）呈（负性）相关性（Malave等，2003；Straburzynska-Migaj等，2005；Mani等，2009），内皮素-1同样（与TP和ULF呈负相关）（Aronson等，2001a）。类似研究表明，TNF-α和IL-6与HRV变量不相关（Aronson等，2001b）。几项研究表明，降低的线性HRV参数与升高的CPR、IL-1和IL-6相关（Kon等，2006；Araujo等，2006；Carney等，2007；Ziegler等，2008）。

　　新确诊和已确诊的糖尿病患者中，升高的IL-6与时域（SDNN）和频域参数相关（Lieb等，2012），另一项研究中，升高的IL-6与节律呼吸中降低的E/I（呼气/吸气，每次呼气期最长RR间期均值除以每次吸气期最短RR间期的均值）比值相关（González-Clemente等，2007）。

　　长期队列研究中（随访15年），线性指标和DFA的动态心电监测与基线炎症参数相关，即VLF、LF、TP及SDNN与CRP、IL-6及白细胞相关。日间HRV和24h HRV均能观测到DFA与IL-6和C反应蛋白呈负相关，HRT趋向于与白细胞和IL-6相关（Kop等，2010）。

　　截至目前，已经有明确证据表明升高的炎症指标如TNF-α、C反应蛋白和IL-6与降低的HRV呈负相关。有趣的是，这一负相关性未表现在经典的"副交感神经"参数pNN50、rMSSD或HF中，而是表现在常规或"交感神经"参数SDNN、SDANN、TP、VLF和LF中（Haensel等，2008）（图6-1）。

　　（五）糖代谢

　　心血管组织中介导正常胰岛素信号的通路包括两类，分别为代谢组织中占主导地

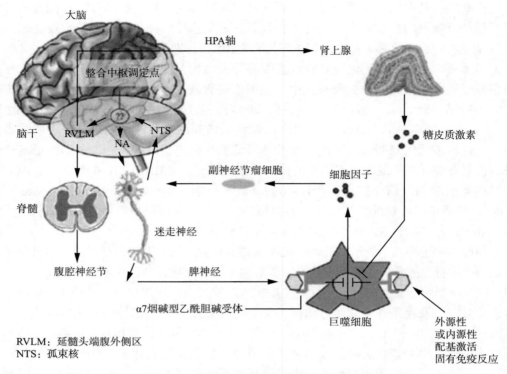

RVLM：延髓头端腹外侧区
NTS：孤束核

图6-1　大脑HPA轴对免疫系统的作用

位的（磷脂酰肌醇-3-激酶依赖性胰岛素信号通路）通路和生长因子样信号通路［由丝裂原活化蛋白激酶（mitogen-activated protein kinases，MAPKs）介导］。心血管组织中，胰岛素抵抗抑制代谢通路的激活及过度激活生长因子样信号通路，导致胰岛素摄取降低，可能影响心脏的正常功能（van Gaal 等，2006；Ferrannini 和 Iozzo，2006）。

心脏、血管及肾的脂肪存储会使这些组织的功能受损，同时，异位脂肪存储可增加肥胖风险。另外，除了血流动力学改变、高血压引起心脏发生变化，超重引起的脂质过度累积在心肌也会直接导致心脏毒性，大量心肌脂质的聚积可能导致心肌凋亡和收缩功能障碍。外周血管中，大量的血管周围脂肪细胞有助于增加肥胖患者血管硬度，血管外膜脂肪组织调节肠系膜动脉的张力，继而增加动脉僵硬度。此外，脂肪旁分泌的增加可通过生长因子诱导血管平滑肌细胞的生长（van Gaal 等，2006）。

动脉粥样硬化进展过程中的血小板聚集性增强、血液高凝、低纤溶为血栓前状态。在肥胖和代谢综合征的患者中，纤维蛋白原、血管性血友病因子（vWF）和纤溶酶原激活物抑制剂-1（plasminogen activator inhibitor 1，PAI-1）被作为凝血和纤溶系统的研究指标，同时，这些指标也是心血管疾病的预测指标。PAI-1主要表达于内脏脂肪组织，与皮下脂肪组织相比较，内脏组织的PAI-1表达量是其5倍以上（van Gaal 等，2006）。

肥胖可诱导几种细胞因子和炎症指标，这些指标有助于超重和肥胖者心血管疾病转归。同样，肥胖可能与内皮细胞分泌的因子水平升高有关，如细胞间黏附分子-1（ICAM-1）（Pontiroli 等，2004）。

副交感神经和交感神经对胰岛B细胞的支配，以及中枢神经系统直接参与代谢的调节，表明中枢神经系统在对胰岛素敏感的功能适应性中发挥重要作用，实验中毁损下丘脑的腹内侧核（VMH），立即观察到胰岛素释放增加，这一效应主要是由迷走神经活性增加介导，因此，这一效应可被迷走神经切断术阻断（Berthoud 和 Jeanrenaud，1979）。副交感神经刺激胰岛素的释放，主要是通过乙酰胆碱激活 B 细胞表面 M2 毒蕈碱受体。交感神经系统也发挥重要作用，α2 成分活性增加与胰岛素释放减少有关，而 β 肾上腺素能活性的增加可促进胰岛素的输出（Ahren 等，1986；Kahn 等，2006）。

（六）心理作用、心脏健康和 HRV

生活中的任何环境刺激均可引发应激。应激不是必然的负面因素，它能够引起正面和负面的生理后果。应激可定义为对平衡的任何破坏（Miller 和 O'Callagan，2002），在计算生物学术语中，应激可被称为系统的扰动。机体中参与应激反应的两个主要系统是下丘脑-垂体-肾上腺（HPA）轴和交感神经系统（SNS）。HPA 轴主要通过 3 种关键激素的合成与释放满足应激的需要，分别为促肾上腺皮质激素释放激素（CRH）、促肾上腺皮质激素（ACTH）和特异性糖皮质激素，如皮质醇（COR）（人、非人灵长类动物、猪和犬），或皮质酮（CORT）（啮齿类动物）。参与的组织器官包括下丘脑、海马、腺垂体、肾上腺等。HPA 轴是一个负反馈系统，其产物皮质醇、SNS 的递质、去甲肾上腺素和 γ- 氨基丁酸（GABA），可抑制起始物质的产生（Mathe，2000）。

下丘脑产生促肾上腺皮质激素释放激素（CRH）的神经元集中在下丘脑室旁核（PVN，占所有神经元的 50%～90%），在内部和外部刺激情况下合成 CRH。有趣的是，下丘脑室旁核（PVN）中产生 CRH 的神经元也产生抗利尿激素，血浆皮质醇也控制抗利尿激素的释放，抗利尿激素可通过不同受体升高促肾上腺皮质激素（ACTH）水平。在长期应激状态下，调节促肾上腺皮质激素释放激素（CRH）和抗利尿激素的释放是不同的，即使早期应激源抑制促肾上腺皮质激素释放激素（CRH）的释放，新的应激源也可通过抗利尿激素刺激促肾上腺皮质激素（ACTH）的释放（Aguilera，1998）。海马体、杏仁孔和皮质存在产生促肾上腺皮质激素释放激素（CRH）的神经元（Miller 和 O'Callagan，2002）。CRH 主要作用于腺垂体，它通过一个共同的前体蛋白——前阿黑皮素诱导促肾上腺皮质激素（ACTH）和 β- 内啡肽的释放。促肾上腺皮质激素（ACTH）负反馈控制促肾上腺皮质激素释放激素（CRH），促肾上腺皮质激素（ACTH）诱导皮质醇的释放，皮质醇由肾上腺皮质束状带和网状带中的前体胆固醇产生（Rosol 等，2001）。除了释放至全身，糖皮质激素释放至肾上腺髓质区，进而调节该部位负责去甲肾上腺素转化为肾上腺素限速酶的水平（Miller 和 O'Callagan 2002）。健康个体中，交感神经系统对应激的反应是释放儿茶酚胺，交感神经活性程度可预测由同样应激源引起的皮质醇反应，受试者对实验性应激源表现出的交感神经反应越强，血浆中皮质醇水平越高（Cacioppo 等，1995）。

棘手的生活问题和未能解决抑郁等负面情绪，可产生持续的生理刺激，频繁地引发慢性生理性应激反应。慢性应激长期刺激交感神经系统（SNS）和下丘脑-垂体-肾上腺（HPA）轴可产生一系列负性病理生理后果（Rozanski 和 Kubzansky，2005）。

正常状态下，急性应激引起的皮质醇升高通过负反馈机制控制下丘脑-垂体-肾上腺（HPA）轴功能。慢性应激状态下，皮质醇与中枢神经系统受体结合，导致皮质醇持续分泌（Dallman 等，2004）。高皮质醇血症与下丘脑-垂体-肾上腺（HPA）轴正常生理可塑性降低有关，表现为皮质醇分泌测量的变异性降低和HPA轴对地塞米松外源性抑制的灵敏度下降。慢性应激引发交感神经活性增强，导致静息心率增加和自主神经系统失衡，自主神经系统失衡可通过测量HRV变化明确。此外，副交感神经系统功能受损可导致运动后静息心率的恢复减慢，在急性或慢性生理应激状态下，均出现静息心率和血压的缓慢恢复，其具体机制仍需进一步阐明（Rozanski和Kubzansky，2005；Rozanski等，2005）。

慢性应激可引起心血管反应的发生（如急性生理刺激引发心率和血压的增加），该反应的发生与包括几个特定大脑中心在内的慢性应激网的激活有关（Bathnagar和Dallman，1998）。新近的研究表明，上述病理生理的改变尤为重要，心血管反应的增加与亚临床动脉粥样硬化的发生、发展高度相关（Barnett，1997；Mathews等，1998）。多种状态下急性应激源引起的心血管高反应性具有特征性（Rozanski和Kubzansky，2005；Rozanski等，2005）。在认知状态下，与工作相关的忧虑与工作日中高皮质醇水平相关（Schlotz等，2004）。初步研究表明，实验室诱导的沉思状态可延长生理刺激后心率和血压的恢复时间（Glynn等，2002）。同样，与正常患者相比较，情绪障碍的患者、抑郁患者（Carney，2005）和敌对状态（Suarez等，1998）的患者表现出更高的神经内分泌反应。生活中，长期的工作压力，即高工作要求、低工作自由（Karasek等，1981）与工作后心率和血压升高后持续的时间有关，尤其是血压的升高可能会持续数天（Vrijkotte等，2000）。工作时血液中皮质醇水平升高（Schlotz等，2004）、药物刺激（去氧肾上腺素）和压力反射的敏感性降低均会引起血压升高（Thomas等，2004）。工作后无放松的感觉（Suadicani等，1993），可能提示生理可塑性的降低，同时睡眠不足也可能导致神经内分泌激活（Spiegel等，1999）。同样，低社会经济状态与生理高反应性有关（Steptoe等，2003）。与慢性应激有关的HPA和SNS高输出信号引起一系列变化的发生，而这些变化与CAD、炎症反应的发生、中心性肥胖、高胰岛素血症、糖尿病、高血压及内皮功能障碍呈强相关（Rozanski和Kubzansky，2005；Rozanski等，2005）。颇有意义的观察结果是不同个体之间受到短暂刺激后表现出的不同变化，在刺激前和刺激过程中，一些个体HRV值变化差异较大，而另一些个体则变化较小，"若限于对应激源平均值的描述和讨论，这一研究结果将被完全遗漏"（Cacioppo等，1995）。

内脏脂肪在慢性应激反应中扮演着活性成分的角色，然而其功能有可能被低估。内脏脂肪与皮下脂肪组织相比较其内分泌活性更高。内脏脂肪包含皮质醇受体，库欣综合征患者增加的皮质醇导致腹部脂肪含量增加，腹部肥胖也因此被认为是一个"功能性皮质醇增多症"（Pasquali和Vicennati，2000）。

认知能力与自主神经功能相关。认知活动的增加导致HRV降低（Althaus等，1998；van Roon等，1995），HRV的降低反映迷走神经功能的减退（Berntson等，1997；Denver等，2007）。一些研究表明，HF下降表明副交感神经系统活性降低，降低的副交感神经系统活性可预测心血管疾病和认知表现的增加（DeGangi等，1991）。MF波段对脑力工作负荷量敏感（Boucsein和Backs，2000）。事实上，与HF相比，MF与注意力处理的关系更加密切（Althaus等，1998），比如执行飞行模拟和汽车转向等更加自然的注意力任务等，复杂情况下可出现MF的降低（Mulders等，1982；Veltman和Gaillard，1993、1998）。对注意力任务所需心理过程的生理条件优化的建立，降低心脏抑制是非常重要的（Duschek等，2009）。

三、心率变异性和复杂性：再论

心率变异性被认为是一个复杂的系统，这种解释需要包含更详细的概念。既往已经表明，HRV独立于行为本身，是1/f整体缩放的结果。假定HRV是一个临界态的系统，它通过永久地远离失衡的临界状态来防止对抗性模式锁定，从而加强系统的容错能力。非平衡系统中的相变和临界现象理论对阐述复杂心率动态机制是有帮助的。第二阶相变临界点的特征是弛豫时间的发散，伴随着强相关波动和统计特性的比例恒定性，这已经在一系列健康人的心率中被证实（Ivanov等，1999；Aoyagi等，2003；Kiyono等，2004）。此外，已经证实一个健康人的心率在不同行为状态下呈现出类似的动态变化。除了睡眠和压力状态下，日常活动期间可观察到强相关波动作为临界的典型特性（Kiyono等，2005）。

四、结论

任何因素都可能影响HRV。其中一些因素已被描述并提供了部分解释。然而很明显，通过HRV线性或非线性参数反映自主神经系统并不简单。

（江　雪　张树龙　译）

第二部分
临床研究与应用

第7章
基本死亡率

一、概述

　　年龄可引起身体一系列生理改变。其中一些改变是众所周知的，一些改变最近被发现。例如，年龄引起神经传导速度降低（Munsat，1984）、听力受损（Mader，1984）、用力呼气量减少等（Tobin，1981）。不同因素之间的相互联系到目前还没有研究清楚，大家一致认为不同系统的功能降低并不是决定因素。器官之间的相互作用可能导致有效功能丧失，而对应激（系统理论叫作干扰）的适应能力会严重降低。一些子系统随着年龄的增长变异性增加（Vaillancourt和Newell，2002），在西方人群中总死亡率主要由心血管疾病（40%）和肿瘤疾病（25%）组成，呼吸综合征和胃肠道疾病占的比例则很少（分别在10%和5%以下）（Gaber，2011）。

　　HRV不只与心脏疾病有关，人们已经提出HRV越高，机体健康状态越好的观点。Weber通过实验研究得出结论，静息状态下HRV越低，可能预示着正常人以后患有心血管疾病（可能性最大）、自身免疫性疾病、应激性疾病的可能性越大（Weber等，2010）。

　　在早期的观察研究中，通过比较青年人（21～35岁）和老年人（62～90岁）在安静和限制呼吸的两种不同状态下的短程HRV发现，与青年人相比，老年人的非线性复杂性降低（Kaplan等，1991）。所有独立于疾病的确切研究已经观察到这些变化（例如，Pikkujämsä等，1999）。

　　如果HRV可以作为预测患者死亡率的指标，则它会成为临床研究中的重要手段，在这章里笔者列出了支持和反对这个观点的证据。

二、HRV作为人群样本的一个基本危险因素

　　Tsuji调查平均年龄为72岁的736名老年男性和女性的死亡率，随访4年。结果74人死亡（意料之中），大多数人死于心血管疾病和肿瘤。从动态心电图的第1个2h中获得的频率和时域指标显示，死亡率与VLF、HF、LF和SDNN有关。除外HRV参数，将年龄、性别、心肌梗死病史、充血性心力衰竭、收缩压和舒张压、使用利尿药和β受体阻滞药、糖尿病、吸烟史、酗酒史、出现复杂或频繁的室性心律失常、出现室上性的期前收缩等因素进行逐步多元比例风险分析，LF是一个唯一有预测意义的指标，风险比

（每一个标准差衰减）为 1.7 ～ 1.87。校正年龄、性别、临床危险因素后，自然对数转换后的低频功率的标准偏差变化，导致全因死亡率的危险增加 70%。LF 功率＜218.9ms² 与最高风险相关（Tsuji 等，1994）。van der Borne 对这一个现象作出了可能的解释。严重心力衰竭患者的肌肉交感神经活动几乎没有 LF 模式，而交感神经活性与 HRV LF 密切相关（van de Bone 等，1997）。

在一项 10 年的随访研究中，检测年龄＞65 岁的 347 人的基线 HRV 水平（Holter 监测、频域、SDNN、功率斜率），发现不同的死亡率指数（包括吸烟、既往心脏疾病、血糖升高、胆固醇降低）。SDNN、VLF、LF 和死亡率相关，HF 与死亡率无关。斜率是最好的单变量预测值，Cutoff 值为 1.5。在多因素回归模型中，幂律回归线的陡峭斜率和充血性心力衰竭是独立预测因素，RR 值分别为 2.01 和 1.85。HRV 参数与肿瘤死亡和其他非血管疾病死亡无关（Huikuri 等，1998）（图 7-1）。

Bruyne 等报道了一项令人关注的关于死亡率的研究（1999）。在 Rotterdam 的研究中，作者通过 10s 心电图研究了 HRV 与心脏及全因死亡率之间的关系，这是一项以 55 岁的男性和女性人群为基础的队列研究，收集的是 1990—1996 年的数据（平均随访 4 年）。患有心律失常或＜6 个标准 RR 间期者被排除。SDNN 分为四分位数，第 25、第 50、第 75 四分位数分别为 9.6ms、15.2ms、25.9ms，整体上说，与其他研究相比数值较低。共有 5272 人参与研究。校正年龄、性别因素后，研究对象在相对性最低四分位数的 SDNN 和第 3 个四分位数者相比，心脏疾病死亡率增加 80%（HR＝1.8/1.0 ～ 3.2）。值得关注的是在最高四分位数的 SDNN 的人群有更高的心脏疾病死亡风险（HR＝2.3，95%CI 1.3 ～ 4.0）。作者得出结论：10s HRV 对于识别心脏病死亡率风险增加的人群是可行的，与心率变异性降低相比，HRV 升高可作为评估心脏死亡率更强的指标（De Bruyne 等，1999）。

一项纵向队列研究纳入 15 792 名中年男性和女性（ARIC 研究）。无冠状动脉粥样硬化性心脏病病史 900 人的样本和所有在随访前已经死亡的有冠状动脉粥样硬化性心脏病人群比较。HRV 通过 2min 的心电图片段，半自动化方式测定 RR 间期。此外，测定血浆胆固醇、高密度脂蛋白、低密度脂蛋白、三酰甘油、胰岛素、血糖，根据空腹血糖水平诊

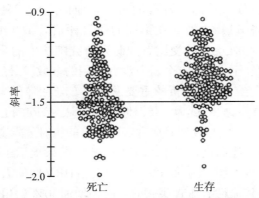

图 7-1　10 年随访中生存和死亡者的个体功率 - 规则回归中的斜率值

Huikuri 等（1998），在 Wolters Kluwer Health 准许下复印

断是否患有糖尿病，测量腰围、臀围、颈动脉内中膜厚度。通过SDNN、rMSSD、SDSD和PNN50 4种方式计算HRV，但是无频域测定。低HRV与不利的心血管病风险及包括肿瘤、冠状动脉粥样硬化性心脏病的全因死亡风险升高相关。校正年龄、性别、种族因素后，最低的SDNN人群心血管疾病与SDNN相比，相对死亡率为2.1（95%CI 1.21～3.64）。升高的死亡风险与其他危险因素无关。与其他参数相比，低SDNN值的人群相对风险更低。笔者得出结论，低HRV可能先于其他疾病表现（Dekker等，2000）。

Hoorn研究中对50～75岁的605名受试者随访超过9年，101人死亡，其中43人因心血管疾病死亡，HRV参数包括SDNN、LF、HF、LF/HF，通过自主呼吸条件下的3min装置测量。在糖尿病人群中，HRV异常与死亡率的双倍风险相关，非糖尿病人群中未观察到该结果。自主神经功能受损的正常葡萄糖耐量人群中，最低的第25百分位数SDNN为25.7ms，LF为125ms^2，HF为93ms^2，虽然有统计学意义，但生存者和非生存者参数非常相似，例如，生存者SDNN为33.2（18.8～56.5），非生存者为27.7（13.7～58.5）（Gerritsen等，2001）。

在年龄35～96岁的志愿者中，连续测量超过26d的血压和HRV（$n=2455$）。随访中位数超过11.9年后462人死亡（168人患心血管疾病，其中83人患卒中，85人患心脏疾病，其余是非心脏疾病患者）。进行回归分析后，发现以下因素，包括性别、年龄、肥胖、吸烟和饮酒习惯、既往心血管疾病、糖尿病、高脂血症、高血压药物使用。收缩压变异性增加与心血管疾病死亡率和卒中死亡率有关，与单独心脏疾病死亡率无关。HRV降低与心血管疾病和心脏疾病死亡率有关，但与卒中死亡率无关。增加的风险比为中度（达到1.41）（Kikuya等，2008）。

在心血管疾病健康研究中，Kop纳入了907名平均年龄71岁且无心血管疾病临床症状的参与者。测量他们的时域、频域、去趋势波动分析和心率震荡现象（动态心电图监测），将这些参数与炎症指标如C反应蛋白、IL-6、纤维蛋白原和白细胞计数一起分析。受试者随访时间达15年。与抑郁和心血管疾病死亡率相关的自主神经调节功能降低在很大程度上是由心血管疾病解释的。VLF、LF、TP（无HF）增加，SDNN（<120ms）、去趋势波动分析、心率震荡开始和斜率与增加死亡率有关，预测值有2个心率震荡参数（Kop等，2010）。

最近的高质量meta分析总结了现有的研究。他们应用多种搜索方法（包括非英文的文章），共检索到3613篇文章。在不同的质量评估后，共纳入8项研究，共包括21 988名基线资料中无心脏疾病的受试者和队列研究随访中的受试者。所有研究失访率非常低（约5%）。除外至少其他2个研究没有应用的参数，最后应用了频域和时域参数，但并不是非线性指数。Meta分析的重要发现是变异性降低与晚期心血管事件显著相关。例如，SDNN的相对危险度为1.35，但研究者认为Holter检测的相对危险度值比2min心电图HRV高。LF降低与晚期心血管疾病相关的相对危险度为1.45，HF降低的相对危险度为1.32。此外，他们进行了meta回归分析，结果提示SDNN增加1%可导致致命的心血管疾病和非心血管疾病降低1%，他们总结HRV低的人群比HRV高的人群患致命性心血管疾病和非致命性心血管疾病的可能性增加40%（Hillebrand等，2013）（图7-2和图7-3）。

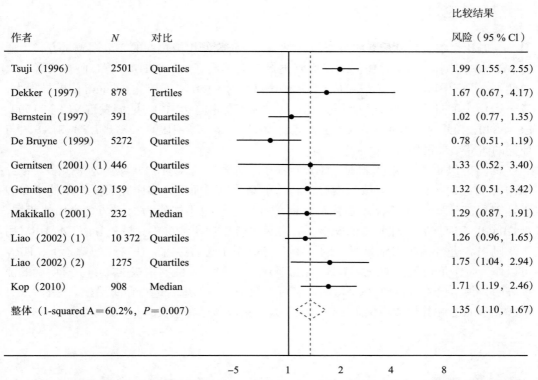

作者	N	对比	比较结果 风险（95 % CI）
Tsuji（1996）	2501	Quartiles	1.99（1.55, 2.55）
Dekker（1997）	878	Tertiles	1.67（0.67, 4.17）
Bernstein（1997）	391	Quartiles	1.02（0.77, 1.35）
De Bruyne（1999）	5272	Quartiles	0.78（0.51, 1.19）
Gernitsen（2001）（1）	446	Quartiles	1.33（0.52, 3.40）
Gernitsen（2001）（2）	159	Quartiles	1.32（0.51, 3.42）
Makikallo（2001）	232	Median	1.29（0.87, 1.91）
Liao（2002）（1）	10 372	Quartiles	1.26（0.96, 1.65）
Liao（2002）（2）	1275	Quartiles	1.75（1.04, 2.94）
Kop（2010）	908	Median	1.71（1.19, 2.46）
整体（1-squared A＝60.2%，P＝0.007）			1.35（1.10, 1.67）

图7-2 Meta分析NN间期标准差测量的低心率变异性与高心率变异性下致命性和非致命性心血管疾病的风险

Gerritsen和Liao报道的两个队列研究［经哈佛大学许可复印，Hillebrand等（2013）］

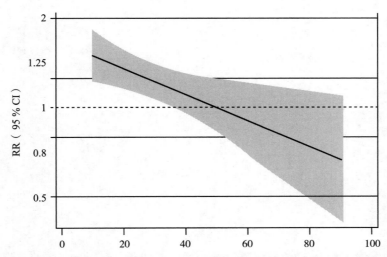

图7-3 剂量-反应meta-回归分析：通过NN间期标准差测量的RR间期与致命性心血管疾病和非致命性心血管疾病之间的联系

经哈佛大学许可复印，Hillebrand等（2013）

三、结论

一般死亡率研究显示某些特殊的特征，一些研究使用极短期的心电图测量方式，通过10s心电图测量HRV的Bruyne研究则更短。大多数证据表明HRV是心血管疾病死亡率的一个预测因素，而且一些研究显示肿瘤死亡率和HRV也相关。Cutoff值差异很大，最令人信服的且最好的研究大概是Kop等的研究数据（2010）。他们发现VLF＜1000，LF＜340，SDNN＜120，DFA＜1是有意义的。Tsuji等（1994）发现LF＜218.9，与他们的研究结果很相似。

我们可以推荐一般人群使用HRV作为一项普通的检查方式吗？应视情况而定。HRV作为任何一种筛选方法，没有很高的预测价值，而且许多研究表明假阳性率和假阴性率很高。低HRV不能增加疾病诊断的确定性，也不能作为处方药物应用的依据，高HRV也不应该有一种明显的安全感。避免患者担忧非常重要。另一方面，低HRV用于激励患者进行预防措施是可行的，HRV可以用于随访患者。在这样的背景下，HRV可以作为一个值得关注的预防工具，在假阳性的患者中不能有消极的影响。有明确的证据表明，预防措施可以使HRV增加，又可以激励更多的患者进行预防治疗。综合考虑，HRV对于GPs和其他从事预防工作的医务人员来说还是有意义的。

（张志鹏　洪　丽　译）

第8章
心 脏 病 学

一、概述

心脏病导致的死亡人数占人类死亡人数的1/3以上。这使我们投入很大的精力去了解心脏生理和病理生理学。经过数十年的研究，现在有了更明确的诊断和治疗方案。在过去20年里，有几个因素使人类的预期寿命显著提高。其中一个原因是心脏疾病在诊断、危险分层、治疗方面的巨大进展。

对致力于HRV的科学家和医师来说，心脏病具有一些令人感兴趣的特征。心脏明显是产生HRV的系统中一个至关重要的部分。在心脏方面应用HRV是最经典的方法，同时具有技术优势。致死性心律失常可导致心源性猝死，动态心电图检测技术也能高度识别病理性的心律失常。因此，产生了一个巨大的时间序列应用于HRV的分析。

这里我们探讨了大量的研究，但其中只有很少一部分是针对原发性心率变异性的研究，许多研究是干预研究，引入了新药物。这些研究中只有小部分是Holter监测。此外，在这些研究中一般只报道几个通过超声心动图和实验室结果测定的有意义的参数，如左心室射血分数。许多HRV的研究结果都是事后得出的。这意味着研究协议中原本不包括关于HRV的假设。一般来说，如果研究中包括HRV假设，那通常是在一个大假设后面接着给出的一个小假设。这些研究的另一大部分就是进行风险分析。这包括多种参数，而且一般在非常严格且很好的数据模型下进行。这些研究最初并不是专注于HRV研究，另一个问题就是缺少干预研究。我们喜欢随机研究，应用HRV在治疗组中分层患者，根据评估风险治疗组给予不同的治疗方法，对照组接受最先进的治疗。各种各样的研究涉及成千上万的患者，但在HRV方面并没有提供过多的科学研究，因为很少有人会围绕HRV进行研究设计。

在心力衰竭和心肌梗死后的患者，典型的是自主神经复杂的改变。心脏和外周血管交感神经传出增加，迷走神经传出下降。这些变化通常和血浆中去甲肾上腺素增加有关，部分是因为释放增加，部分是因为心排血量降低而导致清除下降（Frenneaux，2004）。其他已知的改变包括血压降低引起的RR间期反应降低（心脏压力反射敏感性降低）（Frenneaux，2004）。在一些研究中，关于迷走系统状态有了更深入的解释。在心脏疾病中可能没有考虑自主神经系统的复杂性。

二、冠状动脉粥样硬化性心脏病和心肌梗死

世界卫生组织（工作组，1979）将同时出现以下3种特征中的至少2种定义为心肌梗死：①典型的胸痛或不适感；②心肌酶升高；③ECG出现Q波。

关于这个定义存在一些争议。一些新的更敏感的心肌标志物和影像技术可能会很大程度上改变这个定义，尤其当把它们拓宽到那些不满足这个定义但有心肌缺血症状的患者时。2000年，ESC和ACC提出一个新的定义，即急性、进展性心肌梗死的特征为能够满足下列条件中的至少1个：①缺血症状；②ECG出现病理性Q波；③ECG出现心肌缺血改变（ST改变）；④经皮冠状动脉介入。

冠状动脉粥样硬化性心脏病导致心肌缺血，首先在心肌需氧量增加的情况下出现，安静状态下也可出现。心肌缺血常被描述为心肌耗氧量与心肌灌注的不平衡。也有研究者提出了其他的定义，如心肌灌注和心肌收缩力不匹配。据此，在病理条件下心率加快会减少冠状动脉血管灌注，并引起收缩力下降（Fox 和Ferrari，2011）。大量临床证据表明，心率增加与缺血事件发生有关。例如，一项研究报道89%的缺血期出现之前心率至少增加10次/分（Panza等，1992）。因此，观察到的关于Holter检测的最小心室率和SDNN是值得关注的（Burr等，2006）。经典研究为5438名冠状动脉疾病患者超声测量下的左心室射血分数＜40%，舒张末期短轴内径＞56mm。在14.7年的随访后，专家发现基础心率和死亡率呈显著相关（图8-1）。

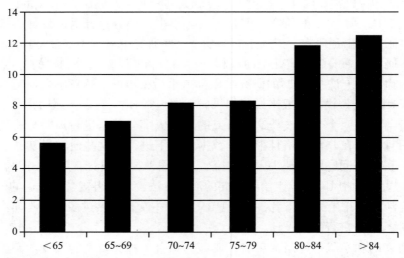

图8-1 冠状动脉粥样硬化性心脏病患者基础心率、死亡率的关系，射血分数＜40%，舒张末期短轴内径≥56mm［修改自Fox等（2008），经Elsevier许可下复印］

三、HRV与心肌梗死预后

Kleirger和同事分析了808位急性心肌梗死后生存患者的SDNN，平均随访31个月，

在所有测量的Holter参数中，心率变异性与死亡率具有最强的单变量相关性，这是关于HRV和冠状动脉粥样硬化性心脏病相关性里程碑意义的研究。HRV（SDNN）<50ms死亡率的相对危险度是HRV>100ms组的5.3倍（Kleiger等，1987）。这是首次应用HRV研究冠状动脉粥样硬化性心脏病死亡率的研究。此后又进行了几项研究，之后本文将重点讲述在工作组发表其建议后的研究。

在ATRAMI研究中，对心肌梗死后28d内的1248位患者用时域指数进行Holter检查，同时应用去氧肾上腺素技术（动脉插管）进行BRS监测。患者属于低风险组（LVEF平均为49%）。SDNN<70ms是1年和2年心脏死亡率的单变量预测因素。在多因素分析模型中，BRS<3ms/mmHg，相对危险度是2.8；SDNN<70ms，相对危险度是3.2。LVEF<35%时，RR分别为11.5和5.9（La Rovere等，1988）（图8-2）。

一项研究观察了首次患急性心肌梗死的64位患者和31位对照组患者。测量HRV，应用心脏超声测量左心室收缩和舒张功能。尽管射血分数与长期HRV指数相关性较弱，但左心室充盈受限的患者HRV指标显著降低。左心室充盈功能受限是预后不佳的最强预测

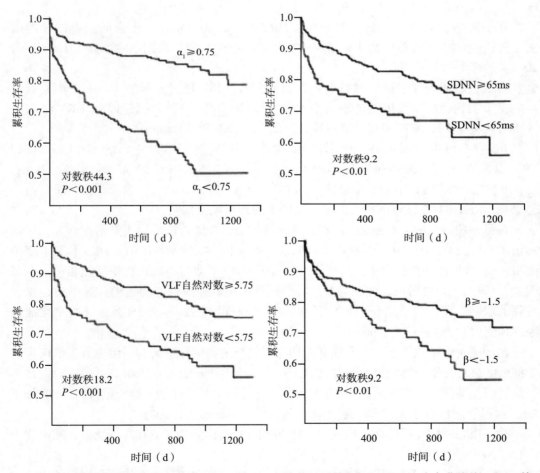

图8-2　依据患者α1、SDNN、VLF、β的Cutoff值分组后的Kaplan-Meier生存曲线（Huikuri等，2000，Wolters Kluwer Health 许可）

因子，独立于HRV和射血分数，但LV充盈与HRV相关（Poulsen等，2001）。

根据动态心电图结果，将患抑郁症的心肌梗死患者（$n=307$）与无抑郁症的心肌梗死患者（$n=366$）进行比较，在校正其他医学和人口统计学因素后，发现一些指标在抑郁症患者中显著降低，ULF对数为（8.52 ± 0.05）vs.（8.66 ± 0.05），VLF对数为（6.32 ± 0.66）vs.（6.59 ± 0.065），LF对数为（5.09 ± 5.34）vs.（5.34 ± 0.08），而HF并无明显区别。轻度和重度抑郁患者之间无明显差异，ULF对数与VLF对数呈弱相关（Carney等，2001）。

Molnar及其同事研究14名梅毒性心脏病后生存者，14名与第一组数据匹配的患者及14名健康受试者。对照组中平均QTc更长，生存组QTc更短一些。在HRV指标中，生存组仅有SDANN和SDNN显著降低。生存组的昼夜节律变化减少。总之，与其他两组相比，更多的时域和频域测量不能显示生存组的特征（Molnar等，2002）。

单因素分析发现，HRT 2类患者（即TO$\geq$0%和TS$\leq$2.5ms/RR间期）与正常HRT患者相比2年内的死亡风险增加4.4～11.3倍，HRT 2类的死亡率与左心室功能受损者死亡率一样高。HRT独立于HRV、LVEF和心律失常，作为预后的一个独立预测因素（Bauer等，2008）。在灌注不完全的患者经皮冠状动脉介入后HRT的持续性受损提示血压不足，与预后差一致（Sade等，2003）。

几个大型心肌梗死后研究都使用了HRT指标，认为它是一个强的心电图危险因素。校正的HRV（心率震荡，分析期前收缩后心率的改变）识别危险人群（Barthel等，2003）是可能的。

3717位心肌梗死后的患者被纳入一项关于阿齐利特的介入研究中，与心率变异性高的患者相比，应用安慰剂的患者心率变异性低，1年死亡率明显升高。HRV由HRV三角指数决定，HRV<20提示高风险，>20提示低风险（Camm等，2004）。

463位心肌梗死后患者，应用Holter检查，分析患者SDNN、rMSSD、LF、HF和TP，以发现它们与总体生存率和猝死的关系。其中SDNN<50ms、rMSSD<20ms、LF/HF>2，非持续性室性心动过速，LVEF<40%，提示预后差。血管再生的患者指标会更高，LF/HF>2和SDNN<50ms与LVEF的相对风险相同。

在另一项研究中，心肌梗死70～120d后的患者被纳入抗心律失常治疗研究，平均随访（362 ± 241）d。79位患者死亡，时域、频域和非线性测量（α1、DFA和庞卡莱维度SD12）指标用于描述Holter监测结果，白天SD12增加与心肌死亡率呈强相关。在多因素分析中，SD12增加，ULF降低，心肌梗死病史和充血性心力衰竭在这个模型中有最强的联系，研究者总结长期HRV降低、心率随意性增加是心肌梗死后死亡率增加的独立预测因素（Stein等，2005）。

在一项实验中比较患有冠心病和近期心肌梗死的抑郁症患者与一组患有类似疾病的非抑郁症患者（纳入标准满足ENRICHD研究），使用Holter心电图检查，VLF对数在抑郁组更低，抑郁组死亡率更高（HR=2.8），当低VLF对数被纳入这个模型时，HR降至2.1，这提示低HRV介导了抑郁对生存力的影响（Carney等，2005）。

在一项心肌梗死后的队列研究中，Holter心电图测量HRV值和降低能力，减速能力比LVEF和SDNN更高（Bauer等，2006）。

在一项纳入4263人的研究中，平均随访10年，发现HRV和冠状动脉粥样硬化性心脏病死亡之间联系密切，校正年龄、性别、种族、教育、吸烟、糖尿病、冠状动脉粥样硬化性心脏病家族史、高血压、BMI后，可以发现与猝死有关的重要联系，短期SDNN增加，风险降低1.1%（$P=0.06$）；VLF增加，风险降低4.8%（$P=0.003$）；Poincare比值降低，风险降低5.9%（$P=0.003$），DFA1增加，风险降低8.4%，（$P<0.001$）（Mozaffarian等，2008）。

纤维蛋白是冠状动脉粥样硬化性心脏病的危险因素，一项关于其与24h心率变异性的研究，纳入飞机制造厂的559名员工，年龄为17～63岁，大多数是男性，研究分析了夜间RMSSD与纤维蛋白的关系。夜间RMSSD解释了1.7%的纤维蛋白变异（$P<0.001$），在女性中相关性更强（Von Kanel等，2009）。Hayano介绍了一个新的非线性指数——非高斯性指数（λ），研究包括570名心肌梗死后的患者，平均随访2年。未校正的COX线性回归提示SDNN和DC降低与复发的非致命性心肌梗死相关，而$DFA\alpha_1$、HRT、λ25s对于复发没有预测价值。除λ25s和异常HRT以外，所有的HRV指标均可以预测心脏和非心脏的死亡，而λ25s增加预测心脏死亡，对于非心脏死亡无预测意义（Hayano等，2011）（表8-1）。

表8-1　心肌梗死后的心率变异性和一般死亡率

N	随访	方法	临界值	RR	来源
808	31个月	SDNN	<50ms	5.3	Kleiger等（1987）
715		频域		2～4	Bigger等（1993）
1248	1，2年	SDNN	<70ms	3.2（1.42～7.36）	La Rovere等（1998）
463		SDNN，RMSSD，LF/HF	<50ms		Balanescu等（2004）
			<20ms		
			>2		

心绞痛

研究应用Holter非线性测量25位既往无心肌梗死病史的稳定型心绞痛患者，与20位健康患者作为对照。用过滤器消除噪声、人工器件和期前收缩，该组使用伴有Hurst指数和DFA的分型维数。患病组的短期DFA（α_1）分型标度指数显著降低，但长期的DFA（α_1）分型标度指数却无差异。心绞痛患者分型维数更高（Krstacic等，2001）。

HRV分析了641位稳定型心绞痛患者，平均随访40个月，27人死于心血管疾病，26人出现非致命性心肌梗死，HRV不能预测非致命性心肌梗死，但心血管死亡率（总功率频段、HF、LF、VLF）、LF/HF值与预后不相关，应用美托洛尔增加心率变异性（Forslund等，2002）。

一项研究纳入531位不稳定型心绞痛患者，患者依据CRP水平的四分位数进行分组，上CRP四分位数具有更低的心率变异性，尤其是VLF和SDNN是重要的预测因素，由此认为炎症和HRV参数之间关系密切（Lanza等，2006）。

最近一项研究纳入809位稳定型心绞痛患者，平均随访9年，纳入标准是年龄小于70岁，稳定型心绞痛典型病史，24h活动的长期心电图检查，分析患者压低的ST段，心律失常、时域和频域内的心率变异性指标。独立的预测因素是年龄、性别、空腹血糖、血清肌酐、白细胞数，而不是HRV（Kahan等，2013）。这是一个非常重要的关于HRV的阴性结果。本书无法提供有关数据采集和处理的细节，也没有包含确切的HRV数据。关于这组人群的诊断价值，HRV是让人失望的，但是，这可能是因为这些患者在纳入时间内HRV原本就很低。

四、慢性心力衰竭

（一）概述

心力衰竭是发病率和流行率逐年增加的疾病。早期认为它是一种无法治愈的疾病，最近，新的治疗方式的出现使它从一种致命性疾病转为一种慢性疾病。治疗方面目前主要集中于急性发作时的血流动力学情况，但新的治疗方式强调对慢性疾病的治疗。随着对心力衰竭病理生理机制认识的增加，提供了最新的治疗方案，包括细胞内蛋白靶点、转移基因修复酶学异常、更换细胞或置入器械。诸多类似的进展来自于对心脏肥大和扩张、心肌能量、细胞钙信号和收缩机制的细胞内信号转导途径认识的提高（Mudd和Kass，2008）。

当心脏不能提供足够的血流和血压以满足机体的需要时，就会发展为心力衰竭。这会引起机体内的一系列反应，包括水钠潴留、机体内神经激素的刺激、心脏和血管中改变细胞和器官形态以及功能的信号级联反应（Mudd和Kass，2008）。这些机体的补偿机制最初使机体处于稳定状态，但从长远来看，这会导致恶化和致命的后果。50%的患者出现心脏扩张、心肌收缩力下降（称为收缩性心力衰竭），另外50%患者出现心肌肥厚，但心肌收缩力正常，心排血量降低（称为舒张性心力衰竭）。

对大多数疾病而言，早期干预和治疗有效，传统的治疗方式不足以早期识别病理生理改变（Gerszten和Wang，2008）。众所周知，心力衰竭可以导致各种心律异常，其中一些心律失常为大家所熟知，但其他的大家了解很少。心率变异性已被证明在这些具有挑战性的诊断领域有作用。

HRV能否提示心力衰竭患者自主神经系统的真实变化目前存在并不确定。窦房结改变了肾上腺素能神经输入的反应性，因此，应谨慎地解释心率变异性与慢性心力衰竭患者自主神经系统活动的关系（Piccirillo等，2009；Shen等，2012）。

（二）病理生理学和症状学

如前所述，心力衰竭是源于心肌损害和反应、补偿机制之间复杂联系的临床症状，患者改变从轻微的临床状态开始，举例来说，心肌肥大时心肌已经发生改变，然而心排血量仍保持正常，这些改变包括细胞功能和室壁张力。因为心肌效能降低，心力衰竭导致慢性交感神经系统活性输出增加和窦房结活性持续增加，但不会导致高血压（Guyenet，2006）。为了应对压力负荷过重，心脏出现心肌重构，心室肥大导致心肌纤维化进展，引起心肌细胞肥大。容量过载引起心室扩大，不伴有心室壁增厚，冠状动脉粥样硬化性心脏病和心肌梗死引起心室扩大是因为梗死节段的延伸，这将导致正常心室壁结构的破坏和心肌细胞的死亡。

慢性收缩性心力衰竭是最常见的，拉伸的心肌细胞不能射出足够的血量，可导致心排血量降低。首先，适应性的心肌重构引起形态和体积的改变。其次，适应性降低，心室容量负荷过重，引起失代偿反应。心室收缩性降低和充盈压增加，再次导致心肌耗氧量增加，引起一系列问题，导致更多的心肌细胞死亡，心室形态改变，心肌肥大加重，进展为终末期心力衰竭。

舒张性心力衰竭与收缩性心力衰竭不同，舒张性心力衰竭是由于舒张期内充盈受损导致，心室顺应性的降低引起心室舒张能力减弱，最常见的原因是病理改变，如左心室肥大、冠状动脉粥样硬化性心脏病，或者更简单地说，是衰老。收缩性心力衰竭和舒张性心力衰竭通常同时存在。在没有收缩性功能障碍的情况下，肺静脉淤血加重。舒张性心力衰竭主要有3种机制，即心室壁舒张能力降低、心室壁压力增加、心室壁胶原沉积增加。

在心力衰竭进展过程中有许多神经体液变化，慢性心力衰竭中随着MSNA的增加，交感神经系统激活（Ferguson等，1990）。同时体重增加，心脏、中枢神经系统去甲肾上腺素分泌增加也可引起交感神经系统激活（Hasking等，1986；Meredith等，1993；Kaye等，1994；Rundqvist等，1997）。因为增加的神经体液活性代偿性导致心率和收缩力增加，所以患者没有症状，但代偿会引起心肌细胞耗氧量增加，引起供氧和需氧的不平衡，当室壁压力增加、心室率增快时供氧量减低。

此外，交感神经系统激活，去甲肾上腺素分泌增加，可能引起心肌炎、心肌坏死和心肌病、心肌肥大。β_1 受体表达减少，同时增加心室功能受损程度，血浆去甲肾上腺素是心力衰竭患者死亡的预测因素，除了直接对心肌细胞的效果，增加的儿茶酚胺浓度可引起严重的心律失常，是心脏猝死的重要原因之一。

心力衰竭患者肾素-血管紧张素-醛固酮系统被激活，当心排血量减低时，颈动脉窦和主动脉弓的压力感受器刺激减弱，反射性刺激交感神经，抑制迷走神经，尽管速度缓慢，但也能导致肾素、精氨酸、血管升压素、醛固酮、内皮素分泌增加，引起水钠潴留和血管收缩。心房钠尿肽减少，外周血管舒张，尿钠排泄减少，最终血管收缩和容量负荷过重，导致心脏功能退化。

总之，心力衰竭可以被视为病理事件后引起恶性循环的一系列适应和适应不良的过程，慢性充血性心力衰竭还会对人体其他部位（如肾脏、胃肠道、肺）产生反射循环作用，包括气体交换能力。

（三）心力衰竭与HRV

早期研究已经发现慢性心力衰竭患者与健康者的HRV不同，Casolo研究了20位LVEF均低于30%的慢性心力衰竭患者，Holter监测发现，与健康人相比心力衰竭患者SDNN显著降低 [（97.5±41）ms vs.（233.2±26）ms]（Casolo等，1989）。

一项研究比较7例慢性心力衰竭患者（NYHA Ⅱ～Ⅳ）与8名年龄匹配的健康受试者，收集短期HRV、MSN和血浆去甲肾上腺素，给予低剂量阿托品（增加中枢迷走神经介导的运动神经元），静息状态下，心力衰竭患者交感神经活性增加，副交感神经活性降低；已经发现心力衰竭患者的呼吸系统受交感神经调节，而不是副交感神经，阿托品在心力衰竭患者不能改变HRV或MSNA。但是，阿托品10μg/kg可导致对照组SDNN降低（Porter等，1990）。

一项研究比较24名心力衰竭患者和24名健康受试者，24h Holter进行HRV测量（RR

间期、标准差）、庞卡莱图，用每一个RR间期与随后的RR间期对照，所有健康受试者呈彗星状点图，而心力衰竭患者呈现3个不同的图形（鱼雷形、扇形和复杂形），不能从标准差信息中得出（Woo等，1992）。

Binder随访因慢性心力衰竭等待心脏移植的患者，比较幸存者和死亡者发现，在死亡者中，SDNN很低［（18±11）vs.（47±24）］；对于幸存者而言，最敏感的指标是SDANN（Binder等，1992）。

Guzzetti在慢性充血性心力衰竭患者中引入了光谱测量，发现LF和VLF显著降低，HF增加与NYHA Ⅱ～Ⅴ级显著相关（Guzzetti等，1995）。

对64名扩张型心肌病患者和33名健康受试者进行24h HRV时域分析。发现扩张型心肌病患者HRV显著低于正常人。在平均24个月的随访过程中发现，伴有心力衰竭的扩张型心肌病患者HRV更低。HRV降低与NYHA心功能分级、左心室舒张末期内径、左心室射血分数降低及最大运动耗氧量有关。SDNN＜50ms的扩张型心肌病患者与SDNN＞50ms者比较，前者心力衰竭患者的生存率更低。多因素逐步回归分析发现，SDNN＜50ms是进展为心力衰竭的独立预测因素（Yi等，1997）。

Ponikowski纳入102位由于不同原因导致的中至重度慢性心力衰竭患者，死亡者的SDNN、SDANN、LF更低。多因素回归分析发现HRV参数（SDNN、SDANN、LF）、NYHA分级、射血分数、最大耗氧量及动态心电图发现室性心动过速是生存的独立预测因素。Kaplan-Meier生存曲线发现，SDNN＜100ms是一个有效的危险因子，SDNN＜100ms的患者，1年生存率为78%，SDNN＞100ms的患者，1年生存率为95%（Ponikowski等，1997）。

Nolan招募了433位心力衰竭门诊患者（NYHA Ⅰ～Ⅲ级），平均射血分数为（0.41±0.17）。根据SDNN值进行分组，SDNN＞100ms组人群的年死亡率为5.5%，50～100ms年死亡率为12.7%，＜50ms人群年死亡率为51.4%。HRV不能预测心脏猝死，但对于因心力衰竭进展导致的死亡可以预测（Nolan等，1998）。

通过研究动态心电图监测的心率变异性的频域和时域分析，分析了116位特发性扩张型心肌病患者，平均随访53个月，多因素回归分析发现，只有SDNN和24h内出现室性心动过速是心脏猝死、心律失常事件的独立预测因素，对于SDNN，cutoff值为100ms，可能是最能满足危险分级的指标（Fauchier等，1999）。

Galinier纳入190位慢性心力衰竭患者，收集患者24h动态心电图测量的频域和时域结果，对患者白天1000～1900h和夜间2300～6000h值进行频谱分析，SDNN＜67ms和白天低频功率＜3.3对非幸存者来说是独立预测因素（Galinier等，2000）。

在慢性心力衰竭患者中，神经元去甲肾上腺素释放增加和去甲肾上腺素再摄取的有效性降低同时存在（Eisenhofer等，1996）。心脏去甲肾上腺素溢出是死亡的预测因素，但它的测定需要插入侵入性导管（Kaye等，1995）。另一种方式是评估交感神经活性，对慢性心力衰竭患者人群而言关联更大（Notarius和Floras，2001）。在这篇文章中，年龄、性别、种族对充血性心力衰竭均没有价值（Stein等，1997）。

Boveda纳入190位充血性心力衰竭患者，收集24h动态心电图心率变异性的时域测量结果，在多因素分析中，SDNN＜67ms是全因死亡率的独立预测因素（Boveda等，2001）。在最可能属于同一患者组的独立出版物中，白天较低的LF被讨论为心脏性猝死的预测因素（Galinier等，2000）。

Bilchick回顾性分析了127位患有心力衰竭进行抗心律失常治疗试验的退伍军人的心电图数据，目的是研究HRV（只有SDNN）可能作为整体死亡率和猝死的一个预测因素。在多因素分析模型中SDNN＜65ms是唯一的预测生存率的独立预测因素，Cox比例风险模型提示SDNN每增加10ms，死亡率降低20%，更重要的是，SDNN＜65.3ms时猝死风险显著增加（$P = 0.016$）（Bilchick等，2002）。

与动物模型对照，在严重心力衰竭患者中，低频组成被取消，低频与不断恶化的临床状态和预后有关（van de Borne等，1997）。通过去甲肾上腺素溢出和其他方式测量的交感神经系统活性非常高，这与其自相矛盾（Kingwell等，1994；Rundqvist等，1997；Notarius和Floras，2001）。

对499位左心室射血分数＜35%的心力衰竭患者进行研究，平均随访（665±374）d，通过24h动态心电图研究SDNN、心率变异指数、频域指数和短期RR间期的分形标度指数，常规和分形心率变异性指数通过单变量分析预测死亡率。随访期间死亡的患者SDNN为112±54，生存者SDNN为131±91，VLF的频谱测量并没有明显不同。校正年龄、心功能分级、药物治疗和左心室射血分数之后，多元比例风险分析短期分形指数降低仍然是死亡率的独立预测因素，在心功能Ⅱ级、Ⅲ级、Ⅳ级的死亡率单因素分析中所有的心率变异性指数均具有统计学差异（Mäkikallio等，2001）。

收集64例失代偿性充血性心力衰竭（NYHA Ⅲ～Ⅳ）患者24h动态心电图时域和频域HRV，测量血浆肾素、醛固酮、去甲肾上腺素和内皮素1水平，内皮素-1与SDNN、SDANN、TP和ULF呈负相关，但与LF/HF无关（Aronson等，2001a），TNF-α与心率变异性无关，白细胞介素-6（IL-6）与SDNN、SDANN、TP、ULF呈负相关。

研究慢性心力衰竭和左心室功能受损（EF＜45%）的553位门诊患者，在以后对2365患者·年的随访中，201位患者死亡，76位患者进展为心力衰竭。应用Cox风险模型识别独立预测因子：SDNN、低血钠、高肌酐、高心胸比值、非持续性室性心动过速、高的左心室舒张末期内径、左心室肥大、年龄增长。SDNN每降低10%，危险系数为1.06（1.01～1.12）（Kearney等，2002）。

研究29例心功能Ⅰ～ⅢA级的心力衰竭患者（持续低射血分数）与10例健康受试者，TNF水平增加与HRV降低和心力衰竭相关。TNF水平与HRV呈负相关，统计采用线性对数检验和非参数检验，在多元线性回归中，只有TNF和去甲肾上腺素水平导致HRV变异。TNF是一个强独立预测因素（Malave等，2003）。

Arora研究收缩受损和舒张受损的慢性心力衰竭患者，提出了一个值得关注的问题，他对19位舒张性心力衰竭患者、9位收缩性心力衰竭患者和9名健康受试者进行比较，与正常组相比，其他2组时域和频域指数均降低。舒张功能受损患者与收缩功能受损患者相比，心率变异性变异度（SDNN、总功率、ULF）高，舒张功能受损患者HRV低，但HRV值降低得并不显著，收缩性心力衰竭组、舒张性心力衰竭组与对照组HRV值分别为94.4±33、121.9±31和137.8±32.9（Arora等，2004）。

一项研究应用Holter监测对连续纳入的54位肺淤血程度恶化的充血性心力衰竭患者进行监测，在单因素分析中，糖尿病、BNP、心功能分级均为心血管事件的危险因素，VLF功率、LF功率、TP是心脏事件的强的预测因素。在多因素分析中，VLF、LF、

TP、DM、BNP和NYHA分级是预测心脏事件的独立预测因素（Hadase等，2004）。

一项研究纳入了一组LVEF＜45%的慢性心力衰竭患者，无心房颤动、起搏心率和超过10%的心律失常，15名健康受试者作为对照组。ELISA测定可溶性的TNF-α受体、sTNF-RⅠ、sTNF-RⅡ、IL-6。在心力衰竭组，SDNN/SDANN和SDNNI较低，尽管rMSSD和PNN50与对照组相比没有区别。sTNF-RⅡ和SDNN呈负相关性［$r=-0.26$，在SDNN、SDANN和IL-6之间（$r=-0.25$，$r=-0.28$）］，发病组和对照组均发现此相关性（Straburzynska-Migaj等，2005）。

收集了330例心力衰竭患者Holter监测的时域、频谱域、分形分析，数据来自临床评估、超声心动图、右心导管技术、运动测试、血液生化检查、心律失常数据。患者平均随访3年。夜间标准化程度减低（≤509），肺动脉压力升高（PWP≥18mmHg），左心室射血分数减低（LVEF≤24%）与死亡和进展性心脏衰竭相关，而LF≤20和左心室舒张末期内径增加（LVESD≥61mm）与心脏猝死相关（Guzzetti等，2005）（图8-3）。

在正常受试者中，Lag和庞卡莱图指数之间存在曲线联系（SD1、SD2、SDLD及SD1/SD2，甚至连续50次心搏）。在有慢性心力衰竭患者组中，在连续50 000个RR间期里仍然不存在曲线性关系（二级数据分析来自生理网）（Thakre和smith，2006）。

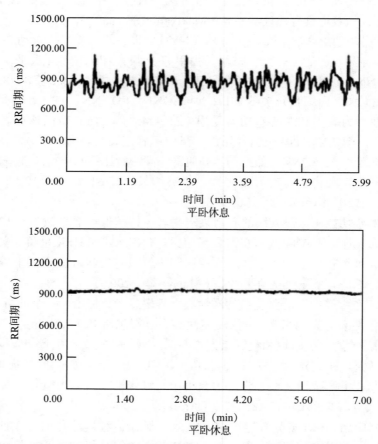

图8-3　中度（上图）和重度（下图）充血性心力衰竭患者的HRV

引自Notarius和Floras（2001），经Oxford University Press许可

Maestri应用非常有趣的方式，收集200名稳定的心力衰竭患者24h动态心电图记录的结果，包括20个非线性HRV指标，代表符号动力学的熵、分形－多重分形，可预测性、经验模式分解、庞卡莱图（表8-2）。生存分析（Cox模型）的终点事件是心脏死亡或紧急心脏移植。聚类分析分组同类的变量，在每个变量里，冗余变量被丢弃，预后模型包括已知的临床和功能危险因素，每个选择的HRV变量添加到该模型的预后信息中评估，引导重采样用来检测模型的稳定性，4个非线性变量显示典型的共线性$r > 0.9$，在模型中被去除（LEN、RADZ、UPI、pLF2）。$r > 0.8$出现在几个非线性变量之中，获得12个数据丛，每一个数据丛中选择候选的预测因子，仅有两个变量（IMAI2和1VP，来自经验模式分解和符号动力学家族）增加临床模型中的预后信息（Maestri等，2007）（表8-2）。

表8-2　Maestri研究中的非线性指标

1VP	一种变化模式	符号动力学
2UVP	两种不同的变化模式	符号动力学
BNI	二进制非随机指数	符号动力学
BLZC	二进制 Lempel Ziv 复杂度	熵
DELTA	RR 时间序列中的远程存储器	熵
SampEn	样本熵	熵
DFA	短期趋势波动分析	分形、多重分形
HFD	Higuchi 分形维数	分形、多重分形
1/f slope	幂律回归线的斜率	分形、多重分形
SMFSr	相位随机化后、奇异多元分形谱的宽度与相同数量之间的比率	分形、多重分形
UPI	非标准化不可预测指数	可预测性
UPIn	标准化不可预测指数	可预测性
IMAI1	频率最接近0.1Hz（LF1）的模式的功率与频率高于LF1的模式的功率之比	经验模式分解
IMAI2	频率小于LF1的另一个模式与频率大于LF1的模式之间的功率之比（请参阅 IMAI1）	Empirical mode decomposition
pLF2	与频率小于LF1的另一个模式相关的功率（请参阅 IMAI1）	经验模式
LEN	二维庞卡莱图的长度	庞卡莱图
SD12	椭圆拟合二维庞卡莱图轴之间的比率	庞卡莱图
RAD X	沿三维庞卡莱图 X 轴的半椭圆惯性半径	庞卡莱图
RAD Y	沿三维庞卡莱图 Y 轴的半椭圆惯性半径	庞卡莱图
RAD Z	沿三维庞卡莱图 Z 轴的半椭圆惯性半径	庞卡莱图

Maestri等，2007

在一项8位患者的小型试验研究中，使用氯沙坦、螺内酯或两个药物联合，18周后发现HRV指标有改善（Shehab等，2008）。

在LVEF＜35%的294位患者中，应用动态心电图监测计算其心率变异性、心率震荡、复极化动力学（QT/RR）。如果在3个参数中，2个参数发生显著变化（超过SDNN＜86ms），则可预测死亡的风险（3年死亡率为30%）和猝死（12%），与LVEF＜35%相似，也是危险因子（Cygankiewicz等，2009）。

对569位心肌梗死后不伴有初始心力衰竭病史的患者平均随访8年，并对因心力衰竭住院的患者与静养患者比较，SDNN［（79±28）vs.（100±32）］、短期标度指数α1［（1.07±0.3）vs.（1.26±0.22）］、HRT［TS（ms/NN）（2.53±2.77）vs.（6.17±6.14）］、压力反射敏感度和心率显著不同，在ROC曲线分析中，BNP和BNP/SDNN比值是预测心力衰竭患者住院治疗最准确的参数（Perkiömäki等，2010）。

对110例心力衰竭患者，通过24h动态心电图评估HRV和HRT，TO≥0%、TS≤2.5ms/RR及TT＞10定义为病理性，终点事件是终末期进展需要心脏移植（OHT）或在平均6年的随访期内死亡。患者至少有一个相对保留的HRT参数（TO、TS或TT）（$n=98$），5年的无事件发生率为83%，其中3个参数均异常的患者（只有12个患者）为33%，在多因素回归分析中，终点事件最有价值的预测指标是心率变异性（SDNN＜70ms，HR 9.41，$P<0.001$），其次为LVEF≤35%（HR 6.23），TT≥10（HR 3.14），TO≥0（HR 2.54，$P<0.05$）（Sredniawa等，2010）。

Ho在40位患者中应用多尺度熵，平均随访（684±441）d，在所有参数中，a-6，a5～20和LF在死亡患者中显著降低（Ho等，2011）（表8-3和表8-4）。

有几个悬而未决的问题，Stein评估了其中一项，着眼于CHF和糖尿病对HRV可能有的协同影响，他发现在心功能Ⅱ级患者中存在协同效应，但对于心功能Ⅲ级患者协同效应很小（Stein和Deedwania，2010）。

表8-3　一些研究中SDNN危险分层的cutoff值

临界点	观察差异	来源
50	在24个月的随访期间发生进行性心力衰竭的DCM患者中较低	Yi等（1997）
100	SDNN＜100ms患者的1年生存率为78%，而SDNN＞100ms的患者为95%	Ponikowski等（1997）
100	DCM，后续53个月	Fauchier等（1999）
67		Galinier等（2000）
65.3	SDNN每增加10ms，死亡风险降低20%	Bilchick等（2002）
67	幸存者91.3±33，非幸存者69.3±31.7	Boveda等（2001）
70	SDNN＜70可用于单变量分析，但不能用于多变量分析	Mäkikallio等（2005）
86	≥2个异常风险标志物（SDNN；HRT，QT末端间期/RR＞0.21）有死亡风险（3年死亡率30%）和猝死风险（12%）	Cygankiewicz等（2009）
70	与LVEE和HRT相比功能最有力的预测因子	Sredniawa等（2010）

表8-4　选择性研究中的心力衰竭和SDNN

患者数量	方法	SDNN患者和对照组	引自
20	动态心电图监测	（97.5±41）ms vs.（233.2±26）ms	Casolo等（1989）
9	动态心电图监测	（94.4±33）ms vs.（137.8±32.9）ms	Arora等（2004）
433	动态心电图监测	＞100ms的年死亡率为5.5%，50～100ms的年死亡率为12.7%，＜50ms的年死亡率为51.4%	Nolan等（1998）
64	动态心电图监测	恶性患者57±30，稳定患者121±41，对照组144±35	Yi等（1997）
242	短期（8min）	中重度CHF患者	La Rovere等（2003）
499	动态心电图监测	非幸存者的SDNN 112±54，幸存者的SDNN 130±91	Mäkikallio等（2001）

（四）结论

可以推测，心力衰竭患者HRV降低的看法已经得到认同，不同的HRV指标对恶化和死亡率存在的预测价值已经反复证明。最能让大家认同的是SDNN，在一些研究中，截止点为100ms，有些是60～70ms，少部分是50ms，这可以和其他临床参数一起将患者分类进行干预和临床随访。如果把这些康复研究中的数据放在一起对慢性心力衰竭患者随访，则HRV恢复可能是一个积极的预后表现，但仍缺乏证据。

五、心脏性猝死的危险预测

院外突发心源性猝死在临床中非常重要，超过心血管疾病死亡的60%是由它引起，通常是导致死亡的首要原因。更糟糕的是，绝大多数心源性猝死发生在没有已知心血管疾病和没有高危标准的个体中（Adabag等，2010）。大多数的心源性猝死没有被目击，这是一个相当广泛的定义（24h内无不适症状，意外死亡发生在从有症状开始1h以内，死亡过程没有被目击到）（Myerburg等，2007）。心脏性猝死年发病率与HRV相关特别重要。Dutch研究表明，每100 000人中有53人死于心脏性猝死（de vreede-Swagemakers等，1997）。中国和爱尔兰也报道了类似结果（Hua等，2009；Byrne等，2008）。一项最近的研究表明，将伴或不伴有糖尿病的3276位患者纳入急性心肌梗死的研究，平均随访5年，糖尿病患者中心源性猝死事件发生占5.9%，在非糖尿病患者中为1.7%（Junttila等，2010）。在大多数病例中，心源性猝死是由室性心动过速进展为心室颤动，随后心搏停止（Adabag等，2010），大多数但不是所有发生心源性猝死者都患有冠状动脉粥样硬化性心脏病，因此，心源性猝死与冠状动脉粥样硬化性心脏病的危险因素相同。这些危险因素可以用于人群水平，但不能用于个体水平上，因为绝对风险相对较低（Adabag等，2010），已开发出多变量风险算法（如Buxton，2009），但有局限性。

许多HRV研究集中在对心源性猝死的预测上。对心源性猝死的预测是令人感兴趣的，因为有一种可行的干预措施，即植入自动除颤器。这在高危人群中是一种有效措施，但有效性依赖于患者选择的标准。此外，这种治疗方法并不便宜。有几种方法已经被用来预测心源性猝死（Huikuri等，2003综述）。其中大多数是依赖心电图，并且有一定缺点。HRV作为一种不同的方法，在过去几年里被反复测试。

在715位患者中，Holter监测和短期2～15min心电图被用于功率谱测试，低指数与死亡率风险增加有关（RR 2～4），短期和长期值相似（大多数相关性＞0.75）（Bigger等，1993）。

Bigger比较了274位健康受试者和684位心肌梗死后2周及278位心肌梗死后1年的患者，应用Holter监测记录频域和时域，所有HRV指标在冠状动脉粥样硬化性心脏病患者中更低，心肌梗死后2周的患者与心肌梗死后1年的患者相比，HRV值更低。ULF是在健康受试者和心脏病患者中最好的单因素预测值，在心脏病患者中预测过早死亡的指标，在正常人中只占1%，有很高的特异性（Bigger等，1995）。

比较715位近期发生心肌梗死的患者与274位健康受试者和19位心脏移植后的患者，并随访3年，使用频域值和幂律的斜率，心肌梗死组显示负斜率更高（-1.15），心脏移植组的负斜率为-2.08，健康组的负斜率为-1.08。在Cox线性风险比例模型中，斜率是更好的全因死亡率预测指标（Bigger等，1996）。

运动对心肌梗死后存活的影响是众所周知的，运动使代谢等同物增加1.5倍，导致SDNN、SDANN指标、SDNN指标、PNN50和HF显著增加（Pardo等，2000）。

在一项多中心研究中，纳入37位冠状动脉粥样硬化性心脏病监护中心的患者和645位心肌梗死后5～10d的患者，收集24h动态心电图结果。除了一般的HRV值分析外，还使用了庞卡莱散点图分析、幂律扩展分析和去趋势分析，平均随访（685±360）d，114位患者死亡，其中28例为非心律失常性心脏死亡。所有的功率谱组成，除HF以外，其他的非线性指标两组间都存在差异，一些Kaplan-Meier曲线如图2-2所示，计算了不同值的敏感度和特异度，非线性指标比频域和时域值更准确。在全因死亡里，DFA值α_1校正RR值最高，为2.0（Huikuri等，2000）（表8-5）。

在一项回顾性研究中，SDNN＜65.3ms的患者猝死风险显著增加（Bilchick等，2002）。

在一项标准化的HRV研究中（固定呼吸频率12～15次/分超过5min），使用LF（0.04 15Hz）、HF（0.15～0.45Hz）、LF/HF值、超声心动图指标，无心房颤动的稳定患者被分类用来预测心脏性猝死风险。HRV是一个独立预测因素，可预测38% 3年以上死亡风险为23%的患者，更重要的是识别3年死亡率＜3%的人群。研究者建议使用HRV危险分层（La Rovere等，2003）。

利用连续202位中至重度充血性心力衰竭患者的数据，应用8min自主呼吸和8min节奏呼吸获得时域和频域HRV参数，建立了一个用于识别猝死（假定心律失常）的多因素生存模型。这个模型连续在242位患者中进行了验证。在推导过程中，猝死由一个模型独立预测。该模型包括控制呼吸期间HRV的低频功率（LFP）≤13ms^{2}和左心室舒张末期内径≥77ms（La Rovere等，2003）。

在一项包括330位患者长达3年的队列研究中，LF＜20是心脏性猝死的预测指标（Guzzetti等，2005），病理状态下HRT与心脏性猝死显著相关（Cygankiewicz等，2008a、b）。

表8-5 心肌梗死患者死亡率的敏感度、特异度及预测准确度

	敏感度 (%)	特异度 (%)	阳性预测 准确度 (%)	阴性预测 准确度 (%)	整体 准确度 (%)
$\alpha_1 < 0.75$ ($n = 168$)	62	73	46	84	65
α_1（校正的）< 0.85 ($n = 117$)	48	80	43	81	62
$\beta < -15$ ($n = 112$)	36	77	38	76	57
平均RR间期< 750ms ($n = 147$)	44	63	30	76	53
SDNN< 65ms ($n = 131$)	39	75	34	78	56
HRVI< 16 ($n = 108$)	35	79	37	78	57
ULF（对数）< 8.1 ($n = 210$)	36	55	29	78	53
VLF（对数）< 5.75 ($n = 168$)	54	67	38	79	58
LF（对数）< 5.5 ($n = 228$)	58	60	36	79	58
LF/HF值< 1.6 ($n = 205$)	58	59	35	79	56

Huikuri等（2000）

Arsenos 在文献中报道一项研究，评估HRV的多分辨小波分析能否与其他公认的预测指标一起成为心脏性猝死领域的独立预测因素。他纳入了231位充血性心力衰竭患者，在多分辨小波分析中使用Haar小波，最终的 σ_{wav} 波指标被认为是详细规模系数8的标准差，σ_{wav} 波指标优于既往SDNN在心脏性猝死方面的预测价值。根据这项研究很难得出结论，因为他仅以信函形式发表，而且有关细节并不都为人所知（Arsenos等，2012）。

（一）心脏性猝死的总结

最近一篇综述得出如下结论，这些专门的指标阴性预测值高，而阳性预测值低。因此，心脏性猝死危险因素阴性预测值低，但有不确定的阳性预测值（Adabag等，2012）。总之，不同的线性和非线性HRV指标已经应用于心源性猝死危险分层，已经有良好的证据支持，在床旁进行HRV似乎是可行的，以区分有风险和无风险的人群。单独应用HRV敏感性和特异性均较低，与其他参数一起联合使用HRV变异性指标（例如，压力反射敏感度、左心室射血分数、周期性非持续性室性心动过速）可以提高敏感性、特异性和相对危险度计算的准确性，缺乏基于HRV风险分层的干预研究。

（二）心力衰竭患者中的心脏性猝死

Nolan对433名心力衰竭患者做前瞻性研究，但最终没有发现能够预测心脏性猝死的HRV参数（Nolan等，1998）。Galinier纳入了190名慢性心力衰竭患者，收集24h动态心电图HRV参数包括的时域和频域，对频谱测试进行平均，以计算白天（10：00～19：00h）和夜间（23：00～06：00h）的值，白天低频功率< 3.3是患者心脏性猝死的独立预测因素（Galinier等，2000）。

在特发性扩张型心肌病患者中，HRV时域参数和压力反射敏感性联系较弱，HRV可能是可行的预测参数，但预期的研究结果很有必要（Hoffmann等，2000）。

Wessel及其同事研究63位严重充血性心力衰竭置入ICD的患者，在出现131次室性心动过速和74次控制间期之前收集患者的ICD数据，他们应用标准时间、频域算法和非线性概念，用递归定量分析复发率、决定论、平均长度的对角结构、熵和趋势。在组间发现了显著不同，增加的低变异性的短轴间期在室性心动过速出现之前发生，慢性室性心动过速出现标志是心率和层流性的显著增加。快速性心律失常一般出现在心率降低和层流性降低之后（Wessel等，2001）。

Marburg心肌病研究纳入343位患者，5年后13位患者死亡，HRV参数（SDNN、压力反射敏感性）不能预测心脏性猝死，唯一相关参数是LVEF，射血分数每降低10%，RR为2.3（Grimm等，2003）。54例因充血性心力衰竭恶化需急救处理的患者，在随访期内HRV功率频谱（VLF、LF）可以预测心脏事件的发生（Hadase等，2004）。

一项研究对119例充血性心力衰竭患者平均随访（312±150）d，有40例患者（21%）死亡，对所有患者行24h动态心电图HRV分析，多因素模型中，SDNN（RR 2.2）、SDANN（RR2.1）、TP（RR 2.2）和ULF（RR 2.6）是患者出院后死亡的预测因素（Aronson等，2004）。

在一项队列研究中，对330位心力衰竭患者（窦性心律）进行Holter监测（使用频域和时域指标、分形分析1/f斜率）、超声心动图、右心导管术、运动测试、血液生化测试、心律失常监测。平均随访3年，目的是发现不同形式的心源性死亡（心力衰竭）的预后模型。夜间VLF功率降低（<509ms^2）、肺动脉压力升高（>18mmHg）、射血分数降低（LVEF>24%）是心力衰竭进展导致死亡的独立预测因素，夜间功率下降至0.04～0.15Hz（LF<20ms^2），左心室舒张末期内径增加（LVESD>61mm）与心源性猝死相关。对于心力衰竭，低VLF的相对风险值为2.3（PWP 2.0，LVEF 1.9），对于心脏性猝死，LF<20ms^{2}的相对风险值为2.7，HF<60ms^{2}的相对风险值为2.2，对于LVESD>60mm，相对风险值为2.6。在多因素分析中，只用LF具有显著统计学差异。LF>20ms^{2}的患者3年死亡率为8%，<20ms^{2}的患者是21%，明确有泵衰竭危险因素的患者的累积死亡率为无危险因素的7%，具有1个危险因素死亡率为20%，具有2个危险因素死亡率为32%，有3个危险因素死亡率为44%（Guzzetti等，2005）。

研究纳入397例置入心脏再同步设备的患者，通过5min SDAAM测量患者HRV，4周内SDAAM<50ms与死亡风险增加有关，SDAAM在50～100ms时具有中度危险。由于代偿失调，SDAAM在必要住院前的中位数下降16d，检测住院的敏感性为70%（Adamson等，2004；Adamson，2005）。

141位患者被纳入一项研究，研究未能显示病情恶化和自主神经系统标记物的联系，在不同自主神经系统标志物之间联系是适度的。平均随访22个月，15位患者发生终点事件，单因素分析、左心室射血分数和压力反射敏感度是心律失常事件的预测因素，在多因素分析中，只有压力反射敏感性是一个独立的预测因素（Klingenheben等，2008）。

在42位舒张性心力衰竭患者中，在代偿前后分析患者的HRV，HRV在舒张性心力衰竭和失代偿期降低更为明显（Tanindi等，2012）。

388位慢性心力衰竭患者被纳入动态心电图监测研究，平均随访4年，当VLF、LF、TS加入到临床变量之中时，其改善了预测误差和危险分层（La Rover等，2012）。

六、特别亚组

（一）恶病质

一组慢性心力衰竭患者出现恶病质。在一项横断面的研究中，对13例心脏恶病质患者（除外其他原因）、26例非恶病质的心力衰竭患者和11例健康受试者进行比较（短期HRV、BRS、激素测定），恶病质患者的LF显著降低，压力反射敏感度受抑制；与非恶病质患者和对照组相比，儿茶酚胺水平更高（Ponikowski等，1999）。

（二）肥厚型心肌病

对106位窦性心律的肥厚型心肌病患者行Holter监测，在10年随访后发现，没有HRV参数可以预测致命结果（Kawasaki等，2012）。

七、心力衰竭患者的HRV生物反馈训练

以皮肤温度为参数，生物反馈已用于有心力衰竭但无HRV的患者（Moser等，1997）。Moravec及其同事使用包括8个训练的标准化方式，SDNN作为生物反馈的参数。他们的初步数据证明了低射血分数患者对心率变异性调节。然而，他们没能提供关于SDNN如何处理以使之可行的具体细节，例如，收集了多少分钟（McKee 和Moravec，2010；Moravec和McKee，2011）。唯一一项随机对照研究纳入29位患者，接受6个部分的呼吸训练、HRV生物反馈和日常练习。描述的方法是这样的："用不同色彩的屏幕反映患者呼吸的深度和频率、心率和心率变异性。"这里依旧没有提供HRV处理细节。在基线和随访之间的HRV生物反馈显著增加了高射血分数治疗组的运动耐受性，在SDNN方面（$P = 0.09$）及生活质量（$P = 0.08$）方面没有改变，可能是由于患者数量不足（Swamson等，2009）。使用HRV反馈调节的更多细节在HRV治疗应用章节会提到。

八、慢性心力衰竭和心率震荡

关于充血性心力衰竭患者HRT的预后价值只有在有限的数据里提到，TO和TS可能与心力衰竭的程度显著相关（Cygankiewicz等，2006）。TS是失代偿的独立预测因素，在另一项关于猝死的研究中提及它是一个预后预测因子（Cygankiewicz等，2008a、b）。然而，另一项研究分析了2130位心肌梗死患者的危险参数，平均随访3年，心脏死亡率是113/2130，包括52例心源性猝死患者，在调整年龄、糖尿病和射血分数（EF）后、所有的Holter指标预示着心源性猝死的发生，但只有异位心律后的TS（来自HRT）和非持续性室性心动过速作为心源性猝死的预测因素（Mäkikallio等，2005），并讨论了HRT的预后价值与病因的关系（Bauer等，2008）。

九、其他新型方法

一种新兴的分析是QT间期变异性。一项研究纳入心力衰竭患者。心率变异性降低导致QTVI增加可预测心血管死亡率和非心源性猝死，但不能预测心源性猝死或与左心室功能障碍无关的心力衰竭的心外死亡率。异常增强的QTVI可以将97.5%的健康个体与有心力衰竭风险的患者分开（Tereshchenko等，2012）。HF的另一个变量V指数来自24h动态心电图记录，被用作对590位心肌梗死后患者的研究，发现它是一个最能预测心源性猝死的危险因素（Kiviniemi等，2007）。

十、阵发性心房颤动和持续性心房颤动

（一）概述

在发达国家，心房颤动是成年人最常见的心律失常。心房颤动是一种复杂的疾病，它可区分为触发因素（肺静脉）（Haïssaguerre等，1998）和潜在的病理状态。一旦发病，心房颤动可以导致心房电重构和结构重构，形成恶性循环，许多患者由阵发性心房颤动逐渐进展为持续性心房颤动（Shen等，2012）。如果窦性心律存在，则大多数研究只应用HRV。因此，大多数数据建立在阵发性心房颤动研究之上。然而，也有少部分研究应用HRV研究持续性心房颤动。已经尝试用不同的算法和方法来预测心房颤动（see overview in Poli等，2003）。

（二）病理生理

肺静脉和肺静脉-左心房连接处广泛分布着副交感神经和交感神经（Chen和Tan，2007）。活动增强与消融增加、房颤发生率降低有关（Lu等，2009）。交感神经和副交感神经的增加都与房颤的易感性增加有关（Shen等，2012）。在介绍HRV临床研究后，有12份报道观察到心房颤动发生前自主神经系统活性的变化，在本书第一部分讨论过。这些改变是非特异性的，所有改变都可观察到（如交感神经活性增加，副交感神经活性增加，肾上腺素神经和迷走神经活性增加）（de Vos等，2008）。直接观察心脏自主神经的活动是可取的，但是和其他一些研究一样，这项研究应用短期HRV作为自主神经系统改变的替代物，且没有肺静脉和心房交界区的局部自主神经系统数据。因此，这些结果受到质疑（例如，Shen等，2012）。例如在进展的心力衰竭，窦房结的交感神经系统活性降低，HRV收集到的数据并不能反映真实的交感神经系统活性（Piccirillo等，2009）。在其他一些环境下，窦房结也受影响，HRV结果可以有偏差。首次直接记录动物的交感神经系统在2003年被报道，其观察的是肾交感神经系统活性（Barrett等，2003），2006年报道的是stellatum神经元（Jung等，2006），在一定程度上证实了HRV测量。另一系列证据建立在动物模型中，消融与心脏的交感神经连接，终止所有阵发性心房颤动的发作（Ogawa等，2007）。临床研究显示，显著降低的反应率在34%～90%（Shen等，2012）。这可能不仅基于不同的消融技术，还基于这些患者复杂的自主神经活性或心房的电重构，使持续性心房颤动自主神经系统改变的研究更加困难。大多数研究者的方法基于直接的神经记录，显示潜在的自主神经活性对心房颤动频率的影响（Shen等，

2011），这些挑战在这些章节的最后部分讨论。

（三）阵发性心房颤动发作前HRV的变化

在22例无结构性心脏病患者中分析心房颤动发作前20min的心率间期。传统的HRV指标在心房颤动发作前无显著改变。但ApEN和α_1在发病前逐步降低（Vikman等，1999）。在一项相似的研究中，起搏器中储存的26例心房颤动发作，在发作前2min直接用2min HRV进行分析。PP间期的SDNN和RMSSD在心房颤动发生的最后10s是增加的（Wiegand和Bonnemeier，2001）。

在77位未经选择的阵发性心房颤动患者中，观察到RR间期线性降低［（925±16）vs.（906±16）］，同时SDNN增加［（65±4）～（70±4）］。HF增加，LF降低，LF/HF增加直到心房颤动发作前10min，然后在心房颤动发作前大幅降低。在特发性心房颤动和结构性心肌病心房颤动之间无明显区别（Bettoni和Zimmermann，2002）。Dimmer研究提示，没有发现频域和时域指标的改变。他们纳入27位阵发性心房颤动患者，在心房颤动发生前5min，SDNN改变，其他指标没有发生变化（Dimmer等，2003）。

在慢性阻塞性肺疾病患者中出现心律失常（包括心房颤动）的患者夜间HF无变化，LF全天增加（Tükek等，2003）。在23位患者中，分析心房颤动发作前60min、20min和发作前即刻的HRV，14位患者在夜间出现心房颤动，9位在夜间出现心房颤动。在夜间发病组，心房颤动发作前HF和LF值逐渐增加，LF/HF无明显改变，在日间发病组中，LF和LF/HF在心房颤动发作前增加，而HF无变化（Tomita等，2003）。

18位阵发性心房颤动患者和19位健康受试者对照，Holter监测评估心率动态，应用幂律指数（斜率）显示与对照组比较，心房颤动患者即使存在窦性心律，斜率仍然很大（Sato等，2003）。研究显示，TP、LF、HF降低，LF/HF升高（lvanov，2003）。

65例心房颤动患者出现110次阵发性心房颤动发作，研究分析37例患者的LF/HF值低，73例患者的LF/HF值高，提示在心房颤动发作前自主神经系统失衡，在心房颤动后，比值显示出更多生理性数字（Lombardi等，2004）（图8-4）。

Lombardi的结果似乎被Framingham研究的随访结果质疑，平均年龄54岁的1432名女性和1142名男性，平均随访12年，在这段时间，132人进展为持续性心房颤动。在LF/HF对数中改变一个标准差，AF发病风险增加，这种效果在复杂变量的分析中消失。因此，研究者认为HRV和心房颤动明显的联系是通过危险因素介导的（Singh等，

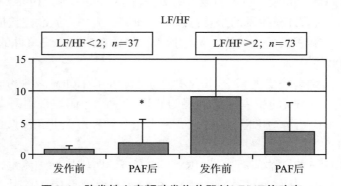

图8-4 阵发性心房颤动发作前即刻LF/HF值改变

Lombardi等（2004），经Oxford University Press许可

2004）。这种观点很可能是正确的，但这个想法是错误的——HRV的变化不应该是复杂的心肺系统内其他变化的替代标志。

在32位健康人和54位阵发性心房颤动患者中，时域和频域指标在心脏疾病患者中更低，特发性心房颤动患者HF值在夜间更高（Tadzhieva等，2005）。

Tuzcu等收集25例心房颤动患者发作前的HRV数据，通过记录2次30min的心电图，一次在心房颤动发生前，另一次在距离心房颤动发作很久的时段，心房颤动发作之前的样本与早期相比样本熵值显著降低 [（0.45±0.25）vs.（0.78±0.46）]，心房颤动发作前30min被分为3个10min，样本熵在心房颤动发作前降低（Tuzcu等，2006）。

105份Holter心电图分析中，33位患者中发生44次阵发性心房颤动，时域和频域指标在心房颤动发作前无明显改变，ApEN和SampEn在阵发性心房颤动发作前60min降低0.1～0.15，与发作前10min相似（Shin等，2006）。

通过对几个组的观察发现，在心房颤动发病之前自主神经紊乱可能是可信的，且符合病理生理学考虑。但没有观察到明确的变化，结果是有争议的（例如，Ivanov，2003. vs. Tomita等，2003）。Lombardi的研究可能会给出提示：这里是否至少有两个不同的病理生理机制，甚至可能更多。我发现没有主要的方法论问题可以作为替代解释。可能有一个在心房颤动发生之前没有发生重大变化的患者组，这个患者组的复杂性通常会增加，LF会单独升高，在某些情况下患者的TP会降低。

（四）HRV预测胸外科手术后心房颤动发作

一个特殊的案例与胸外科术后发生的房颤有关，这是一种常见的情况，引起人们对这组患者的特殊关注。102例患者中，在CABG术前应用Holter心电图分析HRV，29例患者出现心房颤动，logistic回归分析了患者独立的预测因素，包括年龄、迷走神经指数＜10%、室上性期前收缩的异位搏动点和非持续的室上性心动过速（Frost等，1995）。

对预期行CABG择期手术的64例患者，收集其96h Holter的HRV参数，26例患者术后出现心房颤动，SDNN在心房颤动发生前15min增加，LF/HF在心房颤动发生前30min降低，然后增加（主要是因为HF降低）（Dimmer等，1998）。

Hogue等观察CABG术后心房颤动发生前升高或降低的HRV指标，他们在心房颤动发生前收集3段20min的HRV数据，与术后CABG未发生心房颤动的患者比较，logistic回归分析提示心率增加和ApEn降低是独立与心房颤动相关的。其他HRV参数显示变异性增加或降低（时域和数量的庞卡莱图分析）（Hogue等，1998）。

对297例行心血管外科手术的患者行前瞻性研究，应用心肌灌注扫描、HRV、D-二聚体，HRV受损（和积极的铊扫描）是包括心律失常在内的不良事件的独立预测因素，（Mamode等，2001）。

有阵发性心房颤动病史的80例患者术前和术后应用Holter监测和血液样本测量神经肽和儿茶酚胺，36.3%的患者术后进展为心房颤动，他们表现出显著低昼夜节律的HF和LF/HF值，HF在两个组术后均降低，两个组中神经肽及儿茶酚胺的含量没有区别（Jideus等，2001）。

预期行CABG的92例患者行短期HRV（功率域、时域指标）测量，30例患者术后出现心力衰竭，logistic回归分析提示年龄、高的BMI而不是HRV参数是心房颤动发生的独立预测因素（Hakala和Hedman，2003）。对48例胸外科术后出现心房颤动的患者进行2h Holter监测评估，与没有出现心房颤动的患者相比，SDNN、PNN50、RMSSD、LF和HF在心房颤动发生前增加（Amar等，2003）。对86位CABG患者进行研究，一个低的α_1指数预测心房颤动的发生和术后的发病（Wu等，2005）。88例预期行CABG手术的患者，13例出现心房颤动，处理了10min心电图记录，统计了离线和时域、频域、庞卡莱图和点相关分析。Logistic回归分析用来检测相关性，只有峰值点相关性和年龄是独立的预测因素（Chamchad等，2006）。

这里的情况非常相似，一个值得关注的结果与心房颤动发作前熵降低有关（Hogue等，1998），同样可以假设存在几个亚组中。

（五）HRV预测电复律后阵发性心房颤动复发

在新发心房颤动患者中一种可行的治疗方式是电复律，有相当数量的患者会复发。由于电复律本身并不是没有风险，因此识别电复律效果较差的患者有临床意义。

在40例心房颤动患者中，电复律后应用Holter监测评估HRV，1周内复发的患者LF/HF值更高（Michelucci等，2001），成功电复律后的27例阵发性心房颤动患者和20例健康受试者行Holter监测，HRV指标为时域参数，15例患者复发。与维持窦性心律的患者相比，这些患者的HRV更低。与健康受试者相比，所有的心脏病患者HRV值更低（在电复律后）（Akyürek等，2003）。

Huiknri组还对阵发性AF行电复律后进行测试，他们纳入78名患者，其中27名在一个月内AF复发。与Akyürek的研究相反，AF复发患者的SDNN较高（117±34 vs.100±29），HF对数（5.7±0.6 vs. 5.3±0.7），CF对数（6.2±0.8 vs. 5.6±0.9）和VLF对数（7.1±0.8 vs. 6.5±0.8）。HF对数可以最好地预测AF的早期复发，而ZnVLF可以预测最佳的晚期复发，没有临床或超声心动图参数可以预测复发（Vikman等，2003）。

（六）持续性心房颤动中的HRV：一个挑战

大多数HRV研究在窦性心律患者中进行，对心房颤动和心力衰竭患者是一个挑战。心房颤动在心力衰竭患者中比正常人群发病率更高（Benjamin等，1994）。在轻、中度心力衰竭患者中，心房颤动发病率为10%～15%，重度心力衰竭患者（心功能IV级），心房颤动发病率高达50%（Maisel和Stevenson，2003）。目前的心房颤动管理指南没有对各种机制和模式的心房颤动提供建议，开展各种检查来量化心房颤动疾病状态以指导心房颤动的治疗是可取的（Bollmann等，2006）。

大多数HRV研究排除持续性心房颤动患者，在这种情况下，HRV的意义远不清楚。在心房颤动发病时，心室率不能完全反映窦房结的调节能力，还依赖于窦房结的反射和隐匿传导的程度（Hayano等，1998）其中一些方法已在前面进行了讨论，这里重点讨论的是一些新的研究。

Van den Berg分析了16例应用地高辛或维拉帕米治疗的慢性心房颤动患者，12位健康的男性窦性心律受试者作为对照组，应用普萘洛尔和阿托品处理后记录500个RR间期后计算基线DNN、RMSSD、LF和HF。基线和阿托品处理后改变的HRV与迷走神经张力有关（迷走神经心脏调节），在阿托品处理后RR间期降低，与对照组相比，心房颤动组的基础HRV更低。不仅在对照组，而且在房颤组基线SD、RMSSD、LF、HF与迷走神经张力显著相关（Van den Berg等，1997）。

在持续性心房颤动患者中，低的HRV与增加的左心房内径相关（Fridman，2004）。

研究测试新型的 α_1 受体拮抗剂，Holter 测试时域指标用来确定效果，这个测试主旨增加 SDNN、PNN50 和 rMSSD（Piot 等，1998）。

Stein 和 Lerman 应用混沌理论范式研究心房颤动。根据他们的说法，使用非线性指标预测，这个算法看起来是建立在相对空间吸引子模式。这个测试模拟 RR 间期和不同的构造混淆系统，数据用于 16 个不同病因的慢性心房颤动患者。他们可以区分线性、混沌和随机心室行为，测量 RR 间期，在心房颤动中严格的数学意义上的混乱并不是主要的，在一个重要的患者组群中（不是所有的），逐次的心室反应不可预测（Stein 等，1999）。

应用时域和非线性措施分析 Holter 监测的数据（ApENbb、ApENmm，Shannon entropy），非线性指标预测了 107 名心房颤动患者中的致命结果，当患者依据 ApENbb 值的第 33 和第 67 百分位数分层（分别为 1.83 和 1.94）时，上、中、下百分位数的 5 年心源性死亡率分别是 0%、13% 和 43%（Yamada 等，2000）（图 8-5）。

心房颤动的另一种变异性分析是应用 RR 间期的直方图分析。当在 Holter 监测中构造它们时，可以发现单一、两个或多个 RR 分布图（Bollmann 等，2006）。55% 的患者中，双峰模式占主导地位（Rokas 等，2001），通常认为是沿着两个不同的窦房结路线传导（图 8-6）。

Friedman 使用 Holter 监测 38 例心房颤动患者，应用时域指标表示 HRV。对数据进行分层，并考虑在心房颤动患者中 HRV 的心率依赖性，他对每个 HRV 进行了线性回归，

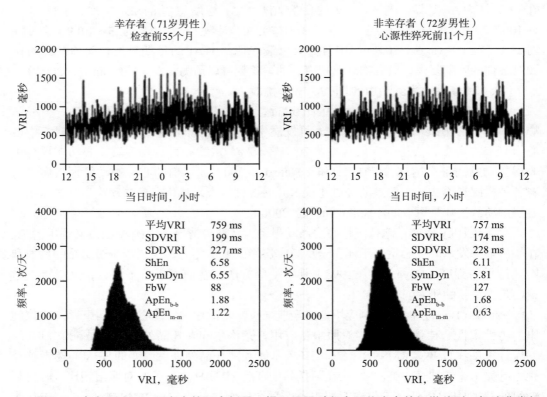

图 8-5　来自 Yamada 研究中的两个例子，提示不同时程中两位患者的细微差别，标注非常相似的时域曲线，但 ApEN m-m 存在显著差异［Yamada 等（2000），在 Lippincott 的允许下复印，Williams 和 Wikins］

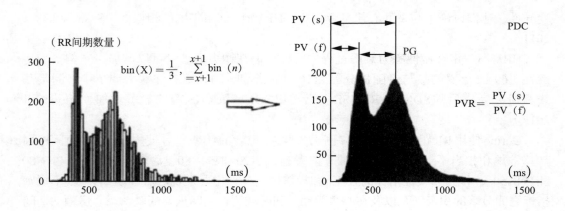

输注过程中AV房室性传导性质的反应

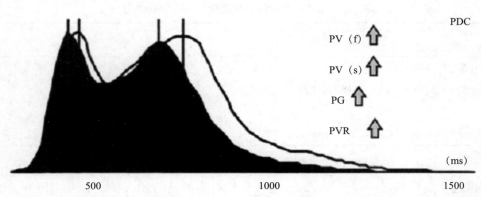

图8-6 RR间期直方图分析图解，相同心室率的RR间期汇聚到相同的直方图中，在这个例子中，显示MgSO₄注入效果［转载自Bollmann等（2006），经牛津大学出版社许可］

平均RR间期作为独立的指标。在回归方程中，从每个患者平均RR间期中测量预期的HRV参数，导出值和实际值之间的差异作为估计涉及心率的HRV指标，HRV值比预测值要低，这种方式计算HRV差异与左心房大小相关（Friedman，2004）。

Khand使用最小每小时RR间期，想要用它来评价每小时的房室结不应期（FRP），以检查24h的变化。此外，Khand绘制出每小时RR间期直方图，计算SDNN和SDANN。这个研究涉及40例慢性心房颤动患者的FRP，与SDANN和心力衰竭相关（Khand等，2006）。

Corino分析了15例患者的BP变异性而不是RR变异性，他发现稳定的低频分量部分独立于典型不规则的RR系列（Corino等，2008）。

Sosnowski分析了197例持续性心房颤动患者Holter监测的数据，应用HRVF，HRVF是基于庞卡莱图数值处理的指标。研究人员将患者分为HRVF＜5%、＜35%和＞35%几部分。此外，他们计算出SDNN、SDANN、RMSSD和PNN50，HRVF降低的患者更易患糖尿病、既往心肌梗死和冠状动脉血运重建等疾病，约1/3的患者射血分数＜30%。所有的HRV参数在健康受试者中更低。研究者用HRVF来测定整体的心率变异性，他们讨论了与窦性心律患者相比，HRVF降低与年龄的相似性（Sosnowski等，2011）。

HRV不一定在慢性心力衰竭过程中恶化，但在体力活动时可以增加，66例平均年龄在（69±5）岁的参与者随机分配到16周的指导运动训练或注意力调节中，测量基线和研究完成后的SDNN、RMSSD。运动组SDNN和RMSSD均显著增加（Murad等，2012）。

Corino使用RR距离来计算127例永久性AF患者的HRV，并使用15min的时间序列计算常规和相当不寻常的时域参数（前者是PNN20和PNN80，后者是PNN20、PNN80和PNN50），作为非线性指标的APEn和规律性指标，主要发现心房颤动率和RR不规则指标之间显著的积极联系以及在心房颤动率和时域测量之间重要的联系。心房颤动期间测量的心率变异性或节律控制药物见表8-6（Corino等，2013）。

表8-6　不同研究中持续性心房颤动的一些HRV方法

方法	来源
应用阿托品前后HRV指数比较	Van den Berg等（1997）
最小每小时RR间隔（＝最小功能不应期）	Khand等（2006）
HRVF	Sosnowski等（2011）
RR作为HRV的基础	Corino等（2013）

就像这个简短概述一样，没有理由忽略慢性心房颤动的HRV测量，几组研究尝试了新的方法，但正常的线性指标和引入的非线性指标可能也很有趣。通常，不在心房颤动中应用HRV的原因是既往认为交感神经和副交感神经优势存在争议。另一方面，一些干预研究显示了对传统HRV参数的影响。此外，动物模型，包括猪在心房颤动时迷走神经活性增加而SDNN增高，提示HRV值至少提示副交感神经的活性状态（Kneip等，2010）。HRV测量从长远来看不能忽略心房颤动患者，应该单独研究他们，这也可能表明HRV与生存或疾病一般过程之间的关系。

（七）迷宫手术对HRV的影响

迷宫手术是一种外科手术，通过阻断导致心房颤动的电脉冲来治愈心房颤动。手术涉及两个心房切口的定位。当切口愈合后，瘢痕组织形成，阻止异常的电活动穿过心脏。简单地说，迷宫手术本质上就是通过阻断电传导。如此，它纠正了所有与心房颤动有关的重要问题：治愈了房性心律失常，维持了心房和心室之间的正常节律，保护了心房自主收缩的能力。

Kamata应用Holter监测分析12例患者在经历迷宫手术1个月、6个月、12个月后的心电图以及7例未经此手术的患者，使用RR间期和SDRR、HF、LF、TP值，手术后1个月昼夜节律变化明显受到干扰，而在6个月和12个月后恢复，可能是由于窦房结自主神经再生（Kamata等，1997）。

17例行迷宫Ⅲ手术的患者，术前、术后2个月和术后7个月行Holter检查，术后2

个月所有HRV值明显降低，5个月后只有TP增加（Lönnerholm等，2003）。

（八）讨论和结论

总之，HRV在预测阵发性和永久性心房颤动的作用仍不清楚，在心力衰竭冠状动脉旁路移植术后心房颤动发病的价值受到质疑（Hakala和Hedman，2003）。另一个综述陈述了良好结果的敏感性和特异性，但缺乏可靠性（Poli等，2003）。HRV在高血压导致的心房颤动中的价值也不清楚（Yildirir等，2002）。大多数研究和综述认为HRV与迷走神经张力有关，而不是一种复杂的模式。

十一、高血压

（一）概述

血压升高在发达国家是一个最重要的临床问题，在非工业化国家中也是一个越来越严重的问题。高血压通常无症状，容易检查和治疗，如果不治疗则经常导致致命并发症。

没有明确原因导致的血压升高被称为原发性高血压，继发性高血压发病源于肾病和内分泌疾病。90%以上的患者是原发性高血压。高血压持续升高对身体有长远的影响，可引起左心室肥厚及充血性心力衰竭，因为它导致冠状动脉疾病进展加速，增加心脏负荷，也可能引起冠状动脉粥样硬化性心脏病。高血压导致动脉粥样硬化、肾衰竭或脑动脉的粥样硬化，增加卒中风险。

高血压病早期与中枢神经系统功能障碍有关，更确切地称为自主神经系统，在有效药物问世之前，对交感神经系统的手术是为了降低血压，其中，值得关注的是1938年Smthwich发明的腰背内脏神经切断术，可降低血压和死亡率，但同时须面对无法控制的副作用（Parati和Esler，2012）。抗高血压药物最终被开发，主要影响自主神经系统。如中枢的交感神经抑制剂甲基多巴和可乐定，交感神经受体阻滞剂如胍乙啶，α受体阻滞剂和β受体阻滞剂。在过去的30年里，高血压研究的重点一直是肾素－血管紧张素系统。阻断这个系统的抗高血压药物的价值导致忽略了其他引起血压升高的机制，包括交感神经系统（Parati和Esler，2012）。

HRV已用于有危险因素但未确定为高血压的患者和高血压患者，并用于检查降压治疗的效果，已有相关研究的介绍并讨论了其结果。

（二）高血压的病理生理机制

人们普遍认识到，肾素－血管紧张素－醛固酮系统（RAS）在血压和肾功能调节中具有重要的作用。在肾内，RAS调节钠盐和细胞外液稳态的重要作用已得到广泛的研究（Kopkan等，2009），液体量、钠盐和内源性RAS系统活性在维持正常血压水平方面非常重要。RAS的活性增强可以改变这种关系，从而导致高血压的进展，血管紧张素是一个重要的血管活性因子，对RAS系统的生理和病理生理效果起重要作用（Navar，2004）。

RAS在一个世纪前被发现，在过去的几十年中，它在高血压和肾功能紊乱方面的重要意义已得到广泛的认同，很大程度上促进了阻断这个系统的药物的发展。肾素是一种由肾小球旁细胞分泌的蛋白酶，催化激活途径的第一步是血管紧张素原和血管紧张素

Ⅰ，血管紧张素原是血管紧张素的前体，主要由肝产生，是血浆中 α_2 球蛋白的一部分，血管紧张素Ⅰ转化酶主要由肺和肾产生，在水解血管紧张素Ⅰ生成血管紧张素Ⅱ中起重要作用，它与血管紧张素Ⅱ受体相互作用，导致血管强烈收缩，同时引起肾上腺皮质释放醛固酮，垂体分泌抗利尿激素。肾钠和液体潴留、交感神经张力增加，口渴。细胞表面存在两种受体亚型，血管紧张素受体Ⅰ（AT1）和血管紧张素受体Ⅱ（AT2）。AT1似乎介导血管紧张素Ⅱ主要影响心血管事件。在病理状态下，RAS系统活性增高，导致高血压和肾病，形成恶性循环。

另一个在血压和肾功能调节中起重要作用的系统是一组产生一氧化氮（NO）的酶（Kopkan，2009），NO是一种调节血管张力的血管舒张药物。它抑制肾小管钠盐的运输，NO功能的任何病理变化都会对血压产生影响（图8-7）。

代谢综合征在高血压中起重要作用，原发性高血压中80%的男性和65%的女性可直接归因于肥胖。身体质量指数（BMI）和血压之间也存在明确的联系，即使在非肥胖、瘦的人群中（Mendizábal等，2013）。代谢综合征具有可引起交感神经张力增加的3个条件，即高胰岛素血症、高瘦素血症和高脂血症。高血压胰岛素假说认为，胰岛素抵抗发生代偿性的高胰岛素血症和交感神经活性增强，引起钠盐重吸收增加，导致血压升高（Mendizábal等，2013）。另一项新近研究的病理生理因素是脂肪细胞，其释放所

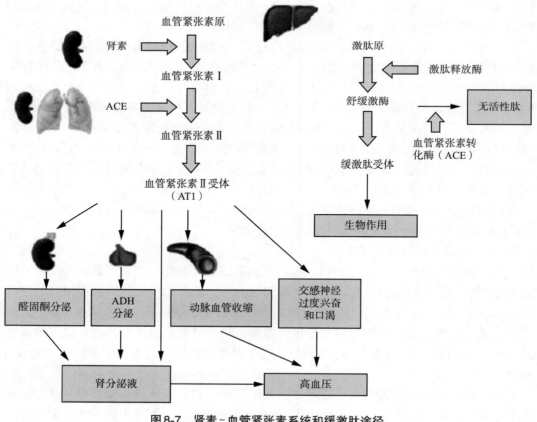

图8-7 肾素-血管紧张素系统和缓激肽途径

经许可，转载自Santos等（2012）

谓的脂肪因子样瘦素、脂联素、脂肪细胞衍生前列腺素、内皮素-1，血管紧张素Ⅱ和细胞因子如TNF-α。炎症的影响也在讨论之中，炎症过程可能引起心脏功能的改变，外周血管抵抗，以及肾对血浆电解质和液体量调节。更深远的是，肾和血管可能严重增加氧化应激反应和内皮细胞功能异常，从而有利于冠状动脉粥样硬化的形成（Montecucco，2011）。

肾交感神经通过影响肾素的释放、肾小球滤过率、肾小管对钠的重吸收在原发性高血压的实验和发病机制中起重要作用（DiBona，2002；DiBona和Esler，2010）。在高血压病发病开始，论证了"高肾素型高血压"。肾交感神经活性升高增加肾素的分泌，但不减少肾血流量（Parati和Esler 2012）。另一方面，在治疗顽固性高血压中，肾交感神经可能起重要作用，因为在肾交感神经射频消融术后，高血压可被治愈（Symplicity HTN-2 Investigators，2010）。其他一些研究也强调了肾的作用。就像下文讨论的一样，在终末期肾病中，交感神经激活处于非常高的水平，高于原发性高血压，等于或超过心力衰竭交感神经活性（Converse等，1992）。通过注射苯酚到肾实质引起肾凋亡研究肾损伤，他们发现肾传入下丘脑的信号增加，引起中枢神经系统交感神经传出增加和高血压（Converse等，1992）。我们的研究组最近表明，心算过程中的交感神经活动可预测18年后的血压。这提示在原发性高血压发病中独立于初始血压的一个可能因素（Flaa等，2008）。安静状态下的血压与年轻人的交感神经活性有关，他们不知道自己在高、正常、低范围内的血压状况，静息状态下的动脉儿茶酚胺差异及心血管和交感神经系统对应激反应的差异均可以反映出来（Flaa等，2006）。

代谢综合征的病理生理学以及它与血管功能的关系已成为一个复杂的问题。除交感神经系统以外，影响血管功能的其他病理生理方面包括胰岛素、内皮素、周围脂肪和脂肪因子（Mendizábal等，2013）。举例来说，一个参与高血压的元素是5-羟色胺（5-HT）和5-HT受体，与胃肠道系统建立起来的5-HT活动比较，5-HT在心血管系统中的影响还未研究明白，5-HT在中枢神经系统的作用有很多研究（Watts等，2012）。已知多种5-HT受体有助于心血管调节。在人类和动物中，5-HT直接引起动脉收缩，然而，当对象是比分离的血管更复杂的模型和系统时，5-HT在脉管系统中的作用变得不那么清楚，这可能是因为现在已知的5-HT具有刺激多种组织类型中多种受体的能力，这些受体可能以看似矛盾的方式在发挥作用（Watts等，2012）。此外，5-HT在中枢神经系统和外周神经系统中有多种作用，能调节交感神经的活性（图8-8）。

（三）血压正常者发展为高血压的HRV变化

Singh收集纳入Framingham研究的2042人最初2h动态心电图记录结果，并使用SDNN、PNN50、rMSSD、TP、HF、LF、VLF、LF/HF。HRV在高血压男性和女性中显著降低，在1434名正常血压的参与者平均4年的随访中，有246人新出现高血压，经校正后，多元（logistic）回归分析提示在LF与男性的高血压发病之间存在联系，女性中没有该联系。SDNN、HF、LF/HF在两性高血压患者中均没有联系（Singh等，1998）。

研究分析了来自社区的动脉粥样硬化风险队列研究的2061名受试者，对其进行分层随机抽取，从这些样本中诊断出650名高血压患者。在所有血压正常的其他受试者，3年随访内有64名受试者出现高血压，发现基线HF与发生高血压的风险呈负相关，LF没有确切的关联。LF/HF、SDNN和高血压发病之间也有关联（Liao等，1996），对这些

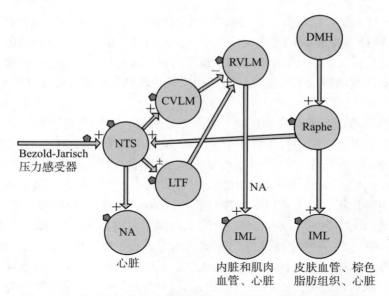

图8-8 5-羟色胺在中枢的自主循环和中枢位点的活动系统的调节

兴奋（＋），抑制（－），混合（±）联系，五角形代表5-HT受体的位置；CVLM.尾状的腹外侧核；DMH.下丘脑背核；LTF.横向盖；NA.疑核；NTS.核状束（经许可，摘自Watts等，2012）

结果随访了7年。

Schroeder及其同事研究了11 061位年龄在45～54岁的对象，通过评估最初的2min和相距9年的6min的逐次心率，研究高血压、血压、心率变异性时间顺序联系。与正常血压患者比较，高血压患者SDNN、RMSSD、SDNN、rMSSD和RR间期更低，在调整年龄、性别、种族、研究中心、糖尿病、吸烟史、教育和BMI后，差异仍持续存在。经过治疗的高血压患者rMSSD更高，但对于SDNN没有不同。一般来说，使用β受体阻滞剂的患者HRV等于或高于未经治疗的高血压患者。在整个队列研究中，高的血压值和低的HRV存在相关性。在调整年龄、性别、种族、研究中心、糖尿病、吸烟史、教育和BMI之后，研究者发现基线HRV和高血压发病之间呈负相关。在超过9年的随访中，SDNN每降低20ms，高血压发病增加1.12倍，表明HRV降低出现在高血压发病之前（Schroeder等，2003）。

研究纳入1638位患者，收集5min的短期HRV，992位非高血压患者完成了7年的随访，959位患者被纳入最终的分析。高血压的出现是由随访时的血压状态决定的，在多因素模型中，LF/HF和HF与高血压的发病是独立相关的（Wu等，2013）。

（四）高血压患者与血压正常者的HRV对比

许多研究（包括前瞻性研究和横断面研究）表明，高血压和血压正常者的HRV具有显著的差异（Chakko等，1993；Fagard，2001；Guzzetti等，1988；Huikuri等，1996a、b；Langewitz等，1994；Liao等，1996；Mussalo等，2001；Petretta等，1995；Prakash等，2005；Radaelli等，1994；Schroeder等，2003；Siché等，1995；Singh等，1998；Virtanen等，2003；Wu等，2008）。

Huikuri报道了一项经典研究，测定随机抽取、年龄匹配的188例正常人和168例高血压男性患者HRV中的时域和频域参数，高血压患者与血压正常者相比，SDNN显著

降低 [（52±19）vs.（59±20）]，与正常血压者对照组相比，VLF在高血压患者中降低，多元回归分析提示收缩压是SDNN最强的预测因素（Huikuri等，1996a、b），短期HRV研究也显示了这些差异。用10min记录的频率值研究34例重度高血压、29例中度高血压和健康人群对照组之间的关系。在严重高血压组中，SDNN、rMSSD、TP、LF、HF与对照组和中度高血压组相比显著降低（除外rMSSD），而中度高血压组和对照组之间无相关差异（Mussalo等，2001）。

对215例未经治疗的高血压患者行Holter监测，9%的患者显示校正的QT（QTc）＞440ms，这是原发性高血压患者患缺血性心脏病的危险因素。与正常QTc患者相比，该组时域指标（SDNN、RMSSD、PNN50）降低（Maule等，2008）。

年轻女性LF更高，HF较低（$n=1780$）（Koskinen等，2009），新诊断为原发性高血压的女性在节律呼吸过程中SDNN、LF较低，HRV普遍更低（Pavithran等，2008）。

大多数横断面研究显示，未经治疗的高血压与降低的时域指标有关。在有效治疗下，当高血压患者的时域指数较低而健康人的初始指数较高时这些差异在有效治疗以及衰老的影响下会降低（Schroeder等，2003）。

频域指标在这种情况下难以解释。在一些研究中，LF在高血压患者中更高（例如，Guzzetti等，1995；Prakash等，2005；Pavithran，2008或Wu等，2008）；在另一些研究中相对较低（例如，Liao等，1996；Sevre和Rostrup，2001；Singh等，1998）。这可能是高血压患者的多相性以及很难发现组间无症状的高血压。大多数参与者需要降压治疗。鉴于不同药物的干扰，HRV指数的差异也就不足为奇，甚至观察一种相同治疗方法的患者，可以在不同研究中发现不同结果。一些研究提示应用β受体阻滞剂的患者HRV增加（Schroeder等，2003），但另一些研究提示HRV降低（Chiladakis等，2004）。

（五）结论

自主神经系统异常，临床表现为以心率加快、血压升高、血浆去甲肾上腺素水平升高、心排血量增加为特点的高动力循环，在高血压部分已经重复解释。从早期的高动力状态到高阻力，高血压已经被记录在队列研究之中。高血压可引起血管肥厚、血管阻力增加，由于β受体的下调和搏出量降低，心排血量由升高变为正常。伴随着血流动力学改变，交感神经张力在高血压病程中重新建立（Palatini和Julius，2009）。我们知道，所有这些都与高血压发作时某些HRV指标的下降有关，在证实的高血压，HRV降低，这可能是晚期心血管疾病改变的预测因素。抗高血压药物增加不同的HRV指标，但不是所有研究都是如此。这不应与已经建立起来的降压药物可有效预防高血压的恶化和延长预期寿命的证据混淆。

十二、其他心脏疾病和问题

频谱分析提示，心脏移植患者HRV降低，这可能符合HRV受自主神经张力影响的假说。HRV在排斥反应时增加（Sands等，1989），在小儿移植的患者中得出相同的结论。此外，在一些移植4年后的患者中可以发现HRV改变，提示交感神经活性增强（Pozza等，2006）。

研究23例具有心脏疾病高危因素的患者，从术前到术后期间持续监测患者80h，9

例患者术后出现心室功能障碍，14例患者术后恢复顺利。除2例患者外，其余患者ApEN＞0.7，术后的ApEn＜0.55与术后心室功能障碍相关，敏感度为88%，特异度为71%，8h之间的特异性为79%，2次ApEn＜0.7%（Fleisher等，1993）。

癫痫患者易出现心源性猝死现象，手术成功后风险可能被解除。21例患者在额叶切除术前、术后被纳入研究，与匹配的对照组相比，手术后效果不佳者（癫痫仍发作）TP、SDNN、VLF、LF更低。与术前比较，心率变异性在术后没有改变，手术效果差的低HRV患者在术前已经被识别（Persson等，2006）。已通过动物模型证实，难治性癫痫HRV降低，其在癫痫不明原因的猝死中的作用还无法解释（So，2008）。

对96例病毒性心肌炎患者平均随访超过6个月，所有的时域和频域指标在早期显著降低，但是在6个月后升高（Gao等，2008）。

用HRV测试来区分晕厥后到急诊处理的患者，纳入32例患者，根据危险分层，将HRV参数与现有的晕厥风险指南进行比较，没有发现HRV参数具有显著的统计学差异（Bonney等，2009）。

（张志鹏　潘晓杰　译）

第9章
围手术期护理

一、概述

对于为患者做手术准备的麻醉师来说，围手术期护理操作包括诱导反应丧失、遗忘、镇痛、压力应激反应减弱，可能的意识丧失（取决于手术方式）的可逆状态，维持术后内环境稳定和术后其他治疗维持患者恢复的初始阶段。大部分麻醉和手术步骤对内环境稳定有很大影响，包括体液平衡、心血管系统和自主神经系统。事实上术后1/3的并发症和50%的术后死亡是由心脏事件导致的，因此强调风险评估的重要性（Laitio等，2007）。需要用简单的方法，如不依赖先进的技术和经验（如超声心动图）的评分或床旁调查以发现体液失衡，全身炎症反应初期或其他对麻醉计划和执行有影响的情况。在这种情况下，麻醉师已经意识到数十年来ANS的病理变化与更严重的疾病相关，例如，在患有晚期自主神经疾病的糖尿病患者中（Burgos等，1989）。

毫无意外，HRV被用于预报失稳、监控麻醉，以及指导围手术期的治疗。但是它远非麻醉师的既定工具。HRV最近被认为是"一种有用的、非侵入性的、在床旁即可操作、低成本的监测工具，用于评估可疑的自主神经功能障碍患者的围手术期风险，选择需要进一步进行心脏检查并优化术前状态的患者"（Mazzeo等，2011）。

围手术期问题与自主神经功能紊乱有关（Mazzeo等，2011），但无明显证据，这已在第4章中讨论。这不是本章中的问题。对于麻醉师来说，这个问题本身就是一个非常值得关注的研究问题，但我们的主焦点在于心率变异性与围手术期发病率和死亡率之间的关系。

二、全身麻醉的诱导和维持

全身麻醉是由药物诱导的可逆的遗忘、镇痛、反应丧失、骨骼肌反射丧失和应激反应能力降低状态。麻醉药是静脉给药或吸入药剂。所有的麻醉药对心脏和循环系统或多或少都有影响。大部分吸入性麻醉药是强效血管舒张药，降低全身血管阻力。由于它们能引起血压降低，进而升高心率，但不仅仅与血压有关。至少一些吸入性麻醉药对交感神经系统和周围神经系统有直接影响。它们通过抑制压力感受器的功能引起心搏出量减少，进而导致心排血量减少。所有的吸入性麻醉药可使心肌对肾上腺素敏感，另外，麻醉药抑制中枢神经系统功能。所有这些因素也是导致心率变异性变化的部分原因，因此，应该认为任何形式的麻醉药都能影响HRV。

三、低血压的预测

几乎所有形式的麻醉都能引起低血压，但有些患者的血压比其他人高。术前低血容量通常是麻醉诱导后低血压的原因。在健康人中代偿机制能降低失血或脱水的影响。当麻醉药降低心血管反射反应性时，血压降低。在HRV研究中，有一个问题是证明患者存在十分显著的低血压风险。另一个问题是节律，例如在诱导期内或之后的心动过缓或心动过速会造成干扰。

在早期的研究中，低HF（当时称为类风湿因子）能预计80%的患者为心动过缓（Estafanous等，1992）。Huang研究了46名糖尿病患者和87名非糖尿病患者，所有患者都是ASA Ⅱ级或Ⅲ级的择期手术患者。他们麻醉前立即在呼吸下进行5min的HRV测量。部分低血压（解释为血压降低30%或收缩压＜85mmHg）的参与者TP、LF和HF降低。值得关注的是，与本章稍后介绍的脊髓麻醉相关的结果相矛盾，LF/HF没有显示出相关性。遗憾的是，Huang没能提出HRV测量的平均值和标准差（Huang等，2006）。在糖尿病患者中，HRV分析已被推荐为标准测试，为防止有糖尿病自主神经病变的患者预防低血压发生提供重要信息（Oakley和Emond，2011）。

四、心脏事件的预测

在一项研究中，Mamode收录了297名进行过择期外周动脉手术的患者，并在术前使用大量的血液样本，进行心肌灌注扫描和心率变异性分析（动态心电图监测）。在术后前3d应用心电图和心肌酶检查判断患者是否有心肌梗死。研究的主要目的是记录术后30d内发生心肌梗死或死亡的人数。21名患者达到终点（14名死亡，7名心肌梗死）。临床危险因素很难预测，高预测值包括年龄增长、既往心肌梗死的心电图证据、主动脉手术史、铊扫描阳性和心率变异性（三角指数）受损。对该研究的解释，最主要的意义在于多种不同HRV测量方法没有预测价值，SDNN、SDANN、pNN50同样。他们既没有应用频域算法，也没有应用非线性测量。他们的组合模型显示围手术期心脏事件的灵敏性为84%，特异性为80%（Mamode等，2001）。

对32位60岁以上因外伤致髋部骨折行手术治疗的患者使用短期不规则标度指数动态心电图记录HRV。在逐步多元回归分析中，这个变量是唯一的独立预测术后局部持续缺血的因素，显示比值为7.7（Laitio等，2004）。

100名计划行主要血管或腹部手术的ASA3～4患者行24h动态心电图监测，并计算修订后的心脏风险指数；患者仅记录了3分或更高的分数。术中低血压定义为MAP下降到术前的60%，心率降到基线60%或低于50次/分为心动过缓。对50名患者做回顾性分析，50名患者做前瞻性分析。回顾性分析后，区分低风险和高风险的TP为500 ms^2，较低的TP值表示可能不稳定的患者。TP＜500确实能预测心动过缓、低血压和血管加压药的使用，除了阿托品（Hanss等，2008）。

Mazzeo提议以HRV指导β受体阻滞剂的使用。根据这个观点，低变异性的HRV可以给出与围手术期β受体阻滞剂使用相关的指示。虽然至今还没进行研究，但Mazzeo引用了一篇心肌梗死的介入研究（Lampert，2003）。患者群体包括曾患有心肌梗死的患者，HF是预测结果的指标。使用普萘洛尔的患者与使用安慰剂的患者相比，前者HF增加更多。结论是该证据不支持使用β受体阻滞剂的患者HF较低（普遍的低HRV），但对于一项可控性研究是一个很好的征象。

五、麻醉对HRV的影响

使用丙泊酚诱导麻醉，异氟烷/氧化亚氮维持麻醉最初使HF降低，LF升高，但随后HF重新升高，而LF被抑制（Galletly等，1992）。

硫喷妥钠与依托咪酯相比对HRV频域影响更大（Latson等，1992；Scheffer等，1993）。健康受试者吸入30%氧化亚氮导致HF降低，并使LF/HF值升高。研究者认为这一效应与窦房结的副交感神经张力降低而交感神经张力增强一致（Galletly等，1993）。1.5%异氟烷和0.75%氟烷相比并没有发现不同（Galletly等，1994a）。

10名行腹腔镜手术的女性使用丙泊酚诱导麻醉导致TP、LF、HF降低，使用丙泊酚维持麻醉进一步降低TP、LF，除外HF。腹腔镜穿刺定位使HF增加。这意味着丙泊酚对副交感神经的作用小于对交感神经作用，患者对心动过缓引起的事件更敏感（Deutschman等，1994）。在另一项研究中，LF、MF和HF降低，但LF降低的幅度小于MF、HF（Galletly等，1994b）。

仅使用硫喷妥钠诱导麻醉所引起的血压升高程度比硫喷妥钠/咪达唑仑诱导的要高。在气管插管的情况下，单独使用硫喷妥钠诱导麻醉后，HF升高，而硫喷妥钠/咪达唑仑组HF持续降低（Nishiyama等，2002）。

在一项研究中，比较丙泊酚和七氟烷麻醉，丙泊酚对LF没有影响，但会引起HF降低。七氟烷降低LF但不影响HF。在每组中LF/HF值都不变（Kanaya等，2003）。

与麻醉前不用药相比，在使用丙泊酚或硫喷妥钠诱导前，使用替马西泮可引起较高水平的HF、LF和TP，但LF/HF值不变。诱导麻醉本身会引起TP和HF降低，LF/HF值升高（Howell等，1995）。

38名因肺癌行肺部切除术的患者随机分为硬膜外麻醉或全身麻醉后患者自控镇痛。术后疼痛无明显差异，但硬膜外麻醉所引起的高血压和心动过速发生率较低。收集4次HRV数据，术前、术后4h、术后第1天和第2天，使用频域测量。在术后，两组的HRV值通常会降低，并保持较低的水平直到术后第2天。然而，硬膜外麻醉组HRV在术后第1天和第2天升高。在PCA组，LF/HF一直保持不变，但在硬膜外麻醉后的整个观察期内是降低的。这被认为是交感迷走神经平衡向迷走神经优势的转换（Licker等，2003）。

在一项随机研究中，比较丙泊酚或丙泊酚/咪达唑仑诱导麻醉，以及诱导麻醉后对短期HRV的影响。丙泊酚组，丙泊酚控制在2.5mg/kg；咪达唑仑-丙泊酚组控制在咪达唑仑0.1mg/kg，丙泊酚1.5mg/kg。咪达唑仑-丙泊酚组开始时使LF/HF值升高，被视为对心血管系统的代偿调节作用（Win等，2007）。

总之，有充分的证据表明麻醉改变HRV参数。在大多数研究中LF升高和（或）HF降低，导致LF/HF值改变。没有检测到非线性因素，可能是因为必须使用10min内短期HRV。

六、椎管内麻醉

在椎管内麻醉中，将少量局部麻醉药注入不太可能损伤脊髓的L_3或L_4水平的鞘内。根据剂量，椎管内麻醉可以麻醉腿部或第4胸椎以上的大部分身体。椎管内麻醉的生理效应取决于麻醉的层面，也取决于药物浓度、注射速度、溶液比重、患者体位、腹内压升高和其他因素。交感神经的阻断与麻醉程度的顶峰成比例。完全阻断交感神经预计可从超过第2胸椎的高位椎管内麻醉获得。这会导致平均动脉压、中心静脉压和总外周阻力降低15%～20%。心排血量、心搏出量和心率基本不受影响，但能改变本应降低的阻力。众所周知的是，低血压是椎管内麻醉的不良反应之一，并有重要意义。在一些科室，无论是输生理盐水还是使用儿茶酚胺都可以作为预防措施。这再一次证明在诱导麻醉后患者可能出现血压降低。

在一项回顾性研究中，在41名进行择期剖宫产的患者中分析短期HRV。她们被分为3类：收缩压轻度降低（＞100mmHg）；中度降低（80～100mmHg）；重度降低（＜80mmHg）。血压中度和重度降低的患者LF/HF值降低（分别是2.8；2.7和1.2）。一项19位患者的前瞻性研究证实了这一结果（Hanss等，2005）。这些结果导致在同一患者组的干预研究：如果LF/HF值＞2.5，对患者使用血管加压药或术前输注胶体溶液，在20位LF/HF值＞2.5的患者中，17位没有低血压；在对照组23名LF/HF值＞2.5的患者中，20名有低血压（Hanss等，2006）。

52名择期行经尿道手术的患者，在椎管内麻醉后检测HRV，使用传统指标和超短期熵（UsEn）作为非线性指标。根据术前UsEn将患者分为两组（LO组和HI组），椎管内麻醉降低LF/HF值，但不影响UsEn。在低UsEn组，有低血压的患者数量较多（Fujiwara等，2007）。

记录80名行椎管内麻醉的ASA Ⅰ～Ⅱ级患者的短期HRV，在开始后分析重度心动过缓（＜45次/分）的预测值。80名患者中的19名有心动过缓。心动过缓组HF较高［1061±1301）vs.（696±1378）］。在ROC分析的帮助下，发现HF具有65%的特异性和敏感性；低水平的HF敏感性和特异性为74%（Chatzimichali等，2011）。

Hanss的研究是使用HRV指导介入的几个实例之一。

麻醉的维持

20名行简单外科手术的自主呼吸患者，使用丙泊酚/芬太尼麻醉，研究心搏和呼吸之间的关系。在所有整数比中有相位耦合的证据。从呼吸系统到窦房结相位耦合似乎是单向性的。发现了6种不同的耦合型（Galletly和Larsen，1997）。在稳定麻醉过程中的窒息可引起HF降低，但不包括LF（Nakatsuka等，2002）。

11例行剖宫产椎管内麻醉中收缩压＜75%基线的低血压患者与没有低血压的11例患者HRV比较，用点关联维度（PD2）表示（Chamchad等，2004）。短程HRV用于监测清醒状态下开颅手术过程中的应激反应。特别是LF/HF值延伸出的压力/反应模型，可用于监测麻醉过程中的应激反应（Conte等，2009）。

七、术后恢复

有学者对106名行腹主动脉外科手术后入住ICU的患者行24h动态心电图检测，VLF是术后入住ICU时间长度的一个强预测因素，年龄增长和胰岛素依赖型糖尿病是其他的预测因素（Stein等，2001）。

Jideus等通过24h动态心电图和血液中神经肽和神经肽浓度评价阵发性心房颤动术前和术后情况，36.3%的患者术后复发心房颤动，HF和LF/HF值降低与心房颤动复发有关。HF在复发组和未复发组中均降低，两组中神经肽和儿茶酚胺浓度无统计学差异（Jideus等，2001）。

1994—1996年，Mamode对297名外周血管手术患者进行了围手术期死亡率的不同因素检查（92名主动脉手术，47名颈动脉手术，37名腹股沟下动脉手术，13名截肢手术，108名其他种类手术），应用动态心电图检测获得HRV（SDNN、SDANN5、三角指数和pNN50）。该研究主要死亡终点事件是30d内心肌梗死和心源性死亡。Logistic回归分析发现年龄增长、心肌梗死前心电图表现、主动脉外科手术、HRV异常（三角指数）、铊扫描过度是独立预测因素。出现致命事件的患者平均三角指数为21.5（±1.7），没有致命事件的患者平均三角指数为26.6（±0.6）。研究者推荐cutoff值<25来识别高危险的患者，值得关注的是，SDNN在数字模型中可能不是一个有意义的因素，在单因素分析中也不是；这篇文章的研究结果中没有提及（Mamode等，2001）。

Laitio等研究了32名60岁以上因髋部骨折住院行手术治疗的患者，所有患者术前行Holter检查，12名患者共出现384次心肌缺血事件，与白天相比，术前夜间α_1显著降低（这就是说，HRV不可测性增加）的患者与术后心肌梗死事件相关。在逐步线性回归分析中，术前夜间/白天差异增加是术后长时间心肌缺血的唯一独立预测因素。没有发生缺血事件的患者和发生缺血事件患者参数相比，LF为（175±63）vs.（278±131），HF为（127±34）vs.（325±176），SDNN为（28.9±3.3）vs.（30.1±4.8）。因此，在这项小型研究中，虽然只有α_1有意义，但倘若在更大的患者人群中，LF和HF可能是相关的预测因素（Laitio等，2004）。

Filipovic在一项前瞻性研究中纳入167名患者，研究在麻醉诱导前6min的心率变异性，发现LF/HF<2是2年全因死亡率最强的预测因素（OR=6.4，CI 1.9～21）。研究包含了Eagle等（2002）和Detsky等（1986）建立的危险评分。充血性心力衰竭病史和年龄>70岁是其他两个独立预测因素（Filipovic等，2005）。

我们在髋部骨折患者中获得的初步结果支持了上述研究。在一项试验研究中，我们连续纳入22名因髋部骨折准备行手术治疗的患者，在术后24h内进行10min的心电图分析，包括频域和ApEN。记录围手术期的并发症，包括肺栓塞和心血管事件。30%的患者有围手术期问题，如卒中、心肌梗死或肺栓塞。在围手术期问题和几个HRV参数之间我们发现一些重要的单因素联系，心率、TP、标准化LF和HF、LF/HF和VLF在发生围手术期问题患者中显著降低。在多因素分析中，LF/HF和VLF有较高的预测价值（Ernst G，2011，未发表的结果）（图9-1）。

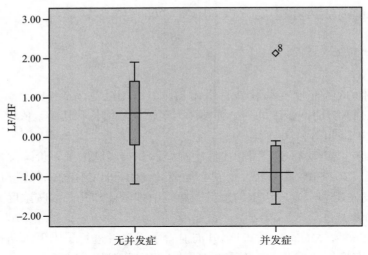

图9-1 LF/HF和围手术期并发症

八、结论

有证据表明，术前HRV测量为评估围手术期风险及估算术前评估及优化的需要提供了一种可行的技术。Mazzeo总结："在一个理想环境中，我们应该对自主神经系统功能紊乱的患者或怀疑有家族性自主神经功能异常的患者在接受高风险手术时进行HRV检查，以评估围手术期风险。"Mazzeo建议这样的评估应在预期手术前2周进行（Mazzeo等，2011）。不同的线性和非线性HRV测量措施已经被用来识别患者外科手术前的风险和预测治疗后的效果，出现了一些可喜的成果。在麻醉学中HRV分析尚未经常采用，因此，我们不能得出关于临床使用方面的结论。Mazzeo等（2011）建议在择期外科手术前对心脏疾病病史或自主神经紊乱潜在风险的患者应用至少2周的HRV检查（例如，由心脏病专家进行），现有的研究在这方面提供了强有力的证据，但这一结论为时过早，我们需要更多的有效研究，既能描述HRV异常，也能将结果应用到术前算法中。

（张　健　王莹琦　译）

第10章
重症监护和创伤

一、脓毒症

（一）概述

在20世纪初，治疗具体重症患者的医疗创新手段层出不穷。这种创新包括对"休克"概念的具体认识及一系列治疗休克的进展，比如20世纪30年代发明的液体复苏方法，50年代透析的引入，同是在20世纪50年代脊髓灰质炎大流行的背景下现代呼吸理论的提出及60年代对于呼吸衰竭治疗的改进。或许是因为如此多的患者能在严重的疾病下存活，并且20世纪70年代对于健康概念认知的增加，最终导致了"多器官功能衰竭"这一概念的提出。脓毒症概念的提出要更早一些，而最近几十年，这个概念发生了根本性的变化。起初，人们认为细菌定植及其入血并以其释放的有毒物质造成的全身伤害是脓毒症的基本原理。然而早在20世纪70年代，一项研究就提出脓毒症全身损害的作用原理不在于细菌本身，而在于其引起机体的过度免疫。Lewis Thomas在1972年提出，微生物在休克产生的过程中似乎更像在扮演一个旁观者，是我们的免疫系统本身对它作出的反应导致了疾病，即我们的免疫反应过于强烈导致，以至于它们比入侵者更危险（Thomas，1972）。可能的介入手段都被作用于动物模型上，虽然结果不尽如人意。到目前为止，只有两种非抗生素药物对脓毒症的生存具有积极意义。尽管病理生理学概念的提出是从临床理论演化过程中演变出来的，但这个概念并不是从日益增长的病理生理学理念中提出的。大量证据表明，脓毒症是由多次临床反应及反馈机制所形成的复杂临床症状。脓毒症可能是最充分描述的病理条件之一，但没有定性的综合模型，甚至没有定量的时间模型。

今天，脓毒症定义为具有如下2个或2个以上特征的全身炎症反应：发热或体温过低，白细胞计数增多或减少，心动过速或呼吸急促，或异常增加的每分钟通气量。如果证明细菌没有参与，那它就被称为系统性炎症反应综合征（SIRS）。当一个器官系统因为脓毒症而开始衰竭，那就考虑脓毒症很严重。在美国，每年约有500 000名患者患白血病，而只有55%～65%的患者能够生存下来（RangelFrausto，1995）。近些年在治疗白血病方面有了实质性的进展。一些具有里程碑意义的研究都集中在特殊处理的算法，如低剂量的解毒药（Annane等，2004），严格的血糖控制（2001）和特殊亚组的C反应蛋白（一种凝固因子）（van den Berghe等，2001）。一项关于脓毒症早期发展的具有里程碑意义的研究发现，在疾病的早期阶段，除了必要的标准治疗手段外，通过扩容、血液浓缩及应用血管活性药物等积极的治疗手段可以获得良好的预期，而这种干预手段用在疾病发展6h后则不尽如人意。脓毒症初发的数小时被誉为复苏的"黄金1小时"和"银色日子"（Rivers等，2005）。因此，脓毒症的早期诊断显得尤为重要，但同时确定治疗是否有反应也是临床对抗脓毒症的重要方面。通过不同的算法分析心率变异性也是区别二者的好方法。

（二）病理生理因素

构建脓毒症的生物模型很难，但可以大致描绘脓毒症早期的生化因子反应过程。微生物毒性刺激可产生一系列细胞因子，如肿瘤坏死因子和白细胞介素-1，这些物质可以促使内皮细胞及白细胞黏附，释放蛋白酶、花生四烯酸代谢物并且激活凝血。肿瘤坏死因子和白细胞介素-1都是促炎因子，两者作用相似并能相互促进。通过对这两种因子的抑制，能够有效控制脓毒症在患病动物体内的进展，然而同样的治疗作用于人类脓毒症患者则效果不佳。白细胞介素-8作为一种中性粒细胞趋化因子，可能是局部组织炎症的重要参与成分。白细胞介素-6和白细胞介素-10也许互为拮抗，抑制肿瘤坏死因子的生成增加急性期蛋白和免疫球蛋白反应，并抑制T淋巴细胞和巨噬细胞功能。

脓毒症被认为是免疫系统失控的结果。在这种背景下，T淋巴细胞的失效和凋亡被呈现出来（Hotchkiss和Karl，2003）。花生四烯酸代谢物血栓素A_2（一种血管收缩药），环前列腺素（一种血管舒张药）和前列腺素E2参与各种临床症状的发生，如发热、心动过速、呼吸急促、通气/血流灌注异常和乳酸酸中毒等（Wheeler和Bernard，1999）。

在脓毒症发展的整个过程中，肺功能障碍经常发生。呼吸衰竭往往进展迅速，持续的呼吸频率＞30次/分，即使动脉血氧含量正常，也可能提示存在通气障碍。及时插管和机械通气可以减少呼吸肌氧耗并能降低误吸的风险。

循环系统衰竭是脓毒症最严重的结果之一。由于供血不足或代谢底物（尤其是氧气）不适当使用，导致乳酸酸中毒和组织损伤，均可引起休克。绝大多数脓毒症患者的心力衰竭是由心肌细胞收缩力降低引起的，因此，及时发现外周血管阻力下降并采取有效措施显得尤为重要。严重的低血压、低血容量和血液中的炎症因子可导致肾衰竭，而肠道系统的低灌注可导致肠黏膜细胞萎缩。这种连锁反应导致肠道黏膜免疫屏障失效，增加细菌入血的概率。异常凝血系统的激活是由抗凝血蛋白缺乏引起，如C反应蛋白、抗凝血酶Ⅲ和激肽系统。而最近的一项研究则描绘和分析了基因层面的激活和失活的影响。它构建出在早期的24h内，基因是如何通过相互作用改变它们的激活水平（Calvano等，2005）。

Schmidt和Werdan为脓毒症导致的心率变异性的减弱提供了一种可能解释（Werdan等，2009）。正如在其他章节中所讨论的，交感神经和迷走神经通过去甲肾上腺素和乙酰胆碱等神经递质分别作用于心脏受体发挥作用。受体接收并整合收到的信号，将其传给心肌起搏细胞，最终导致心率的实时变化。这个过程主要是通过I_f离子通道。它是由于离子流通过超极化激活环磷腺苷门控通道（HCN），从而有助于控制交感神经和副交感神经来调节心率。Schmidt和Wedan在体外实验中证明了内毒素对I_f通道的抑制作用，以及敏感化的I_f通道对β_1受体的抑制作用。这些现象如果发生在脓毒症、全身炎症反应综合征或多器官功能衰竭患者，最终可能会引起心率变异性下降甚至心率失去自主变异性。因此，自主神经功能失调不仅是自主神经系统改变的结果，同样也是信号传出通路及心脏自身神经传导系统离子通道损伤的结果。

严重脓毒症与下丘脑-垂体-肾上腺素轴功能失调有关。试验表明，交感神经敏感者，在急性应激情况下皮质醇水平较高，而对照组交感神经激活水平较低者皮质醇水平也较低，这一理论可能有意义（Uchino等，1995）。它可能反映患者心率LF/HF值相对较低的情况下会有相对较差的预后，其类固醇水平可能高于存活者。周围组织的炎症改变下丘脑的神经信号，这可能是神经系统及免疫系统双向调节的结果。中枢神经系统的神经元细胞可以合成和传播肿瘤坏死因子及白细胞介素-1；而这些细胞因子可以激活下丘脑-垂体系统释放糖皮质激素，反过来，糖皮质激素抑制细胞因子的合成。细胞免疫系统能产生神经肽、乙酰胆碱和其他神经递质，神经胶质细胞在中枢神经系统发挥积极作用（Tracey，2002）。副交感神经系统被定义为类胆碱的抗炎性通路，直接电刺激迷走神经可以直接减弱肿瘤坏死因子在肝、脾及心脏内的合成（Borovikova等，2000）。迷走神经可能也有反馈功能，从而可以调节自主神经系统在孤束核及延髓头端外侧的传导（Tracey，2002；延伸讨论在第5章）。

（三）临床研究

有证据表明，危重儿童和成年人中不同时间序列的复杂性降低与阴性结果有关（Overview：见Buchman等，2002）。交感神经系统和副交感神经系统的平衡被打破可能是患者病重的原因。

首例关于脓毒症心率变异性分析的报道选取了ICU的17名脓毒症患者作为样本，他们都做了短时心电图，12例患者留取了急性及恢复期的数据。脓毒症期间HRV显著降低，LF和LF/HF［（1.34±1.61）和（4.27±7.06）］恢复（Garrard，1993）。

在12名脓毒症患者的早期研究中，详细记录并分析了HRV，光学扫描记录、呼吸模式和动脉压力。所有的记录都在同一时间（上午9时）前完成，至少早于患者常规治疗40min。LF成分在脓毒症存续期间较低或没有，但在恢复期间明显增加，或在2例死亡患者身上持续没有。而HF成分则在相关数据中偏高，但绝对值相对于年龄限制［（5.9±0.1）ln ms^2］较低［（2.5±0.3）ln ms^2］。是否存在机械通气似乎不影响HF结果，LF和HF的变化似乎与儿茶酚胺的使用无关（Piepoli等，1995）。

Winchell进行了一项试验，每隔6h自动测量742名患者的5min心率变异性。低TP和较低的LF/HF值（研究者使用LF/HF值）与高死亡率相关，而LF/HF值较高者更容易存活，研究者总结出监测HRV可以预测生理退化情况，从而作出积极的治疗（Winchell和Hoyt，1996）。在一项针对头部受伤患者组的研究中，同样的方法被用于颅内压（ICP）及脑灌注压（CCP）组并测定相关HRV值。总之，研究表明80名患者的死亡率为29%。低HRV值与死亡率增加相关危险度为7.7，并且能预测80%的急性死亡。较高的LF/HF值与较高的生存率相关，而低LF/HF值与死亡率之间没有任何关系。分析ICP及CCP相关性变化，得出HRV两种异常值（低TP和低LF/HF值）与颅内压的病理变化具有明确相关性（高颅内压或低脑灌注压），LF/HF值较高可以明显改善ICP和CPP（Winchell和Hoyt，1997）。

Yien收录了一项包含65名患者的连续研究，他们都在ICU且无心脏急症，其中13名患者因为心房颤动、其他形式的心律失常或起搏器置入而被排除，死亡率约为50%。

患者的诊断包括晚期癌症和不同严重程度的脑出血，绝大多数患者存在各种严重感染和败血症。研究发现幸存者的VLF及LF值持续升高，而死亡者的相关值则持续减低（Yien等，1997）。

　　通过对手指动脉压及脉搏的测量，分析10例48h内出现脓毒症症状的患者，10例在早期出现感染性休克的患者及6例可控患者的短期HRV值。脓毒症及感染性休克患者的LF值明显比可控者低，感染性休克患者数值最低。LF/HF值，健康受试者为1.51±0.32，脓毒症患者为4.58±3.72，感染性休克患者为1.36±1.23。研究者使用另一个系数"α"，它是LF和收缩压比值的平方根。这个值在感染性休克组最低，而脓毒症组则比可控组低，感染性休克患者的LF/HF值与肾上腺素相关（Annane等，1999）。

　　一项回顾性研究分析了22位危重患者：其中16位患有败血症和非感染性多器官功能障碍综合征（MODS）（通过APACHE Ⅱ评分＞19分和脓毒症评分＞11分或＜11分来区别）。6位MODS患者作为可控组。所有患者都被记录24h心电图。MODS患者的HRV值明显下降，但该数据与是否合并脓毒症无关（Heinroth等，1999）。

　　而在一项针对内科ICU（无手术患者）的队列研究中，所有患者的住院时长都超过48h，并且除外病重患者和轻微患者，其中28位患者没有出现脓毒症，13名患者患病。每天上午8时至12时记录30min患者仰卧位时的心电图。LF/HF值＜1.5的HRV功率谱与脓毒症密切相关（比值为3.63）。而脓毒症患者LF/HF＜1.0的可能性比率为6.47（Korach等，2001）（表10-1和表10-2）。

表10-1　幸存者和死亡者在各种频率下的差异（Korach等，2001）

	幸存者（ms^2）	死亡者（ms^2）
TP	164 093±272 163	8112±12 644
VLF	1179±932	194±124
LF	891±815	130±106
HF	627±811	273±225
LF/HF	1.789±0.852	0.578±0.544

表10-2　采用LF/HF值诊断脓毒症（Korach等，2001）

LF/HF范围	发生脓毒血症	未发生脓毒血症	似然比
＜1	9	3	6.47
1～1.9	3	9	0.72
＞1.9	1	16	0.13
合计	13	28	

　　Ellenby等用计算机每隔6h测量HRV 128s的频域值。7位患者中有6位预后良好，LF和LF/HF值相对增加，HF值在恢复期降低。病重患者的LF/HF值始终偏低，只在临

床治疗有进展时才短暂升高。由此看来，短期HRV数据适用于监测危重患者的疾病进程（Ellenby等，2001）。

标准化的低频功率（LFnu）作为评估交感神经对整体心率变异性贡献的一项指标，与疾病严重程度密切相关，并且在疾病严重程度中占40%～60%。紧急情况下，只需要LFnu和LF/HF值在5min的测量数据，就能为14位SIRS患者做疾病严重程度的早期标记（Barnaby等，2002）。

该研究记录并分析了13位脓毒症及MODS患者的持续心排血量指标。在频率范围为0.002 8～0.000 053Hz（6～316min）时，10位患者出现18次超低频周期性颤动。研究者提出ULF-Co可能是提示预后的标志（Seiver和Szaflar，2003）（表10-3，图10-1）。

表10-3　MODS患者回顾性研究的结果（Heinroth等，1999）

	MODS合并脓毒血症 （$n=16$）	MODS未合并脓毒血症 （$n=16$）	对照组 （$n=6$）
SDNN	30.9±19.6	25.1±10.5	75.2±29.4
SDANN	24.2±15.2	17.1±6.9	48.1±23.4
ASDNN	16.1±12.8	15.8±7.1	46.5±15.0
rMSSD	18.6±13.0	16.7±8.9	34.3±7.9
TP	4.8±1.4	4.9±1.5	5.6±1.1
LF	2.8±1.7	2.3±2.3	6.5±1.1
HP	3.5±1.4	3.2±1.2	4.9±0.6
LF/HF	0.7±0.6	0.9±1.2	2.8±2.3

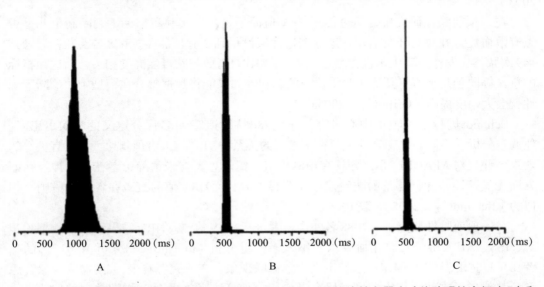

图10-1　3位非感染性多器官功能障碍综合征（B）、1位感染性多器官功能障碍综合征（C）和已控制患者（A）（Heinroth等，1999）

对50名不同程度MODS的患儿在状况允许的情况下，通过5min记录法进行分级。他们采用幂律模型，斜率和x-截断来分别记录描绘，时域、频域和DFA也包括其中。随着患儿器官衰竭的情况增加，HRV的缺失也呈上升状态，这一现象在各种条件下被证明，但只有幂律模型能够区分（Tibby等，2003）。

在一项包含29名心力衰竭程度Ⅰ～Ⅲ级的心力衰竭患者（持续性低射血状态）和10位健康受试者的实验组，心率变异性降低与心力衰竭正相关，而肿瘤坏死因子与心力衰竭负相关。通过对数函数及非参数测试分析，肿瘤坏死因子及HRV的负相关性显示出统计学的稳健性。在一项多元线性回归性研究分析中发现，只有TNF和去甲肾上腺素对HRV的变化具有显著作用，并且TNF还是强有力的独立预测指标（Malave等，2003）。

对39位脓毒症患者，在进入ICU后即刻进行HRV分析。11位合并MODS的患者死亡率为63%，28名患者不合并MODS（死亡率0%）。合并MODS的患者具有显著的低HRV（LF.rMSSD）。如果LF＞18ms，可以说是预测MODS的最佳指标（Pontet等，2003）。

Zwiener在一项回顾性研究中对比14名脑损伤患者和健康受试者的数据，通过计算，分析呼吸运动、热耗波动和动脉血压的波动，三者持续性波形，三者持续的模式基本相似，但患者的心率变异性模式趋势则显著降低。预后不良患者的发病率模式的数量明显低于预后尚佳患者的结果（Zwiener等，2003）。

一项包含158名婴儿的回顾性研究分析使用不对称样本，这些婴儿持续住在新生儿重症监护室。他们中的50名共发生75次SIRS或脓毒症，共做了4096次心电图（20～30min），并对如下3组数据进行了收集分析：脓毒症之前，脓毒症前一刻及脓毒症治愈后。样品不对称是一种分析时间序列里时间域的不对称性的算法。患脓毒症之前，样品不对称的值随着时间的增加而增加，而脓毒症持续期间则下降（Kovatchev等，2003）。

在一项前瞻性研究中，通过使用HRV值而不是普通实验室指标来判断新生儿是否患有败血症，并对其开始治疗，这一创造性假设得到了验证。监控678名婴儿，记录到149次脓毒症发作（其中阳性血培养137例）。HRC指数与脓毒症高度相关，而这项指标的意义等同于几乎所有其他实验室检查的总和。如果能将数据整合在模型中，诊断准确性就会大幅度提高（Griffin等，2005a、b）。

Schmidt进行了一项单中心研究，连续28d持续追踪90名评分定义的MODS患者。他调查分析了不同心率变异性和死亡率之间的关系。VLF、LF对预测死亡率具有更好的效果，并且对APACHE Ⅱ评分具有预测价值。镇静患者与未镇静患者在自主神经功能方面无显著性差异，儿茶酚胺治疗也无明显差异，而HRV值的衰减在各年龄段则是相似的（Schmidt等，2005）（表10-4）。

在一项前瞻性研究中，2088名外伤患者进行HRV检测。HRV结果和其他数据（年龄、ISS、AISA得分及总输血要求）纳入多变量分析（logistic回归分析）。63.5%的患者在ICU时出现HRV偏差。这被定义为解偶联现象。在研究者看来，"解偶联现象"患者与其他患者之间有很大差别。研究者使用一种算法来分析5min周期数据的偏差，这种方法被称为"短期心率波，"它与SDANN的趋势分析很相似，换句话说，就是通过

表10-4 MODS患者的HRV值

	MODS患者（$n = 85$）	正常值（Bigger等，1995）
SDNN	57.7±30.7	141±39
SDANN	51.2±29.7	127±35
pNN50	4.8±8.4	9±7
RMSSD	26.9±26.6	27±12
LF	129.3±405.1	791±563
HF	112.3±267.3	229±282
VLF	191.3±661.1	1782±965
LF/HF	1.1±0.9	4.61±2.33

转载自Schmidt等（2005）

二维方法分析2088名患者的5min周期。作者的结论是，解偶联现象是创伤患者死亡的独立预测因素，预测窗口2～4d，并且与炎症、感染和多器官功能衰竭呈正相关。它对24h内死亡患者预测的敏感性为70%，特异性为80%（如果将年龄及严重创伤评分包括在内）（Norris等，2006，可能部分发表在Morris等，2006）。

一项回顾性研究分析了β受体阻滞剂对MODS的影响。纳入157名患者，其中采用β受体阻滞剂治疗的有69人，他们都在最初的48h内做了24h心电图，应用β体阻滞剂治疗存活率相对较高，尤其是在缺血性状态下。应用β受体阻滞剂治疗的患者HRV相对降低较少（Hennen等，2008）。

在一项研究中168名贯通伤及闭合伤患者使用短期HRV监测。闭合伤患者的死亡率24%，而贯通伤为19%。并且分析比较了幸存者及死亡者的数据，幸存者的LF值直到急诊入院后的第3天才发生变化，而死亡者的LF值则在入院后的12～24h增加近5倍。幸存者的HF模式也比正常值偏高，但死亡者的HF值比幸存者变化明显，死亡者的L/R值低于正常，而幸存者略高（Colombo，2008）。

Ahmadog Seeley选取了一组脓毒症为其常规并发症的患者——骨髓移植接受者。他们平均12d测定1次17人的多参数HRV数据（连续测定并分析个体多器官变化情况，CIMVA），17人中14人患有脓毒症。通过对SDNN、RMSSD、SampEn、MSE、FFT、DFA和小波图形的分析，14人中12人显示HRV降低25%或更多。在脓毒症临床症状出现前35h，HRV小波图形就已经出现下降。3个未感染患者则没有此项变化。值得关注的是，这项研究不是用标准值来对比实验组和对照组，而是聚焦于患者的相关性变化（Ahmad等，2009 b）。针对这组患者进行的另一项研究，他们使用HRV的复合测量方法。该项研究采用窗口分析（5min窗口大小）和基于斯皮尔曼（Spearman）相关系数的复杂数据还原技术并分析个人基线的变化（入院后24 h）。通过这种方法，他们奠定了测量变量的最高预测价值的地位。最后，他们确定了11个变量（SDNN、变异系数、幂律截距、DFA、小波曲线下的面积、香农熵、Plotkin-Swarm平均能量、模糊熵，全球维度关系、心迷走指数和最大李雅普诺夫指数），将其用于构建复合度量体系，该系统可以从17名研究对象中正确识别15名患者的脓毒症患病情况（Bravi等，2012）（图10-2）。

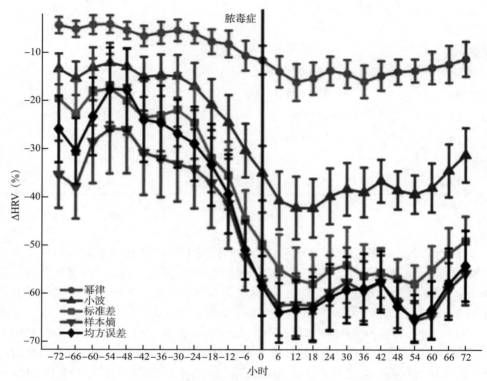

图 10-2　14名骨髓移植接受者在脓毒症发作之前的HRV变化情况

Ahmad 等（2009a、b），已授权

Bradley及其同事进行了一项包含34名患者（Apache Ⅱ得分22.8±6.7）的试点研究，实验数据不仅囊括了心电图，还包括呼吸速率变异性（RRV，ETCO2波）。他们报道的HRV数据丢失率非常低（AF只有0.6%），并且能够计算81%的可用心电图数据的连续变异性（由于采用了一种保守的方法。因此在丢失数据的情况下，整个5min的时间就可以删除）。

脓毒症和MODS患者HRV降低，最有可能是由于提升心率的交感神经兴奋或抑制心率的迷走神经兴奋对心率监控作用的减弱，或两者兼而有之（Werdan等，2009）。重要的是，HRV对镇静药及儿茶酚胺的敏感性降低（Schmidt等，2005）。

（四）新生儿败血症

许多关于新生儿败血症的研究都是由一个研究小组发表的（Griffin、Moorman及其同事），他们开发了自己的研究方法——"心率特征"。在他们的研究中，选取了30位败血症或感染性休克的儿科患者，休克及非休克患者在LF［（2.68±0.24）vs.（3.37±0.17）］、HF［（2.18±0.14）vs.（2.79±0.23）］及DFA［（1.22±0.06）vs.（1.00±0.07）］方面存在差异，LF和HF则在恢复期间升高（Toweill等，2000）。63名新生儿败血症患者与对照组26名患者相比，基于24h心电图的HRV分析在临床症状出现之前就已经表现出异常结果（Griffin和Moorman，2001）。

这个团队又在两个三级保健中心选取1022名婴儿，分析样本标准差、样本不对称性及样本熵。这1022名患者中有223例败血症感染、108例尿路感染及48例死亡。该小组能够区分低风险组和高风险组。HRV参数相关的高风险组婴儿发生败血症、泌尿道感染或死亡的风险是低风险婴儿组的5～6倍（Griffin等，2005a、b）。

正如Ahmad等（2009 a、b）所说，这些研究的一个重要发现是HRV测量（至少是这种测量）对新生儿败血症信息做了独立的补充；还能评估败血症发展的风险。这一点特别重要，因为新生儿败血症的治疗早期可能更依赖于抗生素。另一方面，过度使用抗生素而不会发生败血症的患者，可能会产生很多无法预测的问题（如抗生素抵抗和反作用）。Griffin指出，单独使用HRC指标是不可取的，因为不是所有的新生儿异常读数都能预测病理条件的产生。

Griffin集团开发了另一种HRC综合算法——"样本不对称分析"（SAA）。这种算法主要基于频率直方图的形状变化，关于RR间期及其依赖周期性下降和出现减少的变化。通过对158名败血症患儿的一项临床研究发现，SAA早在败血症临床症状出现4d前便出现了基线的显著升高。但是，因为它的个体差异具有比HRV更高的指标，那么就难以使用在个体层面上（Kovatchev等，2003）。

难题之一是新生儿的心率信号基本上是不稳定的，而这种不稳定性会随着败血症的发生而增加（Cao，2004）。然而几乎所有的HRV算法都是基于心率信号平稳性的假设。

为了解决这个问题，该团队又将样本熵这一数据用于新生儿的研究。样本熵在败血症发作前24h即已出现降低，这从该研究中多次发生败血症的患者组得到了证明。不幸的是，样本熵对于人工干扰特别敏感，即使没有败血症仅仅是噪声即可使样本熵值降低（Lake等，2002）。

总之，不同的线性和非线性HRV的措施已经在几组败血症患者使用，并且可以进行危险分层。现在已经有合理的理论背景，但只有有限的临床数据，这有可能是早期预测患者风险的最有前途的床旁方法。

二、创伤

机械创伤可能引起不同的身体疾病，并再次在HRV变化中体现出来。除了机械因素，我们还发现头部外伤、脑损伤、失血性休克、病理通气的病理状况等。在这里，休克的最佳定义是氧气不能满足正常代谢需求或应激代谢需求的氧输送的异常生理状态。HRV主要用于评估预后，值得关注的是在一些研究中它也被用于院前检查，而其他研究则专注于入院后的第1个24h。

Grogan及其团队的研究纳入1316名外伤患者，通过每5分钟采样100～150名患者心率数据（每名样本1～4s）计算心率曲线和标准差。这种方法与SDANN方法有一些相似，但在SDANN方法中RR间期都被包括在内，而在心率波动方法中，只包括一个示例的RR间期。心率波动能够在死亡前24h预测不良结局，在一项前瞻性研究中，它的预测准确率在受试者中为0.816，敏感性和特异性分别为80%和70.1%（Grogan等，2004）。

研究中心前瞻性地收集了1316名ICU创伤患者的心率数据点，并与另一项研究的结果数据整合。这里同样使用SDANN变量（使用1h移动窗口方法，类似于Ahmad的实验，2009），进行logistic分析并算出死亡预测范围。该研究小组随机划分，第1组用于建立模型，第2组用来验证。最早可在12 h（ROC＝0.67）内即可通过SDANN值判断预后，SDANN低值（0.1～0.9 bpm）即可预测死亡，高值（1.8～2.6 bpm）则可预测高生存率（Norris等，2005）。

对通过直升机运输进行院前急救的75名患者进行短期HRV评估。院前SDNN值预测基线≤-6的患者，即那些被定义为受伤严重并受益于创伤中心护理的患者，以及在手术室需要生命复苏的患者（手术室准确度为76%的死亡评估概率）。SDNN远远比院前创伤分类判断及院前生命体征判断（包括格拉斯哥昏迷评分和医护人员判断）具有更高的死亡率判断能力（King等，2009）。一项类似的研究分析了无明显头部受伤的要求直升机运输的患者，这些是从回顾性研究的讨论中发现的。将相同数量、不匹配的存活患者样本与死亡患者（每组$n＝15$）进行比较，所有患者都有失血性休克但无脑损伤。记录并分析年龄、性别、格拉斯哥昏迷评分（GCS）、血压、脉压、脉搏、气管插管指数、血氧分数、创伤功能、到院时间及死亡时间，从普通心电图上收集2min的R波曲线，并分析心率变异性，死亡者有标准化LF值低［（42±6）vs.（62±4）］，标准化HF值高［（42±3）vs.（32±3）］及HF/LF值高［（144±30）vs.（144±11）］的特点（Cooke等，2006）。

在一级创伤中心进行了一项重要的前瞻性观察试验，对243名健康的学生志愿者和257例创伤患者进行观察，后者接受头部CT扫描。通过对患者进行HRV 5min测量获得SDNN及RMSSD值。头部CT扫描如果发现脑实质异常（脑弥漫性轴索损伤或挫伤）、脑血管异常（脑实质出血、硬膜下出血、硬膜外出血）和（或）结构或骨组织异常（面部或颅骨骨折）被认为是病理状态。志愿者的SDNN值为73±15，没有应用镇静药的CT异常患者SDNN值为42±22（应用镇静药为31±19）。没有应用镇静药者的病理CT结果SDNN值为28±17，应用镇静药者为12±8。RMSSD差异与SDNN值很相似。对于SDNN5和RMSSD5，在每一个类别中值的范围都有很大重叠，并且与心率呈强烈负相关。排除错误数据后使用logistic分析，推导出SDNN对数源自6个混淆的因素，与SDNN对数值相比，单独的负面预测值恒定保持在0.90左右，而如果增加心率、年龄、性别、血压、是否应用镇静药等数据可进行性将HRV的特异性指数从0.56提高至0.77，积极预测值可从0.55提高到0.68，预测效率则从0.68提高至0.80，指数（范围0～100）的标准化则更易于解释（Proctor等，2007）。

所有这些研究目前来看都有前景。值得关注的是2～5min HRV，部分带有可在困难条件下使用的算法，同时能够提供有关创伤严重程度的其他信息。单独的HRV值或联合建立的创伤评分可能有助于临床医生判断创伤患者的轻重程度，并能进一步预测并发症的发生。

（于清华　林治湖　译）

第11章
神经系统损伤

一、脑损伤

任何严重的脑损伤都会对ANS的大脑控制产生影响，在神经系统疾病的情况下可观察到多种心电图变化，主要有2大类变化：心律失常和复极变化（Samuels，2007）。早在1965年就报道脑损伤患者出现HRV改变（Valbona等，1965）。大脑的ANS控制与损伤本身是均衡的（Goldstein 等，1996）。至少在儿童中，颅内压增加（ICP）＞30mmHg或脑灌注降低可与自主神经功能障碍有关（Goldstein等，1996；Biswas等，2000）。另一项早期研究测试10位急性起病的神经功能缺损患者的HRV，若颅内压上升，变异性迅速下降。变异的恢复率比ICP下降更好地反映了神经状态（Lowensohn等，1977）。另一项早期研究检测了6位ICU患者，他们中的4人后来发生脑死亡，2位成植物人，并描述了特定HRV模式（Lacquaniti等，1993）。

Winchell应用5min短程HRV进行了一项单中心研究，入选对象包括所有的重症脑损伤患者，脑损伤定义为格拉斯哥昏迷量表（GCS）得分为4分或5分。其中还包括CPP和ICP的数据。该研究专注于低HRV（TP）和LF/HF异常（双向）。80名创伤患者符合标准，并具有可行的HRV测量值，总死亡率为29%，其中大部分是早期死亡，主要由脑损伤引起。低HRV（定义为根据低于第5或高于第95百分位的年龄匹配和诊断匹配患者）与7.7相对死亡风险和预测急性死亡的80%有关。高HF/LF与不良预后无关，但HF/LF偏低预后较好（Winchell和Hoyt，1997）。

在24位脑损伤患者中，神经功能恢复和存活与功率谱的低频段相关，而脑死亡患者表现为低频心率功率降低。这一现象可作为急性脑损伤时心血管和自主神经解偶联的直接证据，并在脑死亡的情况下完全解偶联（Goldstein等，1998a）。

通过不同儿科分数分析135位危重患儿的HRV。低LF和HF与得分系统和转归显著相关（Goldstein等，1998a、b）。

在15位危重患儿和4位得到控制的患儿中，采取动态心电图及计算频域值。LF/HF和ICP之间无线性关系，若ICP＞30mmHg或CPP＞40mmHg，则LF/HF和ICP显著相关，GCS与LF/HF相关。进展到死亡的患者LF/HF明显下降，且在住院的第1个4h显著下降（Biswas等，2000）。

对格拉斯哥昏迷量表评分＜13分的29位重症监护病房的神经外科患者进行60min

短程HRV检测。与存活者相比，死亡患者的TP降低，同时伴随VLF和LF的显著降低，HF无明显改变。不同群体之间血压变异性无差异（Haji-Michael等，2000）。

在10例脑死亡患者中测定HRV。通过收缩压的自发波动和脉冲间隔评估BRS。据观察，全局的频谱功率大幅度降低〔（44.919±31511）ms^2 vs.（3.204±1.469）ms^2〕（Baillard等，2002）。分别在11例患者脑死亡前后获得BRS和HRV。VLF显著下降，呼吸高峰在0.1Hz时下降，这可解释为压力感受性反射的损伤。脑死亡者的BRS与正常人相似，但其值高度离散。脑死亡后，BRS几乎完全消失（Conci等，2001）。

分别检测12例脑死亡前后6h患者的HRV。TP在脑死亡之前开始减少，脑死亡后自主活动停止。得出结论：HRV可能是一种敏感性高但特异性差的脑死亡诊断方法（Rapenne等，2000）。

20例严重头部外伤患者，分别于损伤后1d和停镇静药物48h后进行24h动态心电图检查，计算两个时域和频域。致命结局的患者与幸存者相比较，对幸存者的数据通过神经系统的结果好坏进行分析。6例有致命结局的患者有更高的整体HRV和交感神经张力。在觉醒时期，神经系统预后较差的患者整体HRV和副交感神经张力显著降低（Rapenne等，2001）。

Baillard进行了一项前瞻性观察研究，纳入10例在入院时无脑死亡但在重症监护病房诊断为急性脑损伤和不可逆脑损伤的患者。患者行气管内插管，以12次/分的呼吸频率行机械通气。测量心率、动脉血压，以及通过时域和频域方法测量HRV，其中包括频谱瞬时中心频率的计算。脑死亡与心动过速、TP的显著减少〔（从44 919±31 511）至（3204±1469）〕和LF/HF〔从（1.01±0.01）至（0.14±0.05）〕有关（Baillard等，2002）（图11-1和图11-2）。

Rapenne纳入20例头部外伤和GCS＜9分的患者，分别于创伤后1d和镇静药物停药后48h进行24h动态心电图监测。死亡患者的HRV和HF均显著升高。这与Cooke观察的院前数据包括低LF、高HF及死亡后连续的高HF/LF值相符，但GCS差异在预测HRV异常方面有更重要的意义（Cooke等，2006）。

对16位有或无自主神经功能异常的脑损伤受试者和16位年龄匹配的对照组进行

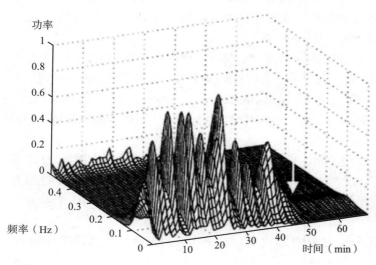

图11-1　脑死亡过程中频谱功率的典型变化（发生在这个患者的45min）。LF几乎全部消失，TP显著下降（Baillard等，2002）

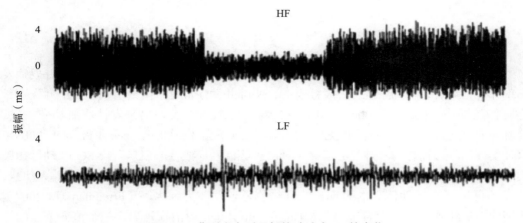

图11-2　典型患者呼吸暂停试验中HF的变化

LF已经下降，低HF进一步下降（呼吸机治疗呼吸频率为12次/分）（Baillard等，2002，已得到允许）

检测。在创伤性脑损伤组，有和无自主神经功能异常的受试者与对照组相比，显示有HRV差异。非自主神经组的HRV显示心脏和自主神经平衡之间解偶联的证据（Bagley，2006）。

对于他们的研究，Morris及其同事筛选4116例创伤ICU患者，1871例患者有足够的生理、实验室、药物数据分析，其中75例未能通过促肾上腺皮质激素刺激测试并定义为肾上腺皮质功能不全（AI）。使用SDANN的变异体（短期心率波动）。HRV在有和无AI患者之间不同，它在类固醇治疗前的AI幸存者和非幸存者中相似，在幸存者中给予类固醇后大幅增加，但在对类固醇无反应的非幸存者中不增加。

Mowery调查145例因外伤并发颅脑损伤的患者，用Camion显示器监测HRV和ICP。ICP和心率（HR）的数据分别匹配，并分成每5分钟为1个间隔。在每个时间间隔，计算平均ICP和SDANN（注意，这不符合通常的SDANN，它不同于传统的HRV分析，因为精确的瞬间HR不是在每一个节拍都能获得）。心脏解偶联被定义为这种改良的SDANN方法的间隔，位于0.3～0.6心动周期。使用Wilcoxon秩和检验对ICP类别之间的心脏解耦联比较，logistic回归用来评估ICP和解偶联风险之间的连续关系。心脏解偶联随着ICP增加有明显升高的趋势，至少在很长的时间（24h）被认为是这样（Mowery等，2008）。

到目前为止，随着脑损伤增加，HRV和HRV相关参数会降低或改变。这可以被解释为广义的自主神经损伤的后果，作为一个致命的应激后果，同时具有交感神经和副交感神经的作用（Samuels，2007）。Mowery等的做法很有趣，因为他们的系统自动运行，无须人工解释产生的数据。这不应阻止ICU患者使用短程HRV。由于脑外伤患者年轻，且无心脏问题，这使得收集分析HRV数据产生问题。显然提出明确的建议为时过早，但在这一患者群体中，使用HRV作为一种预后工具有许多很好的论点。我同意Ryan（2011）等对技术的质疑，至少对于这些质疑的解决方案正在探索中，例如，多种无线生命体征监测技术。更重要的是使用HRV监测和评估创伤和头部损伤患者的指南以及制定正常值和治疗阈值的准则，类似的临床HRV使用的其他领域。

二、神经源性心肌病

动脉瘤性蛛网膜下腔出血（SAH）与许多特殊的、往往相互关联的对全身并发症发病率和死亡率有影响的系统性并发症有关，心肺并发症常见，但最引人注意的并发症是心脏伴随损伤（Lee等，2006）。20%～30%的SAH患者表现出继发性心肌病和（或）局部室壁运动异常，这通常在无潜在阻塞性CAD是可逆的（Bybee和Prasad，2008）。这种实体已经被简称为"神经心肌病"和"神经源性应激性心肌病"（NSC）。动脉瘤破裂后数小时内立即出现心脏的损伤或进展。部分患者可有心肌酶轻微上升，并无症状，然而还可出现心源性休克的表现，约10%的患者发展为肺水肿（Friedman等，2003）。蛛网膜下腔出血致心脏综合征可与MI混淆，并引起相应治疗延迟。一个值得关注的综合征即与SAH相关的心脏功能不全有很大重叠的Takotsubo心肌病，又称为左心室心尖球囊综合征。这种综合征的特征在于短暂左心室功能不全，心室造影显示收缩过程中类似于日本捕鱼陷阱（Lee等，2006）。有确切的证据表明，神经系统疾病可导致心肌病变（Samuels，2007）。

尚无大量研究观察神经源性心肌病HRV的变化。Kawahara研究了42例蛛网膜下腔出血患者和42名健康对照者，患者入院时和入院30d进行动态心电图监测。39位（即93%）急性蛛网膜下腔出血患者的心电图表现异常，尤其是QTc间期延长、U波存在及ST段压低。在慢性期，16位（38%）患者心电图异常。与对照组相比，LF在慢性期比在急性期显著升高，HF在急性期更高，LF/HF值在急性期比在慢性期和对照组显著降低。在慢性期和对照组，这些参数无显著差异。

三、全身性脑损伤、意识障碍和HRV

最终，脑损伤是缺血的结果。脑损伤最常见的原因是卒中、外伤或肿瘤。本章讨论脑损伤的一些方面及其与HRV的关系（卒中），前面章节关于重症监护的其他重要方面也进行了讨论。在这里，我们感兴趣的是意识障碍和HRV包括预后方面的关系。

正如Riganello（2012）所指出的，新近的证据表明，自主神经系统还可以介导大脑激活模式。因此，测量HRV对重度意识障碍患者的描述和决策是值得关注的。

处于植物状态的受试者，如今亦被称为重型颅脑损伤后无反应觉醒综合征，表现为脱离周围环境，无意识，自愿或其他方式进行有目的的运动或交流（Riganello等，2012）。正如前面章节指出的，较高大脑区域与自主神经系统核心要素有关。前面部分详细讲述了严重脑损伤对HRV深远的影响，有时它几乎完全消除，但是意识和HRV本身之间有什么关系？

目前，我们对大脑的定义是由相互连接的模块组成并能进行同步处理的精确结构，我们知道，这些模块可以在一定程度上自主工作。例如，昼夜同步是依赖于光的感知。大量实验已经表明人脑有自己的时间控制能力，时间略超过24h。该系统由大脑中的特定中心主导。美国生物学家Curt Richter用数十年研究以确定这个中心，破坏了无数动物的大脑区域和连接。最后，视交叉上核位于下丘脑前的一个微小的神经网络，被确定为主时钟。同时，人们发现独立于其他脑模块的每一个脑模块有其自身的自主昼夜节律。事实上，每一个（脑）细胞，如果被隔离，也可发展出自己的节律。

意识的一个中心思想是基于大脑模块和它们之间的同步连接，如果同步失败，则意识消失。重要的是要记住，意识不是一个布尔条件，我们要么是"开"或"关"。在完整的意识和完全无意识之间，可以观察到很多中间状态。

在植物状态的重度脑损伤受试者中，与近亲的互动，而不是与其他人的互动，能够激发标准化LF的变化（Dolce等，2008）。Gutierrez通过患者评估了HRV对具有情感内容的听觉刺激的反应，发现诱导部分患者听觉刺激变化的模式（降低心率、增加HRV、降低LF和增加HF）与增加心脏迷走神经刺激一致。时域和频域的变化在情感听觉刺激比非情感听觉刺激期间更为明显（Gutiérrez等，2010）。Riganello等已经进行了仅包括少数患者的这一领域的大多数研究（Riganello等，2012）。

HRV可以用来检测植物状态患者是否和如何感知外界的刺激。基于HRV作为一般觉醒的替代者监测交感神经激活的可能性，对于这组患者，HRV可成为成套测验的有用部分，例如，类似于自主神经病变的成套测验。在得出一般性结论之前，需要进一步检测。

四、卒中

（一）概述

在许多国家，卒中是导致死亡和成年人残疾的主要原因。卒中的主要原因是缺血性疾病或急性脑出血，其中，前者占80%以上。卒中发病率随着年龄增长而增加。许多心脑血管疾病基本上都是可以预防的，近年来发病率和死亡率已经降低，这可能与增加一级预防和二级预防有关。

脑血流量减少的时间持续超过几秒即可发生脑缺血。首次—可逆—症状在10s后发生，如果它们更明显，我们讨论短暂性脑缺血发作（TIA），它今天被认为是一种预警症状，表明卒中风险增加，需要进行临床检查。卒中通常是局灶性脑缺血或脑血管本身血栓形成引起的梗死，或来源于近端动脉或心脏栓子。缺血引起的症状主要通过对神经结构的影响和血液本身的毒性效应产生，脑出血引起的神经系统症状与缺血改变引起的症状相似。

发生脑卒中的概率增加，与卒中家族史、高龄、糖尿病、高血压、吸烟、高血胆固醇水平和其他动脉粥样硬化的风险因素有关。多种心脏疾病易患卒中，尤其是心房颤动和新发生的心肌梗死。卒中发生概率增加的风险因素同样与HRV异常相关，因此，对有卒中风险的或已经有卒中的患者应用HRV来评估也不足为奇了。在心脏病学章节总结了许多针对一般心血管疾病发病率和死亡率（包括卒中）的研究。在神经源性心肌病章节讨论了一些与卒中症状相似的病理生理现象。大多数研究都是在卒中时和卒中后进行，在这两种情况下，都对病理生理改变和将患者分为风险组或评估康复潜力的可能性感兴趣。

（二）急性卒中

心电图频繁改变与卒中有关。90%的受试者表现出ECG异常，而100例因结肠癌入院的对照人群中有50%表现出这种异常（Dimant和Grob 1977），Orlandi等同样得出上述结果（2000）。然而，在急性卒中后阶段出现与上述相矛盾的结果。

在急性卒中后，患者睡眠时频域值VLF增加，HF减少。在另一项研究中，在初始阶段及6个月随访期间功率谱和SDNN均减少，而复杂度（其中，近似熵和趋势波动分析分形相关特性）与对照组相似（Korpelainen等，1999）。

44例脑卒中患者在发病10h内进行症状检测，在入院时及入院第3天和第7天进行动态心电图监测。70.5%的患者在入院时存在心律失常。与单纯脑卒中及对照组相比，有心律失常的脑卒中患者的HRV在入院时及第3天显著不同。第1组中PNN50和SDNN降低，LF/HF增加（约6倍），第7天未发现进一步的差异，LF和HF未单独报告（Orlandi等，2000）。

检测6例延髓脑干卒中和8例非延髓脑干卒中患者的HRV和血浆NE水平。与对照组相比，延髓脑干卒中急性期，HF和LF较小；非延髓脑干卒中者LF和HF无差异。相反，非延髓脑干卒中患者血浆NE水平高于对照组。

（三）脑卒中后

已经提到的Korpelainen研究显示，最初及6个月后HRV光谱功率和SDNN稳定减少而非线性指数并无异常（Korpelainen等，1999）。在脑岛缺血性区域中HRV功率谱分析显著降低（心肌坏死通过超声心动图和CK-MB测量），这表明心脏自主神经张力可通过功能域来调节，并且患者更易于发生心脏并发症，这些并发症包括由于自主神经功能失调导致的心律失常和猝死等（Tokgözoglu等，1999）。

与Korpelainen的研究结果相反，25例年龄低于50岁的脑梗死患者在脑事件发生9个月后收集到的卒中后HRV与年龄匹配的健康对照组的HRV相似。另一项研究比较86例卒中后患者和86例健康对照者，卒中患者在最初症状出现4～12周纳入研究，并用动态心电图监测HRV。结果显示，卒中患者HRV低于对照者HRV［SDNN（96±27）vs.（136±31），TP（1962±1338）vs.（3968±2857）］（Lakusic等，2003）。

在一项研究中，通过对集中在右脑半球功能域受损的患者进行24h动态心电图监测证实，所有时域和频域变量降低和LF/HF值升高都是可能的，表明患者右侧脑半球存在HRV的降低，而该区域与室性偶联、非持续性室性心动过速和室上性快速性心律失常相关（Colivicchi等，2004）。这与一项心房颤动研究的结果一致，即阵发性心房颤动发生前出现自主神经功能失调。

McLaren评估76例卒中患者，他们在卒中后平均9个月与70岁匹配患者相比较，他们使用了几种方法，其中包括等长收缩运动、Valsalva动作、冷压和强制呼吸测试。HRV由Holter监测得到。除了HF，卒中患者TP和LF降低。此外，观察到脑卒中患者HF有受损的趋势（$P=0.111$）（McLaren等，2005）。

Dütsch监测15例右侧卒中、13例左侧卒中患者（两组18～43个月后腔隙性卒中）及在休息状态21名健康对照者的HRV（控制呼吸）。右侧卒中后患者与左侧卒中后的患者相比，表现出LF升高趋势，HF在这两个患者组均降低（Dütsch等，2007）。

一项回顾性研究分析了Holter监测评估的89例急性缺血性卒中或短暂性脑缺血发作（TIA）患者，所有患者在经过临床事件后15～30d进行连续动态Holter监测。患者的SDNN（103.52±36.26）比对照组（121.44±40.11）明显低，DANN也显著降低［（88.92±34.49）vs.（109.96±37.88）］。VLF、LF、HF、LF/HF、RMSSD、PNN50在患者和对照者无差异（Kwon等，2008）。

（四）HRV与卒中预后

有一份矛盾的报告，应用24h动态心电图研究84例首发急性缺血性卒中患者并随访7年，33例患者在此期间死亡。幂律斜率β＜−1.5反映了超低频和极低频频带上频谱特征的变化分布，是死亡的最佳年变量预测因子，危险比为4.5。短程心率变异性α也是一个预测因子，但在调整年龄后的多因素分析中，幂律斜率β仍然是唯一的独立预测因子，危险比为3.8，而传统HRV参数无预后能力。

85例连续首次卒中患者在为期60d的康复计划开始前进行24h动态心电图监测。程序和时域值包括分析后的后果。研究结束后，44.7%的患者出现了不良的依赖性功能结局（Barthel指数评分＜75）。其中，低级SDNN是不良功能结局的独立预测因子［（104.4±39.0）vs.（127.7±39.1）］。SDNN＜100可能是一个临界值，57.9%的患者恢复Barthel指数＜75，DANN但不是RMSSD或PNN50，也表现出显著差异。同样的研究小组纳入126例卒中患者，在康复计划前使用Holter监测。发现有依赖性的功能不良结果（Barthel Index评分＜75）与SDNN＜100的男性相关，而与女性无关。

两项小型研究对脑卒中患者使用短期记录。39例患者到达医院后第1个48h内，神经功能缺损与SDNN严重程度存在显著线性关系。HRV也与脑卒中后2周患者携氧能力正相关，低HRV参数与3个月后运动表现正相关。解释这项研究并不容易，因为有统计失联及未报告的HRV值。同组包括64例患者，卒中后的第1个48h内反复使用10～12min的短期记录，HF降低，但LF与其他研究中的健康人相比是等同的。这项研究中HRV参数并不能预测卒中后果。

（五）总结

卒中，尤其是当它涉及功能区时可导致HRV的变化，但已发表的研究显示不同的模式。HRV作为整体结果及康复效果的预测价值是值得关注的，但令人惊讶的是在足够大的患者群体中进行的研究很少。

（张　成　林治湖　译）

第12章
疼　　痛

一、概述

躯体感觉系统分为4种不同的躯体感觉模式：触觉、深感觉、温觉、痛觉。有害刺激的传递和主观上痛觉的程度是一系列复杂的化学和电信号，包括正反馈调节和负反馈调节、神经系统和包括自主神经系统的几个大脑模块的参与。疼痛可以引起不同的生理反应，如呼吸增快、心率加快、血压升高、出汗、觉醒。疼痛是被不同系统影响的多维度的现象，可以进一步刺激机身体系统。

疼痛也是一个重要的医学问题。大多数患者就医是因为急性疼痛或慢性疼痛，疼痛治疗的历史与人类历史一样古老。如今我们无法想象人类的生活，如果没有牙医的局部麻醉，手术的全身麻醉，疼痛分娩时的硬膜外麻醉，癌症的疼痛治疗。如果现有的建议能合理使用，95%以上的癌症疼痛可以得到治疗。背痛、头痛、纤维肌痛对特定人群的生活质量有相当大的影响。

HRV已被用来评估疼痛生理和仍然使我们迷惑的疼痛综合征，这个方向与其他临床条件相似，我们能够理解吗？我们能分辨出患者的亚群吗？HRV参数相关结果能用来预测疼痛吗？

二、实验性疼痛模型和急性疼痛

实验性疼痛模型已经使用数十年了，并且到现在已经很完美。描述了许多标准并发表了大量研究。模型包括简单工具，如冷水，参与者感到疼痛（痛阈）和疼痛无法忍受的时间段，其他方法包括电刺激疼痛、辣椒素（红辣椒里的物质）注射、加热、缺血等。疼痛模型是观察HRV变化的一种方便方法。

接受冷压测试的受试者表现出标准化总功率的小幅增加，HF降低，LF和VLF增加，这些数据没有显著的统计学差异（Madan等，2005）。在另一项研究中，应用冷压测试（此处：6min冷水）提示健康者LF和HF降低（Wirch等，2006）。

在一项关注健康者性别对主观疼痛报道的影响的研究中，使用热痛模式。将一个30mm×30mm的铝接触电极放在受试者右手前臂上，受试者被要求让电极达到疼痛的温度，然后保持温度，按下按钮就可以停止测试。疼痛测试由15次48℃的热刺激组成，最长持续12s（受试者并不知道时间限制）。疼痛刺激间期是2min，整个试验的时间是平均每个参与者35min。在刺激期间，参与者通过疼痛视觉模拟评分法将疼痛记录在纸上，他们应用频谱分析LF/HF值，在没有疼痛感的患者中约是1.25，在疼痛时为1.75，分布相对较低。在这篇文章中没有详细提及在疼痛时如何测量LF/HF，例如，他们是否计算了超过12s或超过15次疼痛事件的频域值（Aslaksen等，2007）。

在另一个疼痛模型中，13个受试者接受皮下和肌内盐水注射，无论肌肉疼痛浅或深，LF/HF值都会增加［平均比值：休息时（1.18±0.26），疼痛时（2.96±0.49）］，与MSNA一样（Burton等，2009）。

Appelhans应用频谱分析HRV的频域指标，向59名参与者提供了疼痛强度和不愉快程度评分，然后暴露于4℃的热痛刺激，在3次温度降低的过程中，提示他们几乎没有明显和中度疼痛的阈值。低频HRV越大，4℃疼痛不愉快程度评分越低，几乎感觉不到疼痛和中度疼痛的阈值越高，高频HRV与疼痛敏感度无关（Appelhans和Luecken，2008）。

两项研究表明，压力反射增加，疼痛的敏感度降低（Bruehl和Chung，2004；Duschek和Reyes del Paso，2007）。

丛集性头痛在许多方面是一种自然存在的疼痛模型，其发生频繁，无痛期被打断，疼痛强度高。在这一点上，在疼痛状态下的丛集性疼痛患者中没有观察到HRV的改变（van Vliet等，2006）。

几种神经性疼痛是交感神经维持的，例如，神经阻滞剂阻滞交感神经传入（未阻断感觉神经传入），可以消除神经性疼痛。中脑导水管周围灰质参与 HRV 及疼痛形成。在这种情况下，一项值得关注的研究提示，PEG的深层脑刺激确实会随着HF的增加和LF/HF的连续降低而改变HRV，这与通过刺激缓解疼痛有关（Pereira等，2010）。

行腹腔镜手术的10位女性应用丙泊酚诱导麻醉，导致TP、LF、HF降低；丙泊酚维持能进一步降低TP和LF，但HF没有降低。放置腹腔镜套管针的急性疼痛导致HF增加（Deutschman等，1994）。最大的手术刺激诱导LF和LF/RF的增加（呼吸频率为0.06Hz）（Schubert等，1997）。

三、肠易激综合征

肠易激综合征（IBS，不要与炎性肠道综合征混淆）被定义为一种功能性肠病，其中腹痛与排便或排便习惯改变有关，表现为排便障碍及腹胀。IBS的病理生理学主要分为3个相互关联的因素：①肠道反应性改变（胃动力和分泌）导致腹泻或便秘；②肠道的高敏感性；③脑肠轴的调节异常（Mulak和Bonaz，2004）。

肠易激综合征是一个常见问题，在美国和日本估计患病率为10%～20%（Tori和Toda，2004），女性的发病率高于男性，自然病史随时间而波动。在肠易激综合征患者中，抑郁、焦虑、其他精神问题发病率很高，关于肠易激综合征和骨盆疼痛之间的相似之处存在广泛的讨论（Matheis等，2007），一般来说是纤维肌痛的症状。

肠易激综合征HRV的问题由于自主神经系统的参与而特别值得关注。消化系统功能通过外源性因素（神经、体液）和内源性（神经、体液、介质）因素调节。中枢神经系统和胃肠神经系统共同协调来调控，胃肠道的神经支配通过两种途径——迷走神经（骶神经）和脊髓（交感神经），调控模型由4种调控水平共同参与（图12-1）。需注意的是消化系统一直被描述有与大脑类似的结构，由感觉神经元、中间神经元、神经元和效应器共同组成，它具有自主神经系统活动，这取决于局部因素，但可以分别被自主神经系统和大脑中枢控制。

肠易激综合征可能是由于自主神经系统中的中枢神经系统的改变或局部改变导致。已表明它与自主神经系统功能失调有关（胆碱能神经和肾上腺素能神经），Aggarwal提示迷走神经功能失调与便秘有关，交感神经功能失调与腹泻有关。研究纳入21例患者，评估自主神经功能（HRV、体位校正比）、结肠转运时间、心理问卷（Aggarwal等，1994）。纳入有肠易激综合征的女性（$n = 103$）和不伴有肠易激综合征的女性（$n = 49$），研究呼气/吸气比值、Valsalva、体位改变、冷压测试、频谱和时域HRV（24h）。一般来说，组间差异很小，有严重肠易激综合征女性的亚组分析提示在便秘和腹泻组存在差异。前者与后者相比HF更低（Heikemper等，2001；Elsenbruch和Orr，2001）（图12-2）。

在最初的研究中，将18例肠易激综合征患者与36例对照组比较，肠易激综合征患者交感神经活性更高，但副交感神经活性两组间无差别（Karling等，1998）。

在另一项试点研究中，对患有和未患有肠易激综合征的黄体中期的女性进行了HRV动态监测，IBS患者迷走神经张力较低（低HF），24h HRV是稳定模式，睡眠期间迷走神经张力更低（Heitkemper等，1998）。

对35例患者和18例健康对照者在仰卧位、直立位和深呼吸方式进行测试。在仰卧位时，VLF比正常直立位值更高。站立时对照组VLF和LF高于患病组，HF保持不变。在深呼吸模式中，对照组HF增加更多，VLF降低更多，LF无明显改变。与肠易激综合征患者相比，HF保持恒定，LF增加，VLF降低。直立位时交感神经反应增强，深呼吸

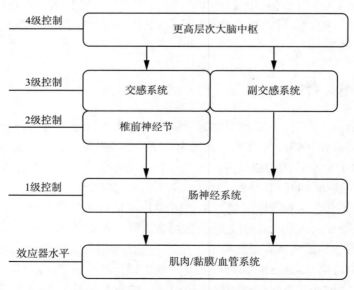

图12-1 胃肠道的神经调节

Mulak和Bonaz（2004），经许可

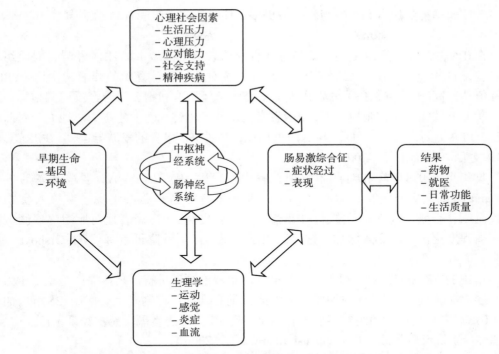

图 12-2　肠易激综合征的生物心理模式（Mulak 和 Bonaz，2004）

时迷走神经反应减弱（Adeyemi 等，1999）。

15 名 IBS 患者和 15 例健康对照组比较，IBS 患者在苏醒时 LF 更高，在快速动眼睡眠期，HF 无明显差异（Orr 等，2000）。

以腹泻为主要表现的 IBS 患者餐后 LF/HF 升高，餐后时间减少。以便秘为主要表现的 IBS 患者与之不同，后者餐后唾液皮质醇水平增加，餐后症状与迷走神经的反应有关（Elsenbruch 等，2001；Elsenbruch 和 Orr，2001）。

重度疼痛的 106 例女性 IBS 患者和 41 例无疼痛的对照患者比较，前者副交感神经张力更低，但餐后疼痛症状更重（Burr 等，2000）。

103 例患有 IBS 的女性患者和 49 例对照组比较，发现 HRV 无或仅有很小的差别。然而在患有严重 IBS 症状的女性亚组分析中没有区别。便秘组与腹泻组相比副交感神经张力更低，自主神经系统平衡更高（Heitkemper 等，2001）。

通过紧张的心理测试评估患有和未患有 IBS 的患者餐后精神压力，HRV 和皮质醇水平在两个组中没有明显区别，通过这个检测发现皮质醇水平也没有升高（Elsenbruch 等，2001；Elsenbruch 和 Orr，2001）。

在一项睡眠研究中，患者被分为只有上腹症状和上下腹症状都有两组（消化不良），与其他组和控制组比较，HF 在 IBS 患者中更低。在快速眼动睡眠期，LF/HF 在肠易激综合征患者更高，IBS 患者交感神经活性更高，睡眠期迷走神经活性更低（Thompson 等，2002）。

在一项针对患有 IBS 的女性睡眠期间自主神经系统改变的研究中，参与者根据是否患有抑郁症状分组，除了 HRV，运用标准化工具研究睡眠质量、症状严重程度。抑郁症患者比非抑郁症患者和对照组失眠者更多，症状更多，组间HRV无差异（Robert等，2004）。

在IBS患者和对照组中测试了静息和直肠球囊扩张模型下的HRV差异，对照组目的是检测性别差异。纳入130例IBS患者和55例对照组，计算出的峰值功率比（PPR）和峰值功率高频率（PPHF）分别作为衡量交感神经调节和副交感神经反应的指标。进行皮肤导电试验，在扩张模式下，IBS患者的皮肤导电性比对照组更大。他们与对照组相比，PPR更高，PPHF更低。与对照组相比，男性IBS患者的皮肤导电性、PPR更高，PPHF更低（Tillisch等，2005）。

收集男性IBS患者和对照组餐前、餐中、餐后HRV和MSNA，餐前和餐后进行Valsalva测试、冷压测试、深呼吸测试，询问患者疼痛和恶心情况。在摄入食物期间，血压、心率、MSNA无差异，IBS患者LF/HF更高，IBS患者比对照组疼痛测试时的疼痛程度更高，MSNA增加。这可以用副交感神经活性降低解释（van Orshoven等，2006）。

在IBS患者和健康对照组中应用标准的冷水浸泡测试进行前足疼痛试验（冷压力疼痛，之前提及过）。在健康对照组，当疼痛知觉受到统计控制时，心率比IBS组增加更多。IBS患者和健康对照组在疼痛上有相反的反应。IBS患者副交感神经系统活性增加，交感神经系统反应降低（Tousignant-Laflamme等，2006）。

在一项IBS患者的睡眠研究中，与便秘和腹泻模式比较，腹泻患者副交感神经支配更低（快速眼动睡眠期和非快速眼动睡眠期），交感神经支配更高（仅在非快速眼动睡眠期）。值得关注的是，低疼痛和睡眠时交感神经支配有关。腹泻患者与腹泻和便秘交替的患者不同，但是与便秘患者无明显区别（Robert等，2006）。

应用短期HRV、深呼吸测试、Holter监测的数据比较有混合模式的10例IBS患者与10例健康对照组，与对照组比较，患病组所有参数均降低（VLF468ms^2 vs.906 ms^2，LF 437 ms^2 vs.811 ms^2，HF 271ms^2 vs.854 ms^2），在深呼吸测试中结果与之相同。在生理节律的HRV记录，在所有期间HF标准值增加，LF标准值降低；一般副交感神经支配增加（Dobrek等，2006）。

在一项更大的研究中，纳入了45例便秘型IBS患者，64例腹泻型IBS患者，56例混合型IBS患者，50例健康对照组。所有受试者行Holter监测，回顾性分析这段时间的严重疼痛。在有严重疼痛的女性中，与腹泻伴严重疼痛患者比较，便秘患者HF更低，LF/HF更高。与之相反的是，在无严重疼痛的患者中，差异较小、方向相反（Cain等，2007）。

如果IBS患者结肠扩张（$n=8$ vs.8）则会发生变化，HF在IBS患者进食后降低，但是在健康对照组无变化。LF/HF在IBS患者中较高，但是在结肠胀气患者中降低。与对照组相比，IBS患者在进食和结肠胀气时可有自主神经系统反应改变的表现（Ng等，2007）。

IBS女性患者（在亚组区分）与健康对照组比较（$n=35$ vs.38），分析在睡眠期间HRV的不同。总体来说，两组间无明显差异，然而，与便秘型和混合型IBS患者相比，腹泻型IBS女性患者副交感神经调节增加（Jarret等，2008）。

在一项最近的研究中，根据Manning标准纳入的23例IBS患者与30例健康对照组比较，应用HRV和胃肌电活动，有胃节律紊乱的IBS患者，LF、HF更低，LF/HF值增加，血清儿茶酚胺浓度增加。研究者认为，交感神经驱动力增加是胃节律紊乱的原因（Mazur等，2007）。

总之，IBS不会产生统一的结果。大多数研究提示在IBS患者和对照组之间存在差异（可能是有发表偏倚的研究导致无区别），早期研究仅比较患病组和对照组，但是在IBS的3个亚组（腹泻型IBS、便秘型IBS、混合型IBS）比较中存在不同。使用不同的模式和测试方法，一些研究提示交感神经张力增加（例如，Karling等，1998；Orr等，2000；Tillisch等，2005），1个降低（Adeyemi等，1999），但大多数无改变（例如，Heitkemper等，1998；Burr等，2000；Heitkemper等，2001；Elsenbruch和Orr，2001；Elsenbruch等，2001；Robert等，2004；Van Orshoven等，2006；Tousignant-Laflamme等，2006；Cain等，2007）。一项研究提示迷走神经张力增加（Tousignant-Laflamme等，2006），一些研究提示无影响（Karling等，1998；Orr等，2000；Heitkemper等，2001；Elsenbruch和Orr，2001；Elsenbruch等，2001；Robert等，2004），或降低（Heitkemper等，1998；Adeyemi等，1999；Burr等，2000；Thompson等，2002；Tillisch等，2005；Van Orshoven等，2006；Cain等，2007）。身体压力（冷压力）和疼痛与更大的改变有关，很少统计性别的差异。大多数研究只纳入女性参与者，但月经周期不能受控制，腹泻型IBS患者与其他类型比较，有更多差异。

四、背痛

正如Gordon Waddell提出的，背痛是一种综合征，是20世纪的医疗灾难（Waddell，1999）。它可能与简单的肌肉僵硬有关，不需要任何特定治疗，但是它也可以基于例如乳腺癌引起的脊柱转移，在工业化国家的成年人群里，无并发症的背痛患病率高达40%。许多非特异性背痛的可能原因已经被提出和讨论，但真正的原因尚不清楚。尽管今天有很多人称它为脱出而不是背痛，在后者的放射学诊断中，病因还没有确凿的证据。对背痛患者应用HRV是困难的，因为它影响到不同人群，有时只有疼痛本身是共同的。然而与疼痛强度相比，残疾对生活质量的影响更大，并且残疾又与治疗方法密切相关。疼痛程度相似但残疾程序高的患者可能会接受手术及其他侵入性方式治疗，而残疾程度低的患者则不会。

对一组16例腰痛和坐骨神经痛患者进行持续3～12个月的研究，患者通过局部麻醉行硬膜外治疗及类固醇激素治疗。治疗前后测量HRV和疼痛，疼痛无缓解的患者被作为对照组，分析500个正常RR间期序列的HRV，PD2和ApEn作为HRV算法，在疼痛缓解的患者中，PD2显著增加（Storella等，1999）。

Gockel等（2008）纳入46例背痛患者，在控制和自发的安静呼吸过程中，从短期（5min）心电图记录中分析患者HRV，进行深呼吸和直立测试来除外心脏自主神经病变。Gockel及其同事使用Oswestry评分（用来描述残疾程度的评分），在Oswestry评分≥20%和评分<20%的患者之间比较，HRV显著降低，RMSSD差别最大〔（36.3±8.4）vs.（56.5±32.5）〕，在疼痛分级评分低（<5min）和高（>5min）之间，HRV没有显示出明显的差别（Gockel等，2008）。这与Taiwanese研究的结果相似。值得关注的是，研究者在不同文化的人群中应用残疾评估得到了相似的结果。他们纳入121例慢性颈部疼痛的患者，依据聚类分析明确不同的患者群，第2个群体包括中年、老年女性，表现出疼痛程度、生理应激、睡眠紊乱、活动受限程度更严重。在这些患者中HRV降低与活动受限程度有关（Kang等，2012）。

在一项研究中，51名参与者被随机分配到对照组、治疗组和安慰剂组，应用脉冲表获取数据，收集患者治疗前后的短期（5min）HRV，LF/HF值在疼痛治疗后缓解组显著增加（Roy等，2009）。

五、头痛

（一）偏头痛

偏头痛是一种阵发性头痛，以神经性、胃肠道、自主神经系统相互作用改变为特征。女性发病率为15%，男性为5%。国际头痛协会于1998年制订了正式的诊断标准。他们将偏头痛分为7个亚型，每个亚型有两个主要类别：有先兆头痛（经典的偏头痛）和无先兆头痛（常见类型的偏头痛）。与传言不同，偏头痛不依赖于个人，在特殊的人群类型中并不常见（如女教师），并不是女性综合征，心身影响不占主导地位。如今，它已被认为是具有高遗传影响力的经典体细胞疾病，已经提出了病理生理机制，大多数患者中都存在治疗建议，并且可以接受。

在偏头痛和健康对照组的早期研究中，只发现HRV细微的差异，在有先兆偏头痛和无先兆偏头痛患者之间无差异（Pogacnik等，1993b）。

Tabata研究了27例偏头痛患者无头痛发作期和24例健康对照者，应用Holter监测，发现SDNN、RMSSD、PNN50、HF昼夜节律在偏头痛组和对照组之间有显著差异（Tabata等，2000）。

Shechter研究偏头痛患者，细分为有和无致残疾的头痛，应用节律呼吸获得SDNN，与非致残疾的偏头痛患者和对照组相比，致残疾的偏头痛患者SDNN显著降低（Shechter等，2002）。

Ebinger统计了70例偏头痛儿童和青少年患者在无头痛发作期内的心率变异性（81例健康者作为对照组）、在安静状态下的自主呼吸和节律呼吸，他发现心脏频率和平均呼吸频率减少6次/分，LF/HF值降低（Ebinger等，2006）。

在16例无先兆的女性偏头痛患者（平均年龄18～30岁）和14例年龄匹配的健康对照组之间发现存在一定程度的区别（Nilsen等，2009）。

这些研究没有揭示偏头痛患者是否存在HRV的重要差异，尤其是因为残疾通常不被纳入统计学模型。

（二）紧张型头痛

Pogacnik比较了51例紧张型头痛患者和相同数量的对照者，未观察到HRV有显著差异，无论是在发作性（19例患者）还是慢性（32例患者）紧张型头痛患者中（Pogacnik等，1993a）都没有观察到HRV有显著差异。这与他们之前提到的在偏头痛中的发现相反（Pogacnik等，1993b）。

（三）丛集性头痛

自1958年以来，丛集性头痛就是一种独特的临床和流行病学疾病，高发病率使其成为主要类型的头痛。它的特征是剧烈疼痛，疼痛发生后可以持续几周或数月（丛集时期）。发作频率为每隔1天1次到每天10次或更多。丛集期缓解通常持续数月到数年，国际头痛协会对于丛集性头痛的标准是至少5点：严重、单侧、眼眶、眶下和（或）额颞部疼痛，发作未经治疗持续15～180min，结膜充血、流泪、鼻塞、鼻溢液、额面和面部出汗、瞳孔缩小、睑下垂或眼睑水肿。丛集性疼痛有清楚的自主神经系统参与的征象，同时表现出交感神经系统功能障碍（Horner's syndrome）和副交感神经系统活性过强（流泪、鼻塞、眼睛充血）。

通过24h动态心电图记录39名患者和30名健康对照者，9例患者在头痛期获得的数据表明在右侧头痛的丛集性头痛患者中，丛集性头痛中可能存在紊乱的时间顺序（在丛集性头痛期间接近1h的心率转换）和中度降低心率变异性及更高的心律失常发生率（Micieli等，1993）。

Tubani随访了8名丛集性头痛患者，无头痛发作期HRV数据与正常对照组比较，在头痛自发性发作时，伴随副交感神经参数即刻增加和交感神经参数降低，所有这些调节在最后一次发病时慢慢消失。平均低频（LF）比较即使在LF/HF正常的情况下，无头痛发作期间的高频率和高频值也显示LF显著降低（Tubani等，2003）。与这些结果矛盾，另一项研究在丛集性头痛发作时和未发作期间内没有观察到HRV差异（Tubani等，2003）。

六、纤维肌痛症

纤维肌痛症（也称为纤维肌痛综合征）是一种慢性的广泛疼痛，在所有4个象限内存在，而且往往伴随着一系列症状，包括疲劳、睡眠障碍、功能障碍、认知障碍、排便习惯改变（也是IBS）、抑郁、僵硬和其他症状。纤维肌痛症患者痛阈降低（痛觉过敏），通常无害的刺激也能感到疼痛（异常性疼痛）。诊断标准由美国风湿病学院在1990年发布，目前被应用于临床诊断。目前不清楚这个标准能否区分亚组患者。对患者和医生而言，治疗不令人满意，纤维肌痛症给人类，尤其是女性带来了巨大的痛苦。

自主神经系统功能障碍以在休息状态下持续的自主神经系统高反应性和应激状态下的低反应性为特征，在FM患者中已经讨论过（Staud，2008）。自主神经系统低反应性与持续疲乏和其他与FM有关的临床症状相关，包括低血压、头晕和昏厥/晕厥（Vaeroy等，1989；Staud，2008）。

Cohen研究了22例患有FM的女性和22例健康对照组，应用20min的HRV，在FM患者中，心率显著高于对照组，FM患者与对照组比较，HRV显著降低，LF升高，HF降低。生活质量、身体功能、焦虑、抑郁、压力在一定程度上与LF标准值、HF标准值，LF/HF值高度相关（Cohen等，2000c）。

24h动态心电图记录的心率变异性评估30例纤维肌痛症患者和30例健康对照者，纤维肌痛症患者SDNN降低 [（126±35）ms vs.（150±33）ms]、PNN50降低。患者失去了交感神经-迷走神经调节的昼夜节律，0时和3时的夜间值显著高于对照组

（Martinez-Lavin等，1998）。

一项研究分析静息状态下的HRV，纳入84例慢性良性疼痛患者的静息HRV，亚组人群中有纤维肌痛症，纤维肌痛症患者抑郁和躯体功能障碍发生率更高，但所有的HRV指标在两组之间无差异。在所有的疼痛状态下，年龄、性别、身体健康功能、疼痛焦虑和痛觉均是HRV的预测因子，提示每一个参数均参与到慢性良性疼痛和自主神经系统功能之中（Mostoufi等，2012）。

七、残疾病例

在过去的10年中，残疾已经成为慢性疼痛的主要问题。残疾被描述为一个涵盖性术语，包括损伤、活动和参与受限。损伤是身体功能和结构的问题，活动受限是个体在活动时遇到的问题，而参与受限是个体在日常生活中经历的问题。因此，残疾是一种复杂的现象，反映了一个人的身体特征与他（她）所生活的社会特征之间的相互作用。疼痛强度和残疾没有必然的联系，例如，背痛在全球范围内的痛觉强度都有相似的变化，在"文化差异"下，伤残在不同的地理区域之间差异很大。

直到今天，一些研究已经表明HRV下降与残疾有关。在背部疼痛中，低HRV和残疾有关，但与疼痛无关（Gockel等，2008），或者与疼痛、心理困扰和中度睡眠障碍相关。一项研究纳入65例因疼痛导致休病假的患者，长期病假（＞121d）者与短期病假（＜29d）者相比，心率更高，心率变异性更低（尤其是在LF和TP中使用的频域）。一个有趣的问题是，疼痛缓解后观察到的HRV增加，是由于疼痛强度降低不是由于残疾减少（Storella等，1999）。

八、结论

疼痛可以导致痛苦，仅此就足以导致HRV的改变，这在几项但并非全部的研究中都已被观察到。然而，当残疾出现时，主要与HRV参数减少有关。除少数患者例外，疼痛综合征一般是不同的，因此在IBS、腰痛、紧张型头痛或神经痛中会发现不同的结果。丛集性头痛和偏头痛可能更相似，但只有少数的研究观察到这些。在疼痛方面，与HRV有关的研究大多关注于治疗效果不佳的疼痛综合征，如IBS或纤维肌痛症。HRV是否可以提供有关神经性疼痛的交感神经疗法可行性的信息，是临床上的一个主要研究问题。另一个令人兴奋的消息是一些HRV参数与疼痛效果是否相关，甚至是否可以预测疼痛治疗结果。

（兰伟昊　张树龙　译）

第13章
肿瘤和姑息医学中的 HRV

一、癌症病理生理学

自主神经功能障碍发生在50%～100%的癌症晚期患者中（Bruera等，1986；Walsh和Nelson，2002；Strasser等，2006）。很多原发性恶性肿瘤都有这种描述（表13-1）。

表13-1　自主神经功能紊乱存在于多种癌症

癌症	方法	ANS异常	来源
多种	Ewing 试验	81%	Strasser等（2006）
多种	成套试验	100%	Walsh和Nelson（2002）
多种	包括心率变异性的成套试验	52%	Bruera等（1986）、Bruera等（1986）
所有幸存者	心率变异性	LF/HF值增加，昼夜节律降低	Kamath等（1998）、Kamath等（1998）

然而，对于导致自主神经病变的原因是肿瘤本身还是治疗过程（经常化疗），还是两者共同导致的不容易区分，且常不能区分。

Fadul和其同事用短程HRV及Ewing成套试验，由3个试验检测副交感神经功能（不同的干扰后的心率改变）和2个试验检测交感神经系统（干扰后的血压改变）组成的。大多数患者Ewing得分＞2，已报道该分数是诊断中度至重度自主神经功能障碍的临界点。只有6例（12%）在癌症发病前患有糖尿病（Fadul等，2010）。

HRV参数的降低也可基于C反应蛋白（CRP）的升高。许多晚期癌症患者CRP水平升高，这与免疫系统激活有关。在一些研究中观察到，已经中度升高的CRP与低HRV值相关（Kon等，2006；Araujo等，2006；Carney等，2007；Ziegler等，2008）。

关于低HRV与癌症死亡之间可能的病理生理关系解释是一个值得关注的辩论问题。与心源性疾病对比，晚期癌症患者表现出更多的症状，可能与HRV变化有关（如抑郁、恶病质、睡眠障碍、自主神经功能障碍、疼痛、心力衰竭）。在讨论中的一个重要观点是癌症患者死亡的根本原因并不单一。癌症患者死于各种原因，Inagaki等（1974）报道816例癌症患者并概括死亡最重要的原因为感染（47%）、器官衰竭（25%）、血栓疾病（11%）、癌症转移（10%）、出血性疾病（7%）。

对于癌症相关性效应如副肿瘤现象导致血糖升高，也可能导致HRV下降的结论是有必要记录的（Haegele-Link等，2008）。

二、姑息治疗对癌症患者预后的影响

对无法治愈的疾病的预测，可协助临床医生作出决策并帮助他们将关于（可能）未来的信息提供给患者及其家属（Glare和Christakis，2005）。然而，临床评估具有不确定性（Oxenham和Cornbleet，1998）。因此，欧洲协会建议姑息医学使用已提出（Pirovano等，1999）并验证（Maltoni等，1999）的评分系统。但预后评估是很粗略的，仅可以提供30d生存率的信息（＞70%，30% ～ 70%或＜30%）。任何进一步的简单方法都将是非常有益的（Glare和Christakis，2005）。在我们自己的一项研究中，探讨了一组晚期癌症患者的心率变异性变化与生存期有关。

在一项长达10年的随访研究中，347名＜65岁的受试者进行包括HRV（Holter监测、频域、SDNN、功率斜率）在内的基线检测。发现不同的死亡率指数［包括吸烟、既往心脏疾病、血糖水平升高、胆固醇（sic）降低］。除了HF，SDNN、VLF、LF和死亡率有关。斜率截断值1.5是最佳的单变量预测指标。在多元回归模型中，幂律回归线斜率和充血性心力衰竭是唯一的独立预测因子，相对危险度分别为2.01和1.85。心率变异性没有一个单变量与癌症患者死亡或其他非血管原因死亡相关联。

在一项纳入15 792名中年男性和女性的纵向研究中进行了一项病例队列研究。基线资料中没有冠心病的900例受试者样本和随访前死亡的所有冠心病患者的资料进行比较。心率变异性由2min节律条测定，随后半自动测量RR距离。此外，检测血浆胆固醇、高密度脂蛋白、低密度脂蛋白、三酰甘油、血清胰岛素和葡萄糖等的水平，根据空腹血糖水平诊断糖尿病。评估血压、腰围、臀围和颈动脉内膜中层厚度。检测HRV的4个参数SDNN、RMSSD、SDSD、PNN50，无频域指标。一般来说，低HRV与不利的心血管风险预测及全因死亡风险升高有关，包括癌症死亡风险与冠状动脉粥样硬化性心脏病事件，且风险的增加不能归因于其他风险因素。低SDNN的相对风险低于其他参数。研究者认为低HRV的发生可能先于不同的疾病表现（Dekker等，2000）。

通过计算35例转移性类癌肿瘤患者的24h动态心电图SDNN、rMSSD和pNN50。随访（18±7）个月，15例患者（43%）死亡。SDNN＜100ms且存在类癌心脏病的患者比其他患者预后差（Hoffnann等，2001）。

Fadul应用短程HRV（20min）方法检测47例生存期为139d（范围4 ～ 2266d）的转移性晚期癌症患者。频域测量与生存期并不相关。他们报道生存期与SDNN有显著的相关趋势（$P = 0.056$）（Fadul等，2010）。

我们对24例晚期实体肿瘤患者进行了一项研究。在可以的情况下，进行几次短程HRV（10min）。死亡前平均33d实行最后一次HRV检测，HRV明显低于其他研究的健康对照组（表13-2）。

表13-2　癌症患者死亡前短程HRV（Ernst和Rostrup，2013a、b）

研　究	Fadul	Sztajzel（2004）	Schumacher（2004）
SDNN	25.32±20.75	51.4±24.33	141±39	
RMSSD	24.9±28.41		27±12	
TP	409.32±898		21 222±11 663	
LF	86.33±159	356.4±228.39	791±563	1170±416
HF	32.92±52.1	477±321.99	229±282	975±203
LF/HF	2.33±1.85		4.61±2.33	1.5～2.0
样本熵	2.0526±0.416		—	

比较的结果来自于晚期癌症患者（Fadul等，2010）和正常人（Sztajzel，2004；Schumacher，2004）。

除了样本熵外，大多数HRV参数在死亡前的最近3个月内均未改变（表13-3）。

表13-3　HRV在癌症患者疾病进展中的变化

生　存	＞60d	30～59d	7～29d	＜7d
SDNN	24.71	25.87	21.56	21.38
RMSSD	17.6	17.12	33.55	14.2
TP	243	525	88.9	438
VLF	115	29.8	39	118
LF	68.7	46.8	19.8	90.1
HF	30.9	28.5	42.7	20.96
LF/HF	2.3	1.46	1.64	2.4
熵	2.2013	2.0350	1.9391	1.8555

目前，尚不清楚HRV对于评估癌症患者生存是否有作用，只有几项小样本研究已经发表。只有我们的小型研究在癌症疾病的过程中进行了多次检查。另一方面，我们有一些大的纵向研究表明低HRV参数与癌症死亡率之间有统计学关系。在得出结论之前，必须进行更多的研究。

三、癌症治疗和HRV：蒽环类药物

癌症治疗中的特殊挑战是化疗药物引起的心功能不全。在一些方案开始时和治疗过程中评价心功能是不可或缺的，比如蒽环类药物。在20世纪60年代末多柔比星和表柔比星已成功应用于多种造血疾病和实体瘤的治疗。然而，由于存在心脏毒性，可能会导致充血性心力衰竭，致使该类药物的应用受到限制（Meinardi等，1999），所以导致了该类药物最大剂量的建议，以避免发生严重心脏病。心功能不全患者应用蒽环类药物治疗期间定期检测心功能是很重要的。化疗结束后，心功能不全的检测具有实用性，因为这可能会使之得到及时的医疗干预以改善心脏预后。多放射性核素血管造影（MUGA）是一种非侵入性的技术，利用静脉注射放射性核素（^{99}Technetium）结合红细胞，使心脏在γ摄像下可视化。MUGA是公认的金标准。

一些研究评估应用HRV分析检测蒽环类药物心脏毒性的价值。

Postma应用几项技术（MUGA、超声心动图）和HRV研究31例晚期心脏毒性年轻患者（随访9年）。蒽环类药物的剂量及超声心动图与MUGA参数无明显相关性，但HRV分析显示与＜400mg/m^{2}多柔比星剂量的患者相比，超过400mg/m^{2}多柔比星剂量的患者HRV显著受损，提示HRV可能是心脏毒性的一个敏感指标（Postma等，1996）。Tjeerdsma等（1999）发现与年龄匹配的健康女性相比，接受蒽环类抗生素和大剂量化疗的乳腺癌患者HRV明显受损，包括20例LVEF＞50%。他们应用Holter检测、时域及频域，与健康对照组相比，SDNN和SDANN无差异。相反，与健康对照组相比，患者PNN50及rMSSD明显降低，所有频域指标均降低。

Ekholm研究了9例应用紫杉醇治疗转移性乳腺癌的女性。他们在对比应用紫杉醇治疗前和应用第3个疗程或第4个疗程后，HRV的表现无差异性。

Nousiainen对癌症不感兴趣，而对左心室功能不全感兴趣。由于了解多柔比星能够引起LVEF下降，他调查了使用该药的患者，将其作为临床模型并特别关注神经内分泌的改变。多柔比星累积剂量为400mg/m^{2}和500mg/m^{2}后，HF标准值减少而LF标准值增加，同时LF/HF值也增加。然而，当多柔比星的累积剂量到达500mg/m^{2}后，HRV的变化回到了基础值。这可能表明，多柔比星引起的左心室功能障碍与交感神经调节的早期改变中交感神经占优势有关。左心室功能障碍进一步发展与交感神经的衰减相关（Nousiainen等，2001）。

Meinardi对使用氟尿嘧啶、表柔比星与环磷酰胺（FEC）治疗乳腺癌的患者进行5个周期的随访。在治疗过程中平均左心室射血分数从0.61下降到0.54，但HRV无变化（Meinardi等，2001）。

应用多西他赛单独治疗204例乳腺癌患者和结合多西他赛联合表柔比星治疗34例乳腺癌患者。在经过3周治疗后，可以观察到HRV的变化（Syvanen等，2003）。

Salminen对多西他赛联合表柔比星治疗的乳腺癌患者进行了8个周期的随访，患者无心脏毒性的临床症状。与初始相比，无论是超声心动图还是HRV（Holter监测），都无变化（Salminen等，2003）。

Brouwer通过超声心动图和HRV（Holter监测）检测应用多柔比星治疗恶性骨肿瘤22年后的幸存者（恶性纤维组织细胞瘤和骨肉瘤）。与年龄相匹配的对照组相比，除LF/HF和LF标准值，患者表现出低HRV参数。测量的1997例患者中，几乎所有患者的HRV参数下降，LF/HF值和心率增加（Brouwer等，2006）。

综上所述，出现了相互矛盾的结果。Brouwer的长期随访研究得出令人信服的结论，即使应用多柔比星治疗的患者病情会恶化，早期的研究也已经表明应用多柔比星治疗可带来希望。然而，HRV在后续治疗中或治疗后并不下降，甚至患者超声心动图描述是缓和的。像往常在HRV的研究一样，这个研究规模太小。此外，未应用非线性指标。

四、癌症症状与HRV

只有几项试验对不同癌症症状与HRV变化之间的关系进行研究。无恶病质的心脏病患者与健康对照组相比，心源性恶病质与低LF、BRS及高儿茶酚胺浓度相关（Ponikowski等，1999a、b）。17名女性（健康）受试者暴露于令人恶心的视觉刺激，分析了HRV的变化。LF/HF值升高与恶心的程度相关，2.11±1.54——适中，2.57±3.49——强烈的恶心，提示交感神经参与其中。他们还观察到HF短期增加早于恶心程度加重（LaCount等，2011）。

在长期癌症幸存者，特别是在乳腺癌幸存者中观察到疲劳是最常见的问题。Fagundes对过去2年中已完成治疗的0～ⅢA期乳腺癌患者（除了他莫昔芬/芳香酶抑制药），术后、放疗或化疗后至少2个月，应用Polar s810手表和wearlink 31可穿戴皮带心率监测仪连续测量HRV。与疲劳程度轻的妇女相比，感觉更疲劳的妇女HRV更低（在已经发布的RMSSD文件中）[（22.145±13.327）vs.（28.875±16.905）]（Fagundes等，2011）。

潮式呼吸模式能够降低LF和HF功率，但能够提高VLF（Mortara等，1997）。

（陆元本　赵维龙　译）

第14章
精 神 病 学

一、概述

情绪调节是HRV相关的模式（Thayer，2005；Appelhans和Luecken，2008）。情绪调节能力的可操作性与较低或较高的心率变异性相关（Appelhans和Luecken，2008；Thayer和Fischer，2009；Thayer等，2009）。因此，一项meta分析提出"HRV的重要性不在于它告诉我们那么多心脏的状态，而在于告诉我们关于大脑的状态"（Thayer等，2012）。

（一）抑郁症

抑郁症在世界各地的患病率为8%～12%（Andrade等，2003）。预计到2020年，抑郁症将会成为继心血管疾病后的最大健康隐患（Murray和Lopez，1997；Kemp等，2010）。有趣的是，抑郁症和心血管疾病的发展不是相互独立的；相反，抑郁症和心血管疾病有明显的联系。20%～40%的CVD患者同时患有抑郁症（Woltz等，2012）。两者的关系是相互的，抑郁症患者更容易患CVD，CVD患者更容易发展为抑郁症（Pratt等，1996；Woltz等，2012）。心血管疾病和抑郁症发生HRV的变化是有依据的。在这里将介绍一些关于抑郁症成因的最新理论。抑郁症和心脏病之间关系，HRV变化与抑郁症的关系将有更详细的讨论。

（二）抑郁障碍的病理生理学

重度抑郁是常见的疾病，被正式命名为抑郁症。抑郁症的概念包括一系列障碍疾病。如双相情感障碍、抑郁发作、复发性抑郁障碍和焦虑障碍的抑郁症状，更不用说几种可能或多或少存在抑郁症状的躯体化障碍。一个问题是如何区分轻度、中度和重度抑郁症。另一个问题是诊断。例如，一个众所周知的问题是，一些与晚期癌症相关的症状（如厌食、疲劳、睡眠问题）可能与原发疾病导致的抑郁有关，或两者的组合。严重心脏病与抑郁症结合存在类似问题。虽然诊断工具至少可以使收集某一类群的研究者更为容易，但是对抑郁障碍病理生理学的病因无法得到一致性结论，如果只有一种原因的话。

重度抑郁症（MDD）是家族性疾病，有些科学家认为其由遗传因素引起，这表明父母的社会行为及家庭环境因素不是抑郁症发病机制的重要假设。然而，没有确凿证据表明特定基因和特定基因与环境的相互作用参与抑郁症的发病机制（Hasler，2010）。遗传因素的影响可能高达40%。非遗传因素解释剩余60% MDD的易感性，个人特异的环境影响包括童年发生的严重不良事件和正在发生的或最近的人际交往困境，包括其他终身创伤，低社会支持，婚姻问题和离婚（Sullivan等，2000；Kendler等，2002，2006；Hasler，2010）。也就是说，在所有可能中找到明确的因果联系。这里的关键是由于其遗传起源，抑郁症可能无法避免，一旦表现出来，几种心理伴随的情况可以用来控制症状。

当代围绕抑郁症的病理生理学观点主要聚焦在HPA轴的应激与适应不良的反应，内源性单胺类神经病变、周围神经营养假说，以及这些理论的组合。作者在此作简短总结，主要包括与HRV产生有关的大脑结构的理论。

（三）应激反应和免疫系统

内源性应激系统的作用及其与抑郁症关系的讨论已有很长的历史。男性和女性对应激的反应不同：男性对完成挑战有较高的应激反应，而女性对相关社会情况有更高的应激反应。一般情况下，女性表现出较高的应激反应，这与女性抑郁症的发病率相匹配。许多没有显示MDD中丘脑-垂体-肾上腺轴受损模式的研究并不匹配（Pariante和Lightman，2008）。目前，还不清楚是否有抗抑郁药物对HPA功能障碍的影响（Schule，2007）。内源性应激系统可能作用于有儿童创伤史的抑郁受试者。一些证据表明，在其他动物实验和临床研究提示HPA系统对抑郁障碍有影响。最近，新的表观遗传学观点表明，童年创伤可以在不改变基因的前提下传给下一代，引起基因的开放（或关闭）。

众所周知，一些疾病的症状类似抑郁症的几个特点，如流行性感冒。它与抑郁症有很多相似症状，包括疲劳、快感缺乏、精神运动障碍、认知功能障碍。最近的理论（Maier和Watkins，1998；Dantzer等，2008；Raedler，2011）关注大脑系统，认为大脑可能会联想到这个病态行为并被激活。行为的变化是由炎症细胞因子如白细胞介素-1α、肿瘤坏死因子和白细胞介素-6激活HPA轴损害中枢5-羟色胺系统而导致。抑郁症状发展为自杀是经免疫活性物质如干扰素治疗后众所周知的严重不良反应。一些关于药物的研究报告，如阿司匹林和已知的影响前列腺素合成的塞来昔布可能有抗抑郁药固有的或增加的影响（Rahola，2012）。因此，抑郁症可能是由炎症进展诱导的，炎症可在大脑中引起抑郁效应。

（四）单胺类药物

大多数去甲肾上腺素能神经元和多巴胺能神经元位于中脑和脑干，投射到许多区域。这与其他神经核的作用类似，例如胆碱能和阿片类神经元具有特异性的受体投射到大脑大部分区域，影响反射模式和触发一般反应。所有这些系统都涉及广泛的大脑功能，包括情绪、注意力、睡眠、食欲和认知的调节等。这导致早期观点（单胺能神经元缺失可能导致抑郁）的形成。抗抑郁药众所周知的特性是改变和主要增加释放单胺类神经递质在突触间隙的停留，这一特性显然支持这个观点。几乎每一种能够抑制单胺再摄取从而增加单胺类神经递质在突触间隙的浓度的化合物都已被证明是临床上有效的抗抑郁药（Belmaker和Agam，2008；Hasler，2010）。5-羟色胺是最重要的候选受体。已在MDD患者的多个脑区发现这种受体的有效性下降。尽管一些实验方法支持这个观点，但也有相互矛盾的结果，整体的证据仍然相互矛盾（Hasler，2010；Rahola，2012）。已经对中枢去甲肾上腺素能系统功能障碍进行讨论，但是在某种程度上耗尽中枢去甲肾上腺素是很困难的，它的作用尚不清楚。

几乎所有已建立的抗抑郁药靶点都是去甲肾上腺素受体或5-羟色胺受体。然而，完全和部分对这些药物的耐药及其起效的延迟表明MDD的单胺类神经递质系统功能障碍代表其下游其他更为主要的异常情况。抗抑郁药除了对单胺类受体有效果，还对大脑的免疫系统和细胞内的翻译机制有影响。尽管有这些限制，直到今天单胺不足假说已被证明是临床上关于抑郁症的神经生物学理论。单胺假说对心率变异性的解释颇为有趣，因为它同样与脑神经系统功能相关（如上面的论述和下面的论述），其他一些抗抑郁药物对心率变异性有深远影响。

（五）谷氨酸和γ-氨基丁酸受体

γ-氨基丁酸（GABA）和谷氨酸在大脑中是两个广泛分布的脑内递质受体系统。当γ-氨基丁酸具有普遍的抑制作用时，谷氨酸也表现出对神经元长期改变的影响。据报道，在抑郁症患者发现GABA浓度改变和GABA受体功能减少。与抑郁症的GABA假说相矛盾的证据包括GABA能药物缺乏对抑郁核心症状的影响（Birkenhager等，1995）。

谷氨酸系统的作用最近受到更多的关注，一些研究表明，短时间内应用氯胺酮可以减轻抑郁症状，谷氨酸释放抑制剂也显示出抗抑郁作用。此外，抑郁症患者谷氨酸受体亚型（NMDA）的功能可存在异常。这一切表明，上述理论是有可能的，可能会提供一种新的治疗方法。

（六）神经营养理论

脑细胞的持续功能依赖于神经营养因子的正常释放。神经系统功能障碍导致慢性疼痛和精神疾病（Martinowich等，2007）。脑源性神经营养因子（BDNF）研究最多。临床前研究表明，应激诱导的抑郁样行为与海马BDNF水平下降，以及抗抑郁药治疗后BDNF表达的增强有关（Martinowich等，2007；Hasler，2010）。正如对动物研究和情绪障碍患者的大脑解剖研究观察，抗抑郁药的应用使BDNF水平正常化（Rahola，2012）。另一种观点是基于最近发现的现象，即便成年人的脑细胞分裂也至少在两个地方发生，其中有海马齿状回颗粒下区（SGZ）。有趣的是，海马是抑郁症所涉及的大脑区域之一。在啮齿类动物，海马神经阻滞轻微抑制了抗抑郁治疗的效果（Kempermann，2008），抗抑郁药物治疗增加了不同海马生长因子的浓度，影响神经发生（Rohola，2012）。这一点很重要，因为分化和整合进入齿状回的海马齿状回颗粒下区（SGZ）神经祖细胞需要2～3周才能到达海马，与抗抑郁药通常需要产生效果的周数相适应。

（七）抑郁症与心脏病

早在1937年（maltzberg，1937）就多次报道抑郁症和冠状动脉粥样硬化性心脏病之间有明确的相关性［最近的评论（Nemeroff和Goldschmidt-Clermont，2012）］。抑郁程度和心脏病发病率增加有明确关系。Beck抑郁量表得分较低（5～9分）与心脏事件发生率的增加相关（Sheps和Rozanski，2005；Kunzansky，2005）。但在这种关系中，有一些值得关注的细节。首先，抑郁症和心脏问题的关联是巨大的，并在统计模型的帮助下已证明，考虑了常见相关危险因素如吸烟、超重、糖尿病、缺乏运动。大多数研究包括抑郁症患者。例如，在一项研究中，有400例临床抑郁症患者和400例匹配的对照组，2/3的抑郁者有可能发展为严重的身体疾病，包括心脏病（Holahan等，2010）。另一个例子对2832名无冠状动脉粥样硬化性心脏病病史的成年人平均随访12年时间。在一个其他危险因素统计模型中，郁闷的心情和缺乏希望与致命性和非致命性缺血性心脏事件风险增加相关（RR分别是1.5和1.6）（Anda等，1993）。同时双相情感障碍与因缺血性事件住院的风险增加相关（Callaghan和Khizar，2010）。

几项证据表明抑郁症是双向影响。不同心脏病患者的抑郁症对短期或长期结果有负面影响，包括充血性心力衰竭（Lesman-Leegte等，2009）、心房颤动（Frasure-Smith等，2009）和心肌梗死（Glassman等，2009）。快感缺乏，即无法感受快乐，与心肌梗死致命预后紧密相关（Davidson等，2010）。

然而，并不是所有的报道都是明确无误的。在临床实践中，不可能忽略心血管疾病和抑郁症的危险因素明确相关。抑郁症患者吸烟、多食，运动太少，再加上服用药物，诱发超重。在心脏和精神的研究中，纳入1017名冠状动脉粥样硬化性心脏病患者，关注抑郁及其后续结果，研究者认为缺乏体力活动，不坚持用药和其他消极行为是心脏病的主要原因（Cohen等，2010）。研究进行得很顺利，但由于研究对象而受到一些批评意见（Nemeroff和Goldschmidt-Clermont，2012）。

在病理生理学层面上，已经提出了几种解释，在这里只能简要提及。有一种观点是基于这两种疾病共同的炎症反应性质。抑郁症的特征是持续的炎症反应（Raedler，2011）。正如前面所提到的，一些学者认为，抑郁症可能模仿一种与周围感染（"流行性感冒"）相关的激励形，慢性免疫信号传导到大脑会导致持久的抑郁症状（Dantzer等，2008）。

如前所述，抑郁症状与广泛的免疫系统的相关参数有关，包括外周血白细胞数增加（尤其是中性粒细胞和单核细胞）、淋巴细胞减少，以及细胞因子（如IL-6）和急性期蛋白（如CRP）升高。抑郁症状也与功能测试的降低有关，如自然杀伤细胞活性和有丝分裂原诱导的淋巴细胞刺激。抑郁症相关的免疫系统特征与和冠状动脉疾病的免疫系统相关的危险因素有重叠（如CRP水平升高，促炎细胞因子如IL-6及TNF-α，白细胞和抗体水平增加）（Kop和Gottdiener，2005）。一些研究表明，CRP升高，IL-1和IL-6也增加（Howren等，2009）。然而，证据是矛盾的。在一项研究中，炎性改变可能主要由现有的危险因素如糖尿病、高血压、肥胖和吸烟来解释（Morris等，2011）。抑郁和免疫系统参数之间的关系是双向的：中枢神经系统的抑郁症状导致免疫系统变化，反之亦然（Kop和Gottdiener，2005）。注射促炎性细胞因子引起脑血清素升高（Capuron，2004），导致情绪抑郁、嗜睡和全身不适（Maier和Watkins，1998）。

另有观点与血小板凝血级联反应有关，其对冠状动脉粥样硬化性心脏病的作用是众所周知的（Nemeroff和Goldschmidt-Clermont，2012）。抑郁症患者即使没有心脏疾病或应用相关药物，血小板活化也会增加（Musselman等，1996）。与无抑郁症的冠状动脉粥样硬化性心脏病患者相比，无冠状动脉疾病，有冠状动脉疾病风险，有冠状动脉疾病的抑郁症患者的血小板功能具有可比性或降低（Bruce和Musselman，2005）。有一些证据表明，SSRI抗抑郁药有抗凝血作用，包括胃肠道出血的风险增加，而这些作用未在传统的三环类抗抑郁药观察到（Bruce和Musselman，2005）。同时，血管内皮功能障碍（Tomfohr等，2008）、氧化应激和动脉修复受损与抑郁症有关（Dome等，2009）。

在第6章已讨论了一些有趣的模型，讨论抑郁和心脏病变量的不同交互作用（Thombs等，2008；Stapelberg等，2011）。

（八）抑郁症和 HRV 变化

对17例抑郁症患者应用 SDNN 和 RMSSD 指标检测服用抗抑郁药物前后的 5min 短程心率变异性。应用汉密尔顿抑郁量表（HRS）评估抑郁症。HRV 的变化与治疗后 HRS 及 HRS 治疗前后的差异有关。这一相关性在对非三环类抗抑郁药反应积极的患者中可明显观察到。治疗前的 HRV 不能预测治疗反应，HRV 不能可靠地反映抑郁症状的严重程度（Balogh 等，1993）。检测先前未服药的 32 名抑郁症患者和 32 名对照者在休息和运动呼吸时的心率变异性（SDNN）。治疗前两组间无显著差异。患者被随机分为 150mg 阿米替林、150mg 多塞平、150mg 氟伏沙明或 20mg 帕罗西汀等日常治疗组，在阿米替林或多塞平治疗 14d 后，SDNN 显著降低，而服用氟伏沙明或帕罗西汀治疗的患者 SDNN 无明显变化（Rechlin，1994；Rechlin，1994）。在这样的背景下，需要指出的是 SSRI 能提高 HRV 变化（Khaikin 等，1998），而阿米替林减少 HRV 变异（Rechlin，1994；Rechlin，1994）。

医学健康的患者全天交感神经活性增加，从而引起去甲肾上腺素水平升高（Veith 等，1994）。Carney 应用 Holter 监测比较了 19 名抑郁症患者和 19 名无抑郁症的 CAD 患者（阳性造影），他发现抑郁症患者的 SDNN 明显降低 [（90±35）ms vs.（117±26）ms]（Carney 等，1995）。

一项小型双盲随机研究检测服用丙米嗪或米氮平前后的抑郁症患者（每组 10 例）。分别检测服药前后 4 周的 HRV。他们计算了 LF、MF 和 HF。治疗前，所有 20 例患者与年龄匹配的对照组进行比较。抑郁症患者多表现为心率变异性的抑制（中期和高频波动），表明迷走神经抑制和降低血压变异性的增加（中频波动）。治疗 4 周后，所有患者心率变异性显著降低（Tulen 等，1996）。

关于免疫功能变化与抑郁症之间的双向关系（Kop 和 Gottdiener，2005）值得关注的是，促炎细胞因子的应用可导致细胞外脑血清素水平升高（Capuron，2004）、情绪低落、嗜睡及全身乏力（Maier 和 Watkins，1998）。

27 例心肌梗死后抑郁的患者随机分为舍曲林 50mg/d 治疗组或安慰剂治疗组。11 例心肌梗死后非抑郁的患者作为对照组。在心肌梗死后的 1～2 周及随机分组后的 6 周、10 周、14 周、18 周和 22 周分别检测 HRV。应用一个基于重复测量方差分析的增长曲线模型确定心率变异性的还原率。与对照组相比，舍曲林治疗组的 SDNN 呈线性增加，在 2～22 周安慰剂组的 SDNN 差异中度下降（McFarlane 等，2001）。

情绪低落的受试者在认知力检测（语音）中 HF 明显下降，在冷加压检测中 HF 轻度降低（额头放置冰袋 3min）。这表明，抑郁情绪者的副交感神经张力降低（Hughes 和 Stoney，2000）。调整其他风险因素后，抑郁症的受试者表现出较低的标准化 ULF，VLF 和 LF，但不包含 HF（Carney，2001）。一项小型研究表明，应用氟西汀或多塞平治疗的抑郁症患者表现为 SDANN 增加，SDANN 和 SDNN 降低（$n=13$）（Khaikyn，1998）。一项认知行为疗法的干预措施降低心率及升高 rMSSD，但在其他时域指标中无变化（Carney 等，2000）。与健康受试者相比，21 名抑郁者的动态心电图、频谱和时域指标等无明显差异（Sayar 等，2002）。

抑郁是冠状动脉粥样硬化性心脏病患者临床发病率和死亡率的危险因素。充血性心脏病患者低 VLF 取决于他们的抑郁状态——LVF 低，中度至重度抑郁者 47%，轻度抑郁者 29%，无抑郁者 13% 症（Stein 等，2000）。Bär 进行的一项小型研究包括 18 例抑郁症患者（未用抗抑郁药治疗前）和18位匹配的对照者。治疗前，HRV没有差异。抗抑郁药治疗开始后发现差异（Bär等，2004）。对873例病情稳定的心血管疾病患者进行抑郁症评估，发现有195人抑郁。动态心电图监测，使用通常的时域和频域算法有无抑郁的CVD患者并未显示出任何区别（Gehi等，2005）。

横截面分析抑郁症的队列研究包括524例对照、774例早期诊断为抑郁症的患者（缓解型抑郁）、1075例目前有抑郁症的患者。HRV均记录＞1.5h，使用SDNN和RSA。抑郁组SDNN和RSA较低。焦虑与生活方式的因素并没有改变这种影响。抑郁患者使用SRI、三环类抗抑郁药或其他抗抑郁药治疗，SDNN和RSA显著降低。所以，大部分HRV降低是由于药物治疗，而不是由于疾病（Licht等，2008）。

对63位成年抑郁但身体健康的患者进行HRV变化动态监测。便携式设备记录了体育活动、社会交往和消极情绪。抑郁与白天较高的心率和负性情绪相关。抑郁得分较高者往往有较低的心率变异性。参与者独处时HRV指标较低，而在社交活动中的HRV指标较高。研究者讨论了社交活动是否可以缓冲抑郁症对健康的不良影响（Schwerdtfeger和Friedrich-Mai，2009）。

在一项随机治疗舍曲林和安慰剂的干预研究中，严重抑郁症患者最初HRV下降（动态心电图监测，使用频域值）。有人推测经过16周的舍曲林治疗后，HRV会部分恢复，但这并未发生（Glassman等，2007）。

"心脏和灵魂"的开创性研究调查了863例稳定的冠状动脉粥样硬化性心脏病的抑郁综合征和HRV的变化（Holter监测、时域和频率域）。发现躯体症状和心率变异性降低之间的关联，但与认知抑郁症状无关。与心率变异性的躯体症状逆关联主要的解释是在疾病和生活方式等因素方面的差异（de Jonge等，2007）。

另一项多中心研究对抑郁症患者使用试纸条或手动测量30秒脉冲计算SDNN，随访患者超过10年。有更严重抑郁症状的患者静息心率更高。低心率与QTc间期延长的抑郁症状或死亡率无明显相关。调整年龄后，静息心率/SD增加，与增加26%的心血管死亡率相关（Kamphuis，2007）。

对26位老年患者进行短期（5min）心率变异性引导：时域、频域、DFA、样本熵。该研究采用Charlson合并症指数（CCI）和Yesavage老年抑郁量表（GDS）。DFA与CCI有关，但与样本熵无关。值得关注的是，GDS与高熵相关，因此，与通常低熵与更严重疾病相关的观点相矛盾（Blasco-Lafarga等，2010）。最近的研究认为，目前没有证据表明HRV下降和与心血管疾病无关的抑郁症有关（Servant等，2009）。

心血管健康研究中，评估了907名平均年龄71岁并且无心血管疾病临床症状的球迷。该研究采用多种措施，包括时域、频域、DFA和心率震荡（Holter监测），并分析了这些指标以及炎症参数，如C反应蛋白、IL-6、纤维蛋白原和白细胞计数。参与者进行长达15年的随访。131名患者有抑郁症状。正如预期的那样，抑郁与心血管疾病死亡率增加相关。在白天，抑郁症与HRV变化有关（DFA降低，但没有其他的HRV指标）。24h参数与抑郁症无关。研究者认为关联相对较弱。重要的是，自主神经功能降低与抑郁症和心血管疾病死亡率的相关性在很大程度上可以通过单纯的心血管疾病解释（Kop等，2010）。

2010年，Kemp发表了一项关于抑郁症和抗抑郁治疗对心率变异性影响的综述和meta分析，其中包括18项已发表的研究综述和Meta分析。该研究的结论是，抑郁症患者的时间域和HF减少，LF/HF值增加，在未用药的重度抑郁症个体中非线性指标［最大李雅普诺夫指数相对较高的频率（SiC），QT间期的最小嵌入维数］降低。令人惊讶的是，作者发现在TCA（阿米替林、多塞平、西米嗪），SSRIs（帕罗西汀、艾司西酞普兰、文拉法辛），米氮平，奈法唑酮和颅磁刺激治疗前后的结果无差异。结果表明，与其他抗抑郁药不同，TCA降低了HRV（Kemp等，2010）。

（九）结论

我同意Kemp等的观点（2010），有明确的证据证明抑郁与HRV参数之间存在反向关联，而且影响很小。混合因素可能会使解释变得困难，如药物和焦虑（Stapelberg等，2012）。

目前，HRV不适合作为抑郁症的诊断参数，有更多预测参数的新研究还没有出现。然而，HRV反映心血管疾病和抑郁症共病性高，仍然可以在综合评估抑郁症患者的心血管风险方面发挥重要作用。前瞻性干预研究缺乏。我们需要研究HRV参数降低的抑郁症患者潜在的预防性治疗方法及其效果。应用心率变异性在进一步的研究中可能是有用的，前提是它是研究假设的一部分而不仅仅是几个参数中的一个。重要的是不要将HRV混淆为结果参数。HRV增加并不一定意味着更好的结果，即使是协会的报道。我同意Stapelberg等的观点（2012），HRV是调查连接抑郁症和心血管疾病因果网络很好的起点，但因果关系必须慎重讨论。

二、精神病

除了自杀和意外事故，精神分裂症患者的全因死亡率高达3倍，SCD被认为是重要原因（Koponen等，2008）。HRV仅在少数研究中使用。23例精神分裂症患者中，24h动态心电图监测显示双峰分布：23例中的11例PNN50≥8，差异有统计学意义，12例PNN50≤4；没有受试者的PNN50值在4～8。12例有迷走神经张力低的患者（只有6/11的其他患者）有精神分裂症。PNN50与性别、吸烟、智商或症状不相关（Malaspina等，1997）。在精神状态相同的患者，HF低、LF无改变，提示精神病状态抑制副交感神经功能而不影响交感神经功能（Toichi等，1999）。53例慢性精神分裂症患者与对照组之间比较HRV，两组之间无差异。两个测试测量17例首发精神病患者（以前没有应用抗精神病药治疗）和21名健康对照者的HRV。精神病患者RMSSD和HF明显减少，测试期间保持不变；而对照组心率变异性减少与精神压力增加有关。作者认为，急性精神病的特征可能是自主神经系统对外部需求的反应能力有限（Valkonen-Korhonen等，2003）。与对照组相比，精神分裂症患者频域模式下降，特别是在低频。这种情况在患者应用非典型抗精神病药物后更加严重（Mujica-Parodi等，2005）。与相匹配的健康对照组对比，15例精神分裂症患者复杂度（近似熵、压缩熵、分形维数）较低，QT间期变异性增加，（Bär等，2008）。Jindal无法在一组未服药的精神病患者中重复这样的结果，除了一些微小变化（Jindal等，2009）。

三、恐惧症

标准化衰老研究纳入581名年龄在47～86岁的男性受试者，无冠状动脉粥样硬化性心脏病和糖尿病病史。使用Crown-Crisp指数对焦虑症状进行评价，在以往的前瞻性研究中，Crown-Crisp指数是一个强大的心脏性猝死的风险预测工具。HRV采用呼吸节奏技术（SDNN）评估。计算＞1min的最大心率，减去最小心率。具有较高恐惧焦虑水平的男性患者SDNN较低（Kawachi等，1995）。对54例飞行恐惧症患者进行了高频和样本熵评估（在治疗结束时和6个月的随访中，在一系列恐惧的视听刺激下进行有节奏的呼吸），结果与治疗结果相关。只有在分析的第二步将HR熵增加到CO HR变异措施中，才能建立回归模型。单独的HRV不是一个很好的结果预测指标（Bornas等，2007）。

四、应激相关疾病

（一）概述

在Selye介绍应激概念之后，应激的定义已经争论了数十年。有些人区分正面和负面的应激，而其他人只专注于"负面"的形式，如威胁或预期的安全扰动（Thayer等，2012）。当个体的适应能力耗尽时，应激也被认为是心理和躯体反应。这种适应能力提高，也被描述为韧性，毫无疑问，它依赖于社会、心理，但也有遗传和表观遗传背景。

对应激的心理研究，杏仁核被认为是一个核心结构。这个大脑结构已被定性为潜在威胁第一响应者的恐惧反应和自我调节的一个重要组成部分（Ledoux，1996）。有些人认为厌恶和食欲刺激都有作用（例如，Whalen和Phelps，2009），而其他人认为负面情绪起主要作用（例如，Cunninham，2008）。由于许多动物模型基于啮齿类动物，前额叶区的作用通常被低估，最近新的成像技术的焦点已经转移到人类。

心理压力越来越多地被确定为一个重要的危险因素，至少不仅是心血管疾病的危险因素（Steptoe和Kivimäki，2012）。相关变异的思想作为一个整体系统稳定性的标志，更高的心率变异性指标表明抗压力。事实上，在下文讨论的研究中，这一点已经得到了证明（Weber等，2010）。

（二）应激的生理学与病理生理学

经典的应激反应包括激素变化，SNS激活和PNS活性降低。激素途径是众所周知的下丘脑-垂体-肾上腺皮质轴。应激激活下丘脑分泌促肾上腺皮质激素释放激素（CRH）和血管升压素。CRH促进促肾上腺皮质激素（ACTH）的释放。作用于肾上腺皮质，促使糖皮质激素释放。肾上腺皮质激素的释放负反馈阻止CRH和ACTH的进一步释放（图14-1）

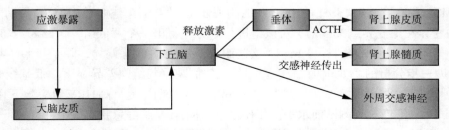

图14-1　生理应激反应［经自然出版集团友好许可转载（Steptoe和Kivimäki，2012）］

SNS激活与肾上腺素和去甲肾上腺素水平升高相关。此外，它对免疫系统的影响可能是在淋巴结中介导的（通过SNS纤维支配）。应激对免疫系统有显著影响。短应激情况通常会引发免疫活性增强，而慢性应激情况导致免疫抑制。

与压力相关的经典心源性疾病是冠状动脉粥样硬化性心脏病。INTERHEART研究包括来自52个国家的患者和对照组，采用慢性应激的分类，包括工作压力、在家里、财务问题、缺乏控制、抑郁。这项研究考虑了统计模型中的应激变量，并增加了经典的因果因素，如载脂蛋白率、肥胖、吸烟、糖尿病、高血压等。与其他风险因素无关，在压力情况下，MI比值增加了1倍。这与性别、国籍和年龄无关（Yusuf等，2004）。毫不奇怪，已经观察到（与工作相关的）压力和代谢因素之间的时间剂量反应模式（Chandola等，2008），长期工作与冠心病之间存在明显联系（Virtanen等，2012）。

慢性应激条件下导致冠状动脉粥样硬化性心脏病的病理因素仍在讨论。清晨，皮质醇水平升高，心率变异性降低（见下文），这是ANS和神经内分泌功能衰减的迹象，已多次报道（Chandola等，2008）。此外，已有论据证明压力增加与高血压相关（Markovitz，2004），但并不总是与冠状动脉粥样硬化性心脏病发病率的增高协同（Chandola，2008）。抑郁症和冠状动脉粥样硬化性心脏病之间的关系是众所周知的（Nemeroff和Goldschmidt-Clermont，2012）。有慢性应激和抑郁症之间的关联的证据（Netterstrøm等，2008）。其他观察到的因素包括已经提到的免疫功能抑制（Cohen等，1997）、端粒长度缩短（Brouilette等，2007）和代谢综合征（Chandola等，2006）。应激会引发健康风险行为如吸烟（Kouvonen等，2005；Rod等，2009）、体力活动减少（Rod等，2009）、睡眠缩短或睡眠障碍（Virtanen等，2009）。

急性应激可以导致心肌梗死事件，甚至在戏剧性的足球比赛中，也有心血管事件增加的报道［在荷兰研究引用，只在男性（Witte等，2000；Wilbert-Lampen等，2011］。急性应激性心肌梗死的生物学基础尚不完全清楚，但促凝因子、打乱节奏可诱发应激性心肌梗死，并讨论了短暂缺血（Steptoe和Kivimäki，2012）。

（三）应激相关疾病中的HRV变化

在实验室对健康正常的男性和女性的不同精神状态及其对HRV的影响进行评估。自主呼吸受试者和节律呼吸受试者没有变化。精神分数和心理压力（电脑测试）导致HRV下降（Madden和Savard，1995）。心率变异性测试在睡眠过程中遵循标准化的任务和措施的应激反应表现在频域值的变化（Hall等，2004）。

特别感兴趣的是研究应激刺激后的恢复及其与测试前心率变异性的关系。Weber及其同事测试了20名44～50岁的健康男性。作为压力测试，他们使用的是压力计测试（一种在时间压力下识别屏幕上特征的测试）和心算测验。他们分析了频率域和时间域（RMSSD），报道RMSSD和HF之间的相关性（r为0.9）。他们在RMSSD帮助下根据HRV的变异性（分界点35.5ms）对该组进行划分，得出一个"低组"［（25.8±6.5）ms］和一个"高组"［（51.7±13.9）ms］。这些组在某些方面没有差异，除了年龄（年龄因此作为进一步分析的协变量）。最重要的是，他们观察到组间差异显著。低基线心率变异者舒张压有较明显的增加，且并没有在5min的休息期恢复。高HRV组应激下HRV降低，测试后立即恢复到测试前水平。相比之下，低HRV组静息状态下也保持较低HRV。此外，皮质醇在这一组中下降较慢，THF-α水平恢复延迟。作者认为，高水平组表现出生理上更好的应对压力能力（Weber等，2010）。压力后血压延迟恢复可以预测几年后血压的升高（Steptoe和Marmot，2006）。

一项研究关注工作压力对血压、心率和心率变异性的影响。109名男性白领被纳入其中，他们的工作压力用一种范式进行评估，包括工作环境评估（无法逃避工作义务）和不平衡的付出与薪酬（Siegrist模型工作压力）。本研究采用24h心电图和RMSSD作为迷走神经张力测量方法。在不平衡组患者中，RMSSP有减低的趋势，但无显著差异，而且未相差很多。RMSSD有很大的标准差（Vrijkotte等，2000）。

与需照顾者（老年痴呆患者）相比，无须照顾者有相似的年龄和性别，显示射血前期数值增加，而RSA值没有不同。作者认为这是交感神经活动增加的证据（Cacioppo等，2000）。

在健康受试者测量频域的5min心率变异性，并与特质焦虑和感知情绪压力的自我评价相关。情绪紧张与HF标准值呈反比关系，其独立于年龄、性别、特质焦虑、心肺功能（Dishman等，2000）。

一些载脂蛋白E表型与精神应激后HRV变化相关。Apoz4/2、4/3和4/4显示与应激相关的HRV减低相关。而E3/2、E3/3显示出轻度的增加（Ravaja et al，1997）。

短暂的精神应激可以引起个体化生理反应，然而，应激反应的程度是不同的，一项研究识别不同程度的应激特点，或通过高交感神经标志物如心率、高的免疫活动和高水平的类固醇和去甲肾上腺素，或者所有方面的低反应。

据报道，在广泛性焦虑症，心脏心率变异性在高频带减少（Thayer等，1996；Friedman和Thayer，1998；Cohen等，2000a、b、c）。

9例使用氟西汀治疗的创伤后应激障碍患者，9名未使用氟西汀的创伤后应激障碍患者和9例健康对照组进行了15min HRV测试。应用氟西汀治疗的创伤后应激障碍患者与未用氟西汀治疗的PTSD患者相比心率变异性正常（Cohen等，2000a、b、c）。

在59名患者创伤后应激障碍的成年人中，HRV是在实验环境中记录的，对受试者进行中性或创伤相关刺激。相当比例的患者没有基础心率升高。亚组中基础心率升高患者的HRV与RSA显著相关。在结论中，作者总结了在亚组创伤后应激障碍患者中基础心率升高与副交感神经变化相关，不依赖于交感系统的影响。

妊娠和非妊娠妇女，使用标准化的应激模型（特里尔社会压力测试）会导致HF降低、LF/HF增加，LF有增加趋势。妊娠和非妊娠妇女之间无显著差异，在妊娠第2个月和第3个月之间差异不显著（Klinkenberg等，2009）。

（王棕翰　张树龙　译）

第15章
糖　尿　病

一、概述

糖尿病是以高血糖症为主要表现的一系列代谢紊乱综合征。一些亚型的发现使我们了解到糖尿病发生的更多原因。遗传因素、环境因素、社会因素及生活方式等各种复杂因素的相互作用，被认为是导致糖尿病流行的主要原因。根据糖尿病的病因，涉及的因素可能有胰岛素分泌减少，体内葡萄糖利用度降低以及葡萄糖生成增加。糖尿病会导致一系列病理生理改变，并给机体及卫生系统增加巨大的负担。在美国，糖尿病是导致终末期肾病、下肢截瘫，以及成年人失明的主要原因。

有近50%的糖尿病患者伴有糖尿病神经病变。非胰岛素依赖型糖尿病患者有逐步增加的发生单神经病变和其他形式病变的可能（Boulton等，2004）。糖尿病自主神经病变在糖尿病患者中有较高的发病率并能增加患者的病死率，尤其体现在心血管自主神经系统（Boulton等，2005）。糖尿病对于心脏健康有深远影响，以至于一些心脏病学专家将其称为伴有血糖水平升高的心脏疾病。

糖尿病自主神经病变是糖尿病发展的一种普遍结果。它既与心血管死亡风险增加有关，也与多样的症状及损害相关联。对于多种患病率的报道，部分原因在于其评估的方法。在无症状的糖尿病患者群体中，有接近20%的患者在疾病早期已经有心血管自主功能的损害。糖尿病自主神经病变常与其他周围神经病变和糖尿病并发症同时存在，但糖尿病自主神经病变通常是独立的，在其他并发症出现之前就已经存在。

糖尿病自主神经病变主要临床表现包括静息状态下心动过速、运动受限、直立性低血压、汗腺分泌调节障碍、便秘、胃轻瘫、神经血管功能损害、低血糖时自主调节失败，以及勃起障碍。胃肠道功能紊乱常见，且胃肠道的任何部分都可能受到影响。在血糖控制不稳定的人群中，应考虑胃轻瘫。胃排空X线检查就能确定胃轻瘫的诊断；超声检查同样是合理的检查方法（Kashyap和Farrugia，2010）。便秘是最常见的下消化道症状，但也可以与腹泻交替出现，且糖尿病自主神经病变可以出现肠易激综合征的症状。诊断方法需要能够评估自主神经功能和排除肿瘤。微血管皮肤血流和汗腺调节功能紊乱可能是糖尿病自主神经病变最早的临床症状，它可导致皮肤干燥、出汗减少，以及微生物侵入的龟裂和裂纹的出现。这些改变最终导致溃疡、坏疽和截肢。心血管自主神经病变是糖尿病自主神经病变中最值得研究和最有临床意义的部分，它通常以心率的变异为特点。糖尿病自主神经病变与静息时心肌的局部缺血和死亡率风险增加相关。1992年一个会议共同制定的共识，推荐对于糖尿病患者进行3个测试（RR变异率、Valsalva动作、体位性血压测量）和心血管自主系统纵向的测试（Vinik等，2003）。

对于糖尿病患者，糖尿病自主神经病变的早期发现至关重要，它可以提示推进治疗干预并给予患者重要的生存受益（Karayannis等，2012）。在确诊非胰岛素依赖型（2型）糖尿病的同时或确诊胰岛素依赖（1型）糖尿病之后的5年内测量心率变异性（除非一个患者具有自主神经功能障碍的早期症状）并为之建立一个基础值，以后每年测量一次并与之前的测量值相比较。心率变异性的规律测量使糖尿病早期发现、早期诊断以及干预治疗成为可能。干预措施包括加强对新陈代谢的控制，治疗药物例如血管紧张素转化酶抑制药（ACEI）和β受体阻滞药被证明对于患者心血管自主神经病变是有效的（Vinik等，2003）。

在糖尿病自主神经病变中已应用一些检测试验。检测程序至少应该包括：①深呼吸时的心率反应（每分钟6次）；②Valsalva动作；③体位性血压检测。深呼吸时的心率反应可用于无或有心率变异性的计算。如果使用频域分析，可应用24h动态心电监测或7min HRV测量（Vinik等，2003）。第一步（呼吸节律）就受到挑战。很可能自主呼吸状态下的心率变异性检测就足够了（Denver等，2007；Wittling和Wittling，2012）。提出了正常参考值（Ziegler等，1992；Risk等，2001）。除了自主神经分布成像技术、显微神经检查技术和压力感受反射分析外，HRV被认为是检测糖尿病自主神经病变的三种标准技术之一（Karayannis等，2012）。

二、HRV与糖尿病

由于早期对HRV和自主神经功能障碍之间联系的认识，糖尿病成为临床研究中包括HRV测量在内的最成熟的领域之一。糖尿病控制和并发症试验研究小组（1988，1993）为了寻找更好的糖尿病治疗方案进行了一项重要的试验，用不同方式来测量患者的心率变异性。他们通过有节奏的呼吸的方法来测量自主神经张力的改变。将心率变异性作为心血管自主神经病变的测量指标，与较前传统治疗组相比较，强化治疗组心率变异性显著升高（Pop-Busui等，2009）。在糖尿病病史1年的患者中，心率变异性明显升高与进行性肾功能恶化有着密切的联系和预测性。在这个小型研究中心率变异性对于肌酐清除率异常的患者意义重大，且是一个独立的预测因子（Burger等，2002）。

在一项217人的非糖尿病患者与伴或不伴有左心室肥厚的糖尿病透析患者的研究中，测量24h HRV。与非糖尿病患者相比较，糖尿病患者平均 pNN50、SDANN、TP、LF、HF均降低，但是LH/HF值无差异。糖尿病患者LVMI与pNN50（$r=-0.270$）和HF（$r=-0.277$）呈负相关。非糖尿病患者LVMI与HRV任何变量无相关性（Nishimura等，2004）（图15-1）。

在一项以6245人为基础人群的纵向流行病学研究中，一开始测量2min HRV，之后的9年中记录6min HRV。由于短期记录，仅有SDNN和rMSSD可以计算。糖尿病人群SDNN和rMSSD值均低于健康者。由于因子1.4和1.9糖尿病人群SDNN和rMSSD值有较大幅度降低（Schroeder等，2005）（图15-2）。

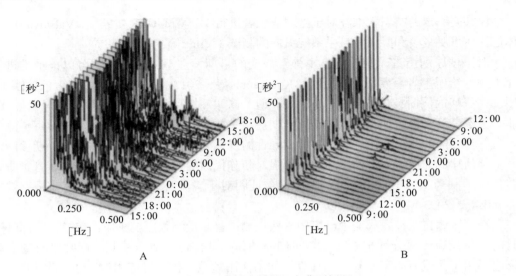

图15-1 24h功率谱的2个典型例子

A.56岁无糖尿病男性；B.64岁女性糖尿病患者（Nishimura等，2004，经牛津大学出版社许可）

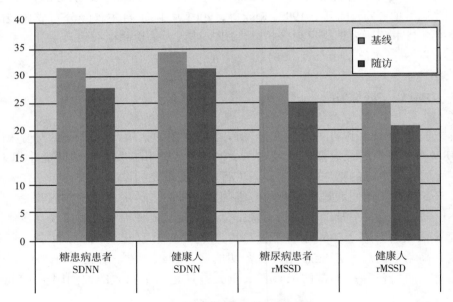

图15-2 SDNN和rMSDD的变化

健康人 $n = 3567$ 糖尿病患者 $n = 457$ （数据改编自Schroeder等，2005）

在一项研究中，对30名无痛和疼痛的糖尿病肾病患者随访2年，并监测这些受试者的HRV，电生理检查及定量感觉测试（QST）。振动阈值随时间恶化且c纤维功能与疼痛程度相关，但HRV与糖尿病肾病严重程度不相关（Krämer等，2004）。HRV降低与糖尿病感觉运动性多发性神经病（DSP）相关。评估89名糖尿病患者与60名健康人：SDNN与DSP严重性增加的顺序性分类呈负相关。尽管这个数据是有意义的，但是糖尿病患者与健康志愿者之间的SDNN存在重叠。高糖化血红蛋白、高收缩压、大小神经纤维病变与低SDNN有着独立相关。在一些无多发性神经病的糖尿病对照者，HRV也很低（Orlov等，2012）。

在一项以人群为基础的调查中，评估1030名男性和957名女性的心血管危险因素，如糖尿病、高血压、肥胖、血脂异常、吸烟与缺乏运动等。在男性中，调整乙醇摄入与年龄后，糖尿病、肥胖、吸烟是低SDNN的独立决定因素。而在女性中，只有糖尿病是低SDNN的独立决定因素。最后，作者总结出在普通人群中糖尿病是低HRV的主要因素（Ziegler等，2006）。

在一项糖尿病预防计划中，对糖尿病高风险人群（BIM ≥ 24kg/m^2，空腹血糖5.3 ~ 6.9mmol/L，餐后2h血糖7.8 ~ 11.0mmol/L）实施早期治疗方案。2980名患者被随机分为3组：①标准生活方式＋安慰剂（每天2次服用）。②标准生活方式＋850mg二甲双胍（每天2次口服）。③改变生活方式的加强组随访2 ~ 3年并每年进行体检。HRV以10为基础节律，计算SDNN和rMSSD。生活方式干预组与二甲双胍组、安慰剂组相比具有较低的基础心率和较高的HRV。研究期间生活方式干预组升高的SDNN和rMSSD提示较低的糖尿病风险（Carnethon，2006）。

一项研究展示了患者伴有不同程度的胰岛素抵抗与HRV改变之间的关系。具体来说，实验组SDNN值相较于健康组有明显降低。所有患者夜间标准化LF值也高于健康组。剔除伴有其他潜在复杂因素的患者。有意义的是，在未出现血糖调节受损时，存在胰岛素抵抗的患者已经出现了SDNN值降低。非胰岛素依赖型糖尿病患者相较于其他组中胰岛素抵抗患者存在更严重的自主神经功能障碍（Perciaccante等，2006）。在由于糖尿病、酗酒、副瘤综合征和缺乏维生素B$_{12}$等导致周围神经病变的混合组（$n = 34$）中，静息以及Valsalva动作时的HRV低于190名非匹配的健康人群组的HRV（Haegele-Link等，2008）。

心率变异性（HRV）也与一氧化碳（DLCO）肺部弥散功能相关，这是一种在无临床肺部异常的糖尿病患者中检测肺弥散功能的方法，并通过Holter评估自主神经功能。可以发现LF和SDNN之间具有明显的相关性。作者提出，在糖尿病早期自主神经功能紊乱可能对肺部弥散能力有影响（Pitocco等，2008）。

在成年年轻患者中，代谢综合征与低LF、Hf和短程HRV的TP有关。在男性中，代谢综合征中最个体化组成部分即腰围与HRV相关（$n = 1889$，患者年龄24 ~ 39岁）（Koskinen等，2009）。

与150名对照组相比较，30名代谢综合征的男性患者的5min HRV与IL-6呈负相关（Brunner等，2002）。糖耐量异常患者均存在TNF-α、TNF-α Ⅱ受体和IL-6的升高，但HRV与炎症介质之间无相关性（Diakakis等，2005）。为了进一步观察它们之间的相互作用，非糖尿病患者、初诊的糖尿病患者、确诊的糖尿病患者被纳入炎症介质与短程HRV的研究。如预期一样，所有糖尿病患者的HRV均降低，在糖尿病患者IL-6升高的同时，高分子量脂联素与瘦素比率也升高。IL-6与HRV呈负相关，而脂联素和瘦素比率与自主神经功能平衡呈正相关（Lieb等，2012）。这个试验也证实和扩展了一项早期研究结果，该早期研究在呼吸节律下观察到IL-6与HRV变化相关（González-Clemente等，2007）。

一项包括57名糖尿病患者与54名非糖尿病非冠状动脉疾病患者的研究显示，糖尿病患者中HFun与TP均显著降低。同时也观察到TP与糖化血红蛋白呈负相关

（Fakhrzadeh等，2012）。

在一项关于患有（344）和未患有（171）Ⅰ型糖尿病的年轻患者的HRV与几种动脉硬化指标关系的研究中，结果表明，低SDNN和外周动脉硬化存在相关性。调整心血管自主神经病变风险因素后这种相关性仍具有统计学意义（Jaiswal等，2013b）。

三、HRV在糖尿病患者评估中的作用

HRV改变不仅可能预测心脏事件的发生和死亡，而且可以预测颈动脉粥样硬化。一项确诊糖尿病后5～6年（作为基准）和确诊糖尿病8年后重复检测（通过随访）的研究显示，在基础值时，患者的LF降低。在基础值时，颈动脉内径和动脉粥样硬化内膜中层厚度的减少均与HRV相关。在随访过程中，所有HRV变量均显著降低。此外，在随访中，基线低LF功率的患者颈动脉球部内膜中层厚度明显增加（Gottsäter等，2006）。这一结论与糖尿病控制和并发症研究组所得的结论一致（Pop-Busui等，2009）。

在一项随访15年的研究中只有LF是全因死亡率的独立风险因素，但Valsalva测试、站立心率反应（30∶15）和握力测试具有更高的预测价值，动态心电监测的重要性受到了挑战（May和Arildsen，2012）。HRV降低依赖于风险因素的数量（Hsiao等，2011）。

四、糖尿病自主神经病变的早期检测：值得注意还是不必要

糖尿病自主神经病变发病率和病死率呈上升趋势，且在糖尿病患者中有着每1000人23.4%的发病率（Witte等，2005）。如前所述，一些数据表明，不同的糖尿病患者中存在早期HRV变化。

9年病史的18岁左右的年轻糖尿病患者就已经出现了明显的HRV（Jaiswal等，2013a）。这个结论在不同的研究中都已经提到，例如在伴有空腹血糖升高患者的研究中发现了HRV的显著变化（Thiyagarajan等，2012）。这些结果揭示了一些细微差别。在血糖代谢异常的患者中，以SDNN为实例，30.94 ± 11.92低于正常组的37.82 ± 15.61。LF/HF值1.98 ± 1.92高于正常组的1.18 ± 1.07。这让在个别患者中发觉相关变化变得困难。

Vinik写道："筛查自主功能障碍应该在非胰岛素依赖型（2型）糖尿病确诊时和胰岛素依赖型（1型）糖尿病确诊的5年后进行，尤其是在患者具有血糖控制不良、心血管风险因素、大或微小血管病变的糖尿病并发症历史的高风险人群中（2012）。"但是，这些数据库对于糖尿病患者的HRV的早期测定真的有意义吗？

早期糖尿病测试对于糖尿病自主神经病变是否有作用仍存在争议。丹麦的一个近期研究显示糖尿病自主神经病变发展在加强治疗组与标准治疗组间无差异（Charles等，2013）。

五、总结

今天，众多的统计学证据显示糖尿病早期有HRV不同参数的降低。Vinik充分讨论了在HRV降低过程中伴随的其他临床参数的改变（2012）。一些糖尿病专家将HRV作为标准检查工具，并且强烈推荐它作为糖尿病患者的基本检查和随访检查。一些有限证据显示，干预措施可以推迟HRV进一步降低，在某些情况下甚至可能导致其增加。专家们认为（但没有被证实）这是一种患者病情好转的替代指标。考虑到这些，HRV还未普遍应用于糖尿病门诊患者令人惊讶。

与其他一些临床领域相比，非线性动力学在糖尿病患者评估中的应用不十分普遍［也有例外，如 Khandoker 等（2009）］。这最可能是因为HRV在这个领域似乎被认为是"确定的"。对于包括其他一些非线性动力学参数在内的未来研究很有必要。

（徐　磊　张树龙　译）

第16章

其他疾病

一、慢性阻塞性肺疾病

慢性阻塞性肺疾病（chronic obstructive pulmonary disease，COPD）是一种复杂、具有异质性的临床综合征，多与吸烟习惯和社会结构有关，发病率为6%～8%（Handa等，2012）。在一些国家，男性COPD患病率在逐年下降，而女性患病率仍在逐年上升。

由于COPD经常伴发心脏病及其他疾病，因此，HRV与COPD具有相关性。COPD患者经常发生心律失常及心脏自主神经功能障碍（Tükek等，2003）。此外，腓神经纤维神经照相技术已经证实了在COPD和低氧血症患者中外周交感神经活性增加（Chen等，2006a）。

用动态心电图分别监测25名中至重度COPD患者和25名健康对照者，COPD患者的sNN50、pNN50、SDANN、SDNN、SDNNI和rMSSD下降，且心律波动值减少。然而，另一项研究表明在静息状态下，健康对照组和COPD患者的HRV没有变化，只有当患者控制呼吸或倾斜时，才会出现第一次异常。

在COPD的发病过程中，由于各种原因如恶病质和长时间应用可的松等引起呼吸肌疲劳很常见。Reis研究纳入10名老年慢性阻塞性肺疾病患者，COPD组的LF更低，其他HRV值没有差异，参与人数较少可能是一部分原因。研究还采用HRV的呼吸周期依赖指标——呼吸差异值（ΔIE），吸气相获得的心率最大值平均值与呼气相获得的心率最小值平均值的不同点就是ΔIE，IE差异值与作为肌肉力量参数的最大吸气压相关（r=0.6）（Reis等，2010）。

在41名临床稳定的COPD患者和19名健康对照组受试者中，时域和低频、高频时域均没有明显差异，然而，LF/HF值在COPD患者中处于较低水平［1.9（1.5～3.4）vs.3.9（3.2～5.6）］（Bédard等，2010）。

Carvalho分析了从15名COPD志愿者和15名健康受试者得到数据，这些数据记录了30min的HRV。COPD患者所有线性指数和短期分形指数均下降。更令人惊讶的是，极低的数值，比如SDNN（14.13±5.03），不仅见于COPD患者，也见于对照组中。这些极低的SDNN数值，使健康受试者被划分到有高风险患病率，比如心力衰竭的组中。检测出COPD患者和控制组的微小差异值［（0.9±0.18）vs.（1.02±0.09）］（Carvalho等，

2011）。

在一项探索性研究中，Van Gestel调查了60名COPD患者并观察了他们的肺功能、生活质量和短程HRV结果。RMSSD、HF和LF/HF与和生活质量评分有部分相关性。RMSSD（也是HF）和QoL呈独立相关性。HRV值相对比较低，比如SDNN，为35.84±25.55（Van Gestel等，2011）。

Dias de Carvalho研究了17名COPD患者和17名健康受试者，发现三角指数、TINN、SD1和SD2有差异（在庞卡莱图中）（Dias de Carvalho等，2011）。

Corbo研究了30名COPD患者在静息状态下和6min步行试验的HRV值与肺功能损害的关系，同时考虑了系统炎症因素。受试者C反应蛋白升高，SDNN、VLF和TP值均明显降低。此外，IC/TLC＜36%的受试者SDNN、VLF和LF均明显降低（Corbo等，2013）。

（一）COPD患者的运动量

在3个月的训练时间里，40名COPD患者（$FEV_1$39%±13%）被随机分成高运动量组（$n=20$）和低运动量组（$n=20$），在高运动量组，HRV明显升高［前后对比，SDNN（29±15）ms vs.（36±19）ms，rMSSD（22±14）ms vs.（28±22）ms］，但低运动量组并未见升高，更高的SDNN基线增加了运动后结果更好的概率（Camillo等，2011）。

（二）结论

一项研究结果并不能表明COPD患者和健康对照组间有很大不同（Bédard等，2010）；其他研究表明他们之间略有不同。HRV可能由继发性原因引起，如心力衰竭和慢性炎症。

二、肾疾病

对于肾衰竭患者，HRV逐渐备受关注是因为血液透析的晚期肾病患者发生心脏性猝死的概率增加。这些患者有发生心脏性猝死和伴发其他疾病的已知的一些危险因素（Ranpuria等，2008）。2004年，美国的血液透析患者普遍年死亡率是23%。USRDS心血管专科研究中心估计2002年美国普遍血液透析患者中心脏性猝死率为7%。

（一）终末期肾病与血液透析

Vita使用包含6个心血管自主检测的一组测试研究30名进行周期性碳酸氢盐血液透析的慢性尿毒症患者，除了仰卧位及倾斜位的10min短程HRV，其他均持续至最后一次血液透析之后。20名健康受试者作为对照组。和健康对照组相比（415±82），尿毒症患者LF明显减低（152±34），而HF和LF/HF值基本相同［（1808±270）vs.（563±123）］。两组之间的TP也明显不同。LF在有自主神经病变的患者和无此病变的患者中无变化（Vita等，1999）。Ranpuria对此的解释是传统的自主神经检测不能够检测出早期的交感神经参与（Ranpuria等，2008）。

终末期肾病患者（184例，其中60例胰岛素依赖型糖尿病患者和34例非胰岛素依赖型糖尿病患者）和64名健康受试者测定24h HRV。5名患者在研究过程中发生心源性猝死。临终患者的SDNN和pNN50明显改变。活动使HRV升高（Hathaway等，1998；

Cashion 等，2000）。将14名无超声心动图及临床证据表明患有心力衰竭的终末期肾病的非糖尿病患者透析过程中的动态心电图与肾移植术后患者的动态心电图做对比，RR变异率和功率频率测定值在血液透析的尿毒症患者中明显减少。研究了4名肾移植患者移植前和移植后的HRV，2名患者的HRV明显增加，1名患者适度增加，1名患者未见增加。与单独肾衰竭相比，合并淀粉样变性肾衰竭的HRV明显降低（Rubinger等，1999）。

Giordano研究了10名健康受试者、10名非胰岛素依赖型（2型）糖尿病患者和20名接受血液透析的终末期肾病患者（11名非糖尿病患者和9名2型糖尿病患者）HRV的差异性。非血液透析患者采集1次HRV，血液透析患者采集2次（血液透析前后）HRV，糖尿病患者的SDNN、HF标准值和TP值最低，而LF标准值，尤其是 LF/HF值（7.4 ± 1.4）最高，非糖尿病血液透析患者（5.6 ± 0.3），单纯糖尿病患者（2.2 ± 0.6），健康受试者（0.8 ± 0.1）（Giordano等，2001）。这些数据与Rubinger等、Tong 和Hou（2007）的研究结果不同，在他们的研究里，LF/HF值降低，并且血液透析过程中的交感神经活性可以被检测到。

Tong调查了35名患者，他们在血液透析前后测量HRV。SDNN和LF/HF值在血液透析后减少，而在血液透析过程中血压稳定。血液透析患者中，超滤率和尿素清除率似乎是LF/HF值的主要决定因素。LF/HF值与尿素清除率呈正相关，与超滤率呈负相关（Tong和Hou，2007）。

目前纵向研究较少。有研究者做了一项以16名血液透析和腹膜透析患者为对象，并随访3年的小型研究。在这项研究里，HRV通过时域分析获得。透析的充分性用血液透析患者中的尿素清除率评价。腹膜透析的评价方式是通过患者的预后及营养状态。HRV参数（SDNN/RMSM和rMSSD）通过5min仰卧位心电图获得。只有当患者平均尿素清除率＞1.2时，HRV的时域参数才会上升。尿素清除率＜0.87与进行性自主神经损伤有关。4名糖尿病患者在研究一开始HRV就出现一些异常，在整个研究过程中都未见提高（Laaksonen等，2000）。

Dursun进行了一项为期1年的随访研究，纳入20名接受不同方式透析的终末期肾病患者和15名健康受试者，所有人都行24h动态心电图监测。终末期肾病患者在开始透析前都被检测到有明显的时域HRV下降。透析12个月后，观察到接受持续性腹膜透析的患者时域分析数据明显提高（Dursun等，2004）。

关于死亡率进行了一些小样本研究。Hayano纳入30名冠状动脉造影术后的血液透析患者为研究对象并随访50个月，在血液透析过程中用动态心电图监测以评估HRV的预后价值。14名患者在研究期间死亡，其中11名死于心源性猝死。通过数据模型研究发现三角形指数（TI）＜20（4.1危险度）和TINN＜328ms是心源性猝死及其他原因死亡的独立危险因素。另外，SDNN＜88与危险度3.7（不显著）有关，且SDNN＜50与发生心源性猝死危险度3.8有关（Hayano等，1999）。

同一组研究人员之后又进行了另一项大样本调查。120名透析患者进行了（26 ± 10）个月的时域及频度域的HRV分析。在研究期间，21名患者死亡，其中10名死于心脏疾病（仅2名死于心脏性猝死），11名非心源性死亡。和健康受试者对比，幸存者和心源性死亡或非心源性死亡者的时域和频度域HRV参数都被证实降低。在时域和频度域HRV参数中，降低的TI [（17.9 ± 6.2）vs.（25.4 ± 8.9）]，LF/HF值 [（0.77 ± 0.44）

vs.（1.82±1.34）]，VLF 和 ULF（变化很小，但是统计学差异显著）是心源性死亡的预测因素，但不能预测非心源性死亡。SDNN 差异 [（77.5±35.0）vs.（96.8±32.3）] 均不显著，与其他研究相比，心源性死亡患者的 SDNN 相当高，但必须考虑到死亡患者数并不多（Fukuta 等，2003）。总之，我同意 Ranpuria 的看法，无充分的数据资料表明终末期肾病患者 HRV 的异常会提高临床预后和生存率（Ranpuria 等，2008）。

（二）肾移植

在一项对 37 名肾移植和 20 名肾联合胰腺移植的受者的研究中，应用动态心电图的时域和频域指数，比较了移植前后的 HRV 和患者生活质量。频域改变与身体功能高度相关，HRV 改变与生活质量相关（Hathaway 等，2000）。

51 名血液透析患者和 53 名慢性肾病患者的动态心电图并没有显著差异。未进行血液透析的患者中，HRV 和 IL-6 相关（Psychari 等，2005）。

（三）结论

我认为在这一点上，尚没有充分的数据表明 HRV 异常将会提高终末期肾病患者的临床预后和生存率（Ranpuria 等，2008；Zhang 和 Wang，2013）。应用所有医学和非医学策略来提高 HRV，果真能提高患者的生存率吗？我们更想看到对终末期肾病患者进行随机的干预性研究，并用结果来挑战所谓的"治疗虚无主义"和"治疗现实主义"（Chertow 等，2004）。

三、睡眠呼吸暂停

中、重度阻塞性睡眠呼吸暂停患者的标准化 LF 增加，且标准化 HF 减少，LF/HF 值增加，相比之下，血压差异增加。这种变化似乎在同时有多种疾病的患者中独立发生（Narkiewicz 等，1998）。

11 名鼾症患者和 12 名对照组受试者之间，LF 和 HF 相同。当用持续性腹膜透析治疗或消除鼾症时，HF 增加，LF 减少，而这些数值在对照组并未发生变化（Gates 等，2005）。

在一项 387 名女性患者的研究中，睡眠呼吸暂停与低 HF 相关，无其他显著差异。高睡眠呼吸暂停指数的女性 HRV 有变化，但这些变化和无睡眠呼吸暂停的女性相同或几乎相同（Kesek 等，2009）。

四、辅助治疗

针灸

虽然普遍认为针灸已经在中国实行了 3000 年，但事实上它是基于随着时间改变的多种理论概念和部分矛盾存在的（例如，Longhurst，1998）。治疗包括在身体上精准的位置插针（所谓的穴位），通常有 10 ～ 20 个对称排列的针。根据针灸学理论，这些针影响着不同的功能系统命名的器官（不同于西医的器官），但一些针灸师还用经验之外的广义的穴位点。西方有大量的解释说明针灸的作用，包括内源性阿片类物质的激活，免疫系统的激活，还有神经系统长时程增强或长时程减弱机制（Sandkühler，1996）。针灸效应在Meta分析方面也面临挑战（Ernst，2009）。此外，针灸并不是没有副作用的（Ernst等，2003）。

针灸刺激稀疏、有髓鞘的Aδ类神经纤维和无髓鞘C类神经纤维（Li等，1998），组织学用c-低聚果糖作为外周兴奋所对应的神经区域的神经激活因子的研究，表明弓状核、中脑导水管周围灰质、马尾神经、疑核和延髓腹外侧区被激活（例如，Li，1998；Guo等，2012），除了这些生理观察结果，针灸可能还影响自主神经系统和HRV。

在一项研究中，应用交叉设计将15名健康受试者随机分作假针灸组和真针灸组。研究目的是检测静息状态下的连通性和HRV的改变。在针灸后，增加的网络之间的连通性被称作"默认模式"，包括疑似参与自我指示意识的脑区，而此脑区在外部工作状态下是不活动的。针灸后，默认模式网络显示和中脑导水管周围灰质、黑质、颞回部、运动辅助区、扣带层前部的连通性增加。标准化LF与增加的海马结构和DMN的连通性有关。另外，增加的DMN连通性与LF标准值呈负相关，与HF标准值呈正相关（Dhond等，2008）。在一项实验设计中，60名女性被随机分成未治疗组或包含3次肾6和肺7 3种治疗方式的治疗组中，观察她们的HRV，针灸后任何HRV参数都未见改变（Vickland等，2009）。

一项双盲随机研究观察针灸对卒中后失眠的影响，随机分为真皮内针灸组和假针灸组。针灸组给予心脏7次和心包炎6次治疗3d，假针灸组接受相同位点的假针灸治疗。针灸组睡眠得以改善，且LF/HF值降低。研究者将这种现象解释为交感神经功能亢进得以稳定（Lee等，2009）。

冥想：在安静和冥想状态下冥想者和对照组相比，冥想者LF/HF值降低，LF不变，HF增加。冥想时是正常呼吸，相比之下，学习时是慢呼慢吸。短时程的冥想训练诱发HRV改变，包括扣带回皮质前部的脑区（Tang等，2009）。

五、HRV生物反馈

"生物反馈"是指通过训练某种生理反射过程，使其与机体协调统一，最终达到可以促进健康的一种过程。简单的生物反馈训练包括条件反射。比如看到计算机屏幕上的令人愉快的图片或治疗师给予口头奖励（Moravec和McKee，2011），这是最直接、简单的条件反射过程。生物反馈是一种最近数十年内发现的为数不多的，在身心治疗中可以控制症状的治疗技术之一（Emani和Binkley，2010）。HRV生物反馈是一种专门针对自主神经功能的治疗，也被用于高血压、心脏病、哮喘的研究（Cowan等，1990；Del Pozo等，2004；Lehrer等，2000；Lehrer和Vaschillo，2000）。

Cowan观察6例心肌梗死幸存者发现，未使用HRV活动训练会增加高危因素（Cowan等，1990）。Del Pozo将冠状动脉粥样硬化性心脏病患者随机分为常规治疗组和6个使用生物反馈治疗包括使用训练腹式呼吸、心脏和呼吸心理反馈，还有日常呼吸训练的治疗组。在治疗前、治疗后和12周后的随访中，通过窦性心律间期标准差测量HRV（Del Pozo等，2004）。因此，在这里，HRV被用来观察治疗范式中的效果，但它本身并不是一个生物反馈参数。

Lehrer团队在HRV生物反馈治疗方向发表文章的经验最多。Lehrer团队这样描述他们的技术："反馈采取几种形式。有人使用逐搏心率计，叠加在呼吸运动的测量上。指示患者呼吸与心率变化大致相同，目的是最大限度增加RSA振幅，在另一个显示屏，向患者显示心率的移动频率分析。在0.005～4Hz频带内显示器每秒更新1次，快速地反映出心脏搏动在1min内的变化"（Lehrer等，2000；Lehrer和Vaschillo，2000）。

　　HRV生物反馈在频率范围内用于儿童哮喘。作为管理呼吸性窦性心律失常的一种方法，教会儿童使用放松腹部缩唇呼吸法。孩子们也被鼓励呼气时间比吸气时间长，这样会感觉舒服，增加全身动脉阻力。他们使用一个模拟设备，为每个R尖峰输出一个脉冲，然后由Schmidt触发器检测。计算机计算从心脏一个间隔到另一个间隔两次搏动的时间，反馈给出两个相邻脉冲的平均值。为了消除噪声，装置使用一个特别的包括消除50Hz噪声滤过器的放大器。该设备通过放大输入信号更好地减少电流的杂音，保证了收集信号的准确性。在生物反馈治疗组治疗13～15d（每次20min）后，他们发现组中20名儿童在FEV_1和FEF50%方面显示出中度但明显的提高（Lehrer等，2000；Lehrer和Vaschillo，2000）。在随后的非条件控制研究的45名成年人，未发现与年龄独立相关的因素（Lehrer等，2006；Lehrer和Vaschillo，2000）。在一项纤维肌瘤患者的小样本研究中（Hassett等，2007），研究抑郁（Karavidas等，2007；Beckham等，2013）、食物需求（随机治疗的影响，尽管这是在心率变异性被描述之后）（Meule等，2012）、便秘和其他，显示出有希望的结果。HRV生物反馈已经在这项小型随机化研究中很好地优化了肌肉的表现（Paul等，2012），也有可能影响血压（Lin等，2012）。

　　总之，HRV为基础的生物反馈是很有前途的。另一方面，这种发生的机制是以HRV为基础还是因HRV引起其他特殊放松的机制仍不清楚。研究领域主要是小型试点研究和一些小型随机试验，尽管数量很少。我认同Wheat和Larkin的观点："HRV生物反馈的结果是否有益目前还不清楚"（Wheat和Larkin，2010）。因为研究需要有足够多的统计学证据，尽管有很多不同的大学使用这种方法。

（靳慧君　石　昕　译）

第17章

结　　论

在1996年，共识小组发布了一套关于HRV测量和解释的指南。在报道17年后，技术已经得到极大的进步，出现了数以百计的报道。

现有广泛的证据表明，在人类和其他哺乳动物宏观和微观系统里都有振荡现象。有一些证据表明，振荡变化的干扰可能反映振荡变化的改变。换句话说，复杂性降低可以导致（器官）系统的恶化。在这种方法中，复杂被视为其自身的一个整体，而不是系统恶化的替代品（Godin和Buchman，1996）。这提示任何集中于增加复杂性的治疗策略都会增加生存率，床边测量将有助于建立试验误差干预，反过来有助于提高治疗的结果。

Buchman最近总结了使用复杂工具在临床科研研究中的优势：①管理大量的可能性的并行数据集；②当传统实验方式不可行时设计实验；③建立一个能够解释甚至展示临床事件的数学框架模型；④使用分析工具对宏观和微观数据进行分析，甚至是两者的组合（Buchman等，2001）。Goldstein的结论是：“尽管有大量的生理信号可用于监测，我们认为，丰富的潜在有价值的信息，可能会影响临床护理，仍然在很大程度上没有被开发出来。”（Goldstein等，2003）。HRV线性参数如SDNN和功率谱为心脏性猝死的预测指标。但是，如果用HRV检查心脏病患者，就会具有局限性。如果HRV显著降低，提取分形变量可以提供信息（Lombardi，2000）。

目前看来，人们对生理时间序列的研究兴趣增加，但也有明确的警告：在科学界继续探索生物学和医学的数学复杂性，并应用基础生物工程原理来分析大的生理数据，这是很重要的全面测试方式（Goldstein和Ellenby，2000）。”新的研究方法通常备受欢迎，一些研究小组已经做了实验，已经应用了很多参数，因此，使用线性和非线性方法的HRV分析以便产生具有统计学差异的算法是一种非常困难的数据形式。

Xhyveri（2012）指出，HRV尚未纳入临床实践之中，耗时的手动校正也是一个问题，她呼吁进行进一步的前瞻性随机对照研究，尤其是在心肌梗死和慢性心力衰竭的患者中。Brahm Goldstein通过HRV识别新生儿败血症，并提及使其成为可能的方式是其能够具有对健康者和患病者足够的识别能力（Goldstein，2005）。今天，HRV已应用于一些领域的临床研究，与较早使用的红细胞沉降率（ESR）相似。红细胞沉降率在病理上与许多疾病有关，在患者之间表现出很大的差异。然而，作为其他临床资料的补充它已被应用了几十年，有助于全面了解临床情况。也许在这个节段，我们应该用相同的方式来考虑HRV。

如今，新的方法层出不穷，QT离散度已经成功地用于预测心力衰竭患者的预后（Tereshchenko等，2012）。在ICU监测中应用标准的SDANN监测，使其在临床中使用更加简单（Mowery等，2008）。

仍然有许多悬而未决的问题，例如，短期测量时域指标的价值在哪？在10min的时域测量中才有VLF的指标是可行的吗？新算法的价值是什么？对临床研究者最重要的挑战可能是启动干预研究。我筛选了大量HRV研究，在一些地区，如心血管疾病、心血管疾病和抑郁，在随访过程中我发现降低的HRV与死亡率之间的联系。我们期望进行随机研究，其中50%HRV降低的患者采用预防性的治疗，已经报道了一些干预性研究，Hanss应用早期研究结果（Hanss等，2005）来防止在脊髓麻醉中出现低血压情况，对LF/HF值＞2.5的入选患者进行干预（Hanss等，2006）。

在2013年，列出了应用心率变异性的407项研究，其中的163项仍然公开的。意料之中，大多数研究集中在心血管疾病领域，许多研究关注于抑郁症，还有高发病率的一些重要疾病。康复、运动、预防和补充医学也是HRV使用较高的领域。许多被称为"其他研究"的方案调查了饮食变化，主要是作为膳食补充剂的ω-3脂肪酸（表17-1）。

表17-1　www.clinicaltrials.gov可见的临床研究（Accessed 12 March 2013）

范围	研究数量
心血管与高血压	35
精神病学	20
重症监护、创伤和麻醉	15
康复、预防	15
辅助医疗	14
脑损伤和脑卒中	9
糖尿病	6
肺疾病	6
生物反馈	2
其他研究	41

仔细观察这些正在进行的研究表明，HRV往往是使用的几个参数之一，只有12%的研究集中在直接或至少在自主神经系统方面关注HRV。HRV仍经常在观察性和干预性研究中被当作一个额外的参数，只能作为获得更多数据的一种方式。HRV通常不被纳入研究假设，而是在二分分析或多变量模型中进行回顾分析，并在出现显著影响的情况下提及。

在这种情况下，它有时会像RonaldCoase的名言那样："如果你分析数据的时间足够长，它就会承认。"另外一系列关于饮食改变和补偿医学的研究开始使用HRV作为替代。提示HRV增加可能反映一般健康的影响。同时，简单的HRV使用让研究更加科学。只有很少的研究使用HRV选择干预的患者。

一、HRV可以作为文章发表的亮点

发表或消亡已经不是科学界中的新现象。Albert Einstein曾经抱怨对年轻科学家发表大量论文产生的压力。发表HRV这类文章非常方便。它价格较低，而且没有不良影响，短期形式可以很快进行。它提供了多种指数，增加了发现各组差异的机会。它可以用生理学知识解释，在自主神经系统方面的讨论表面上看起来很科学，实际上可能没有真正的因果关系。此外，自1996年以来存在一个标准，这使得方法论的部分更容易。HRV基本上生成连续的整数数字，使它适合大量的数学算法。许多科学家都梦想找到一个神奇的公式，可以永远用作诊断工具，不出意料，大量的算法已经发表（Bravi等，2011），大多数与有用的临床资料没有明显联系。

HRV与其他简单而便宜的研究有相同的特性，而且没有不良反应。毫不奇怪，HRV应用于每种症状群或疾病的至少一项研究中。它在既不知道确切发病机制也不知道有效治疗方法的患者中应用。例如，纤维肌痛（Petzke和Clauw，2000）、紧张型头痛（Pogacnik等，1993）或肌痛性脑脊髓炎（Togo和Natelson，2013）。HRV也被用于新技术领域，公众质疑这些新技术是否对健康有害（例如，Lyskov和Sandström，2001；Ahamed等，2008）。很容易在发病组间发现差异，在引发慢性痛苦的疾病中，仅这一点就可能是导致健康对照组差异的原因。显然，有一种风险，HRV可能被误解为某些现代技术的危害性、环境污染、不良工作条件等的证据。HRV及其许多指标都是一种理想的数据分析（Mills，1993）方式，可以得到一些东西，当然否定研究很少发表。但是可能在使用HRV情况下否定的研究如紧张型头痛一样很少见（Pogacnik等，1993）。

许多研究没有清楚地说明他们为什么使用HRV，或者在研究的患者群中应用什么HRV参数，以及哪些特异的改变可以被预测。这是HRV研究方面的问题。此外，一些研究给人的印象是很多想法是在得到结果后出现。我已经阐述了自主神经系统和HRV之间的关系问题，这已经被广泛地讨论，然而，人们一次次得出简单的结论，但没有一个建议有重要的说明。

我确信HRV对许多科学和临床问题上有重要的贡献。幸运的是，在某些领域强有力的证据表明HRV有预测价值，但在一些领域证据较弱，它可以用于临床干预的指导。如果我们真想了解HRV的预测价值，我们需要把精力放在更加科学、可靠的论证上。否则，我们最终可能会像安徒生童话故事里的皇帝那样：我们被告知皇帝根本什么都没有穿（"皇帝的新衣"）。

二、结论

HRV是一种科学且能应用于临床的工具，目前具有一些确切的临床应用，以及实验性的应用和注意事项。理想情况下，对于HRV来说，硬件和软件应该能够分析未来的临床数据系列（例如，呼吸频率、血压、免疫学数据），应能够使用不同的算法或能够用MATLAB工具输出数字化数据进行分析。床旁工具数字化分析临床数据为在复杂的临床情况下提供了新的手段。

（刘吉义　王丽丹　译）